高等学校烹饪与营养教育专业教材

杨 滨
马立萍 / 主编

营养配餐与设计

YINGYANG PEICAN YU SHEJI

中国轻工业出版社

图书在版编目（CIP）数据

营养配餐与设计/杨滨，马立萍主编. —北京：中国轻工业出版社，2025.2
高等学校烹饪与营养教育专业教材
ISBN 978-7-5184-4322-2

Ⅰ.①营… Ⅱ.①杨…②马… Ⅲ.①膳食营养—高等学校—教材 Ⅳ.①R151.3

中国国家版本馆CIP数据核字（2023）第182747号

责任编辑：贺晓琴
文字编辑：吴曼曼　　　　责任终审：白　洁　　设计制作：锋尚设计
策划编辑：史祖福　贺晓琴　责任校对：晋　洁　　责任监印：张　可

出版发行：中国轻工业出版社（北京鲁谷东街5号，邮编：100040）
印　　刷：三河市万龙印装有限公司
经　　销：各地新华书店
版　　次：2025年2月第1版第2次印刷
开　　本：787×1092　1/16　印张：15
字　　数：346千字
书　　号：ISBN 978-7-5184-4322-2　定价：48.00元
邮购电话：010-85119873
发行电话：010-85119832　010-85119912
网　　址：http://www.chlip.com.cn
Email：club@chlip.com.cn
版权所有　侵权必究
如发现图书残缺请与我社邮购联系调换
250225J1C102ZBW

前言
PREFACE

人民健康是民族昌盛和国家富强的重要标志。党的二十大报告中提出到2035年要把我国建设成为健康强国的发展目标。在推进健康中国建设中，要把保障人民健康放在优先发展的战略位置，完善人民健康促进政策。要坚持预防为主，加强重大慢性疾病的健康管理，提高基层防病治病和健康管理能力。要深入开展健康中国行动和爱国卫生运动，倡导文明健康生活方式。

中共中央政治局2016年8月26日召开会议，审议通过了《"健康中国2030"规划纲要》。文中指出，健康是促进人的全面发展的必然要求，是经济社会发展的基础条件。实现国民健康长寿，是国家富强、民族振兴的重要标志，也是全国各族人民的共同愿望。

党和国家历来高度重视人民健康。近年来，我国居民营养健康状况明显改善，国民营养状况和体格发育明显改善，人均预期寿命不断增长。与此同时，随着经济发展，城镇化、工业化进程加快，人口老龄化和生活方式的变化，心脑血管疾病、癌症、糖尿病等慢性非传染性疾病已成为我国居民的主要死亡原因和疾病负担，严重威胁人民群众健康。不健康的饮食习惯是相关慢性病高发的重要诱因。2019年《柳叶刀》杂志发布了全球饮食领域首个大规模重磅研究——195个国家和地区饮食结构造成的死亡率和疾病负担，结果显示，2017年全球五分之一的死亡人数与不良饮食有关，相当于1100万人。为积极应对当前突出的健康问题，必须关口前移，采取有效干预措施，努力使群众不生病、少生病，提高生活质量，延长健康寿命。这是以较低成本取得较高健康绩效的有效策略，是解决当前健康问题的现实途径，是落实健康中国战略的重要举措。而合理膳食和必要的营养干预是防治非传染性慢性病、改善国民体质、提高生活质量、延长健康寿命的有效措施。

因此，全面普及膳食营养知识和技能，提高全民营养健康素养，引导居民形成科学的膳食习惯，同时大力培养营养和配餐及相关专业人才，增强营养指导和服务力量，可以逐步降低非传染性慢性病和营养缺乏病的发病率，全面提高国民健康水平，助力健康中国建设。营养配餐类书籍是进行营养健康教育和人才培养的重要载体，目前市场上相关书籍较多，但存在着针对性不强、不容易操作实践的问题。编者在长期的教学工作中也苦于没有适合烹饪与营养教育专业本科学生的营养配餐教材，因此结合自己长期教学的心得，并参考了大量专家、学者的著作和研究成果编写了本书。

本教材涉及营养配餐的方法和步骤、营养计算的方法，以及各类人群的营养配餐方法，并提供了带量食谱，具有讲解清晰、通俗易懂、针对性强和便于应用的特点。为了加强对理论的充实和对实践的指导，书中对很多内容做出了详细阐述，提供了大量营养数据，并以小专栏形式对一些知识进行了补充和分析。为了加深读者对知识的理解和巩固，每一章后都附有配套习题供读者练习。

教材在编写过程中，采用营养学的最新成果，把《中国居民膳食指南（2022）》《中国居民膳食营养素参考摄入量》（2023版）中的相关内容纳入教材内容。此外，有关食谱设计计算的内容在编写时参考了《中国食物成分表标准版》（第6版）、《中国居民膳食营养素参考摄入量》（2023版）的部分数据。在编写"慢性病患者的营养与配餐设计"部分时，融入了由国家卫生健康委员会在2023年1月12日发布的《儿童青少年生长迟缓食养指南》《成人糖尿病食养指南》《成人高血压食养指南》《成人高脂血症食养指南》。

本书适合作为高等学校烹饪与营养教育专业、食品卫生与营养学专业、食品营养与健康专业的相关课程的教材，也可作为公共营养师、营养配餐员、健康管理师和疾病控制的相关人员，以及广大的营养保健爱好者的参考书。

本教材由昆明学院王勇"春城计划"首席技师工作室成员杨滨、马立萍担任主编，由王勇、孙志强、王京法担任副主编，此外，杨雁、杨春雷、张顺元、刘福灿、王紫萱、康烨也参与了本书编写。杨滨负责整书的统稿工作。教材的编写出版得到工作室的大力支持和经费资助，在此表示衷心感谢。

由于编者水平有限，书中难免存在不足之处，敬请专家、同行和广大读者批评指正。

编　者

2023年5月

目 录
CONTENTS

第一章　营养配餐的原则和方法 /001

第一节　营养配餐的基本原则..........................004
第二节　营养配餐的方法和步骤......................009
第三节　营养配餐中使用的主要工具..................014
第四节　膳食中营养素的基本计算方法..................040
第五节　食谱的评价与调整..........................048

第二章　各类健康人群的营养与配餐设计 /055

第一节　备孕妇女的营养与膳食配餐......................058
第二节　孕妇的营养与膳食配餐..........................060
第三节　乳母的营养与膳食配餐..........................071
第四节　婴幼儿的营养与膳食配餐........................077
第五节　学龄前儿童的营养与膳食配餐....................091
第六节　学龄儿童的营养与膳食配餐......................097
第七节　青少年的营养与膳食配餐........................102
第八节　老年人的营养与膳食配餐........................111
第九节　素食人群的营养与膳食配餐......................118

第三章　慢性病患者的营养与配餐设计 /126

第一节　肥胖患者的营养与膳食配餐......................128
第二节　糖尿病患者的营养与膳食配餐....................137
第三节　高血压患者的营养与膳食配餐....................152
第四节　高脂血症患者的营养与膳食配餐..................161
第五节　冠心病患者的营养与膳食配餐....................167
第六节　高尿酸血症和痛风患者的营养与膳食配餐....169
第七节　癌症患者的营养与膳食配餐......................175

第四章 营养缺乏症患者的营养与配餐设计 /183

第一节 缺铁性贫血患者的营养与膳食配餐............185
第二节 骨质疏松症患者的营养与膳食配餐............189
第三节 维生素 A 缺乏症患者的营养与膳食配餐......196
第四节 低体重者的营养与膳食配餐........................199

第五章 特殊环境人群的营养与配餐设计 /204

第一节 高温环境人群的营养与膳食配餐................206
第二节 低温环境人群的营养与膳食配餐................209
第三节 高原环境人群的营养与膳食配餐................212
第四节 接触化学毒物人群的营养与膳食配餐.........215
第五节 接触电离辐射人群的营养与膳食配餐.........218

附录 /221

附录一 能量需要量（EER）..................................221
附录二 膳食蛋白质参考摄入量...............................222
附录三 膳食常量元素参考摄入量...........................223
附录四 膳食微量元素参考摄入量...........................224
附录五 膳食脂溶性维生素参考摄入量....................226
附录六 膳食水溶性维生素参考摄入量....................227
附录七 膳食营养素降低膳食相关非传染性
　　　　疾病风险的建议摄入量（PI-NCD）............229

参考文献 /230

第一章 营养配餐的原则和方法

CHAPTER 1

学习目标

- 知识目标
  1. 能够熟练掌握营养配餐的方法和步骤。
  2. 能够熟练掌握营养素的计算方法。
  3. 能够熟练掌握食谱的评价方法。

- 能力目标
  1. 能熟练解读食品营养标签。
  2. 能熟练运用平衡膳食宝塔、食物交换份法、计算法等方法编制一日营养食谱。
  3. 能指导居民进行健康食物选择和平衡膳食设计。

- 素质目标
  1. 培养学生树立每个人都是自己健康第一责任人的理念。
  2. 通过了解我国传统饮食文化的博大精深,增强学生的民族自豪感和文化自信。
  3. 培养学生的团队合作意识和沟通能力。

引导案例

首届全国营养配餐员竞赛落下帷幕

2022年全国行业职业技能竞赛——全国商业服务技能竞赛"营养配餐员"赛项总决赛于12月17日至18日在厦门工商旅游学校隆重举行,赛事取得圆满成功。"营养配餐员"自2002年纳入国家职业分类大典,其任务是为不同就餐对象提供营养需求调查及分析、平衡膳食食谱设计、营养餐制作和营养指导。随着人民生活水平的日益提高,人民群众对健康服务的需求日益增加,科学引导人们的膳食结构,让美味与营养兼顾，是健康中国餐饮发展的必然趋势。据有关数据显示，中国厨师人数已达1200万，但懂得烹饪技艺又懂得营养知识的人才少之又少。按照平均每个经营单位30名厨师配备一名营养配餐员估算，全社会需要专业的营养配餐员高达40万名。

浙江旅游职业学院厨艺学院副院长王玉宝副教授指出，一直以来，厨师制作菜肴以味为魂，营养知识薄弱；而营养师对于烹饪则大多不擅长，两难的情况多年存在。不久前，人力资源和社会保障部修订制定的2022年版《营养配餐员国家职业标准》就将食谱设计和菜肴制作有效整合，同时需要营养配餐员掌握一定的营养宣教知识，从而最终达到提高全民健康素质，减少营养不良性疾病的目的，为普及健康知识，推动"健康中国行动"做出贡献。

中国是世界烹饪大国，但是营养学在餐饮中的应用尚处于起步阶段。突如其来的新冠肺炎疫情，改变了大众的日常生活，也提高了大众对营养与健康的重视程度。健康生活，从饮食做起。饮食健康逐渐成为大众关注的焦点。

2022年全国行业职业技能竞赛——全国商业服务技能竞赛由中国商业技师协会、中国就业培训技术指导中心、中国财贸轻纺烟草工会全国委员会联合主办。其中"营养配餐员"赛项，是国家发布该职业20年来首次举办全国性的职业技能竞赛活动，也是今年全国餐饮行业唯一获批的国家二类赛事。本次竞赛以"新时代、新技能、新梦想"为主题，以赛促学、以赛促训、以赛促评、以赛促建，充分展示营养配餐技能人才的职业技能水平和精神风貌，将地方饮食特点和营养均衡相结合，普及营养膳食知识，传播健康饮食理念。

在线理论考试、现场抽取考题、借助"营养配餐伴侣"软件进行带量食谱设计、限额采购食材、现场烹饪制作，以及汇报答辩等"营养配餐员"竞赛的主要考核内容，是竞赛最大的看点。本场竞赛根据抽到的"60周岁中年女性"这一特定的就餐对象，综合运用营养、烹饪、食品原材料、食品安全等知识，通过科学合理的营养计算、食谱设计、烹饪原材料挑选搭配及烹饪方法的改进，在规定的90min时间和不高于50元的单人成本预算内，配制出既美味可口，又营养均衡的膳食。

参加总决赛的选手均为各省选拔赛中的佼佼者，决赛现场高手过招，巅峰对决。选手们纷纷绝活亮相，最终呈现出精彩绝伦的作品。作品种类既有传统中式菜系，也有中西结合饮食；食材选择丰富多样，色彩搭配赏心悦目，造型设计新颖独特，精美的佳肴与精致的餐具相配，相得益彰。比赛作品完美地体现了选手们对考题的理解，从营养技能的角度、烹饪技能的角度、展示的角度、创新的角度等多方面展现出了极高的水平，完全达到了赛事预期。

本次总决赛裁判长——国家职业技能鉴定高级考评员、扬州大学旅游烹饪学院副院长孟祥忍教授对首届"营养配餐员"全国职业技能竞赛给予了充分肯定和高度评价。孟教授称赞，本届竞赛坚决贯彻执行了总书记对技能人才工作的系列重要指示精神，秉承科学、规范、专业、节俭、公平的办赛理念，参赛选手专业理论扎实，实操技能娴熟；评审团队严肃认真，高度负责。比赛充分展现了选手的参赛实力和水平。孟教授还表示，本届竞赛在考试和考评形式上进行了大胆创新，首次实现了小程序智能化流程。数据信息化的运用，也极大提高了本届竞赛考试考评的公平性、高效性和准确性。

首届"营养配餐员"全国职业技能比赛，对于推广"营养配餐员"这个职业以及传播饮食健康理念具有重大意义。不仅为该职业从业人员搭建了展现平台、提供了学习机会、开拓了职业前景，也加大了宣传健康营养理念的力度，引导大众建立科学的饮食习惯，享受美味的同时拥抱健康。

据赛事主办方中国商业技师协会负责人介绍，首届"营养配餐员"竞赛结束的第一时间，专家组就进行了赛事总结，表示将立足竞赛活动，推动营养配餐事业进步。一是竞赛流程继续优化。比如汇报答辩环节，确保选手能够直击要点，在最短时间内考察出营养知识素养。二是评判方法更加科学规范，进一步运用信息化手段和数字化评判方式，减少主观判断，以客观数据量化选手的真实水平。三是加速厨师与营养师的融合。竞赛活动作为一种促进行业发展的手段，需要进一步激发和提高厨师学习营养学知识、营养师愿意提升烹饪技能的热情，将厨师与营养师的专业特长相融合，互相取长补短。四是服务行业发展需要。后疫情时代，公众对于健康更加关注，营养配餐员的工作需要更接地气，避免"好吃的不营养、营养的不好吃"，将营养配餐从小众需求扩大到社会普遍需要，持续增进广大人民群众健康福祉，引领和推动营养配餐行业良性发展。

营养配餐就是按照用餐者的生理特点和营养需求特点，根据食物中各种营养成分的含量，设计成可操作的食谱，保证一日乃至一段时期内提供的营养素数量和比例基本合理，使用餐者达到平衡膳食的基本要求。因此，营养配餐是餐饮提供者保证用餐者实现平衡膳食的主要措施。其主要实施方式是为特定的就餐群体设计营养平衡的一日或多日食谱。

营养配餐起源于发达国家，主要是要求具有一定供餐能力的集体供餐单位提供营养配餐，包括中小学生的营养餐，以及医院、幼儿园、养老院、部队、所有集体食堂等以营养需求较为一致的用餐者作为供餐对象的单位。由政府或相关部门制订营养配餐标准，供餐单位配有营养师进行配餐工作，并由政府给予一定补助。

集体供餐单位的营养餐不仅能够给用餐者提供营养质量较高的膳食，而且是营养教育的一部分。如小学生从小接受学校提供的营养午餐，可以帮助他们纠正偏食挑食问题，接受正确的膳食模式和膳食理念，有利于在一生中养成健康的饮食习惯。

第一节　营养配餐的基本原则

营养配餐的基本原则是必须根据用餐对象的生理特点和主要营养素的需要编制食谱，特别是应遵循营养平衡、食物多样、味道适口和经济合理的原则。如儿童食谱的编制要考虑其生长发育的特点；乳母食谱的编制要考虑其哺乳的特点；老年人食谱的编制要考虑其生理功能逐渐衰退的特点；糖尿病患者食谱的编制要考虑丰富食物来源，在平衡各类营养的同时，使血糖和相关健康指标也能得到控制等等。总的来说，营养配餐的基本原则有以下几条。

一、保证营养充足和平衡

营养配餐首先要保证营养充足和平衡，提供符合营养要求的平衡膳食。具体要求就是食物中的营养素齐全，数量合适（能满足需要但又不过量），比例合理（没有哪一种营养素过多或过少，影响其他营养素的吸收和利用），满足用餐者的营养素供应目标。

营养适宜的膳食还要体现多方面的平衡。膳食能量与人体生理需要及身体活动相平衡；各种营养素的供应和人体的需要相平衡；三大营养素供能比例之间要达到合理的平衡；在脂肪酸中，饱和脂肪酸、单不饱和脂肪酸和多不饱和脂肪酸的比例，以及$\omega-3$和$\omega-6$脂肪酸的比例也应合理；植物蛋白质和动物蛋白质比例合理；粗杂粮和精白米面之间比例合理等。

二、食物多样化和比例适当

食物多样化是营养配餐的重要原则，也是实现合理营养的前提和基础。食物多样化要求原料的品种要多种多样，而且分别来自不同的食物类别，多样化的食物应当包括以下几大类：

第一类为谷类、杂豆及薯类，谷类包括米、面、杂粮，杂豆包括红豆、绿豆、豌豆、芸豆等，薯类包括马铃薯、红薯等，主要提供碳水化合物、蛋白质、膳食纤维及B族维生素。

第二类为动物性食物，包括肉、禽、鱼、奶、蛋等，主要提供蛋白质、脂肪、矿物质、维生素A、B族维生素和维生素D。

第三类为大豆和坚果类，包括大豆及其制品、花生、核桃、杏仁等坚果类，主要提供蛋白质、脂肪、膳食纤维、矿物质、B族维生素和维生素E。

第四类为蔬菜、水果和菌藻类，包括新鲜的蔬菜、水果，香菇、木耳等菌类和海带、紫菜等藻类，主要提供膳食纤维、矿物质、维生素C、胡萝卜素、维生素K及有益健康的植物化学物。

食物多样化含有两层意思：一是种类多样，最好每天摄入15种以上食物，同时适当多吃一些粗粮，如玉米、荞麦、燕麦、薏米、小米、高粱、红小豆、绿豆等；食物多样化的营养益处除提供多种营养素外，不同种类的粮食及其加工品的合理搭配，还可以提高营养利用价值，特别是增强蛋白质互补作用。谷类的蛋白质中赖氨酸含量低，是其限制氨基酸；豆类蛋白质中富含赖氨酸，但蛋氨酸含量低，是其限制氨基酸；若将谷类和豆类食物混合食用，各自的限制氨基酸正好互补，从而大大提高蛋白质的生理功效。二是比例适宜，除了食物种类多样，合适的比例和数量也是重要环节。一般成年人每日膳食食物品种应包括谷薯类、蔬菜水果类、禽畜鱼蛋奶类、大豆坚果类等食物，每天平均摄入量为：3种以上的主食类食物250～400g，并注意增加全谷物、杂豆和薯类的摄入量；6种以上的蔬菜300～500g，包括根、茎、叶、花、果和菌藻类，深色叶菜类最好占一半；2种以上的水果200～350g，尽量吃完整的水果；3种以上的动物性食物（包括鱼、禽、肉、蛋）120～200g；大豆及坚果类25～35g；300～500mL的乳类制品。

食物来源和品种的多样化不但是营养素充足的保障，也是饭菜适口的基础。

三、定时定量进餐，合理分配三餐

合理安排一日三餐的食量和能量摄入，是合理膳食的重要组成部分。考虑到人们的日常生活习惯和消化系统生理特点，一日三餐的时间应相对规律。早餐提供的能量应占全天总能量的25%～30%，午餐应占30%～40%，晚餐应占30%～35%，这个比例可根据职业、劳动强度和生活习惯进行适当调整，如婴幼儿和学龄前儿童应为三餐三点制。

1. 早餐

早餐对一日营养平衡十分重要，要天天吃早餐并保证其营养充足，质量达标。早餐作为一天的第一餐，对膳食营养摄入、健康状况和提高工作学习效率都是至关重要的。整个上午的血糖维持在稳定的水平，来满足大脑对血糖供给的要求，对保证上午的工作或学习效率具有重要意义。不吃早餐，容易发生低血糖、增加患胃病和胆结石的危险，还可能增加患肥胖、高脂血症、高血压、糖尿病、冠心病的风险。

俗语说"早吃好"，即早餐质量要高，体现在食物营养平衡上，早餐应尽量包括以下几类食物：

（1）淀粉类食物　如面包、馒头、包子、面条、绿豆粥等，也可以是燕麦、马铃薯、红薯、玉米之类，它们是早上人体能量的主要来源，而且对胃有保护作用。

（2）肉蛋豆类食物　如鸡蛋、肉类、豆腐干、豆浆、豆腐脑等，它们不仅含有优质蛋白质，而且能延缓胃排空速度，有较强的饱腹感。

（3）新鲜的蔬菜和水果　能够提供膳食纤维、维生素、矿物质和抗氧化物质等。

（4）乳类与乳制品　如牛乳、酸奶、乳酪，提供丰富的钙和一定量的蛋白质。

（5）坚果类　如杏仁、核桃、松子、腰果、花生等，坚果富含钾、钙、镁、铁、锌等矿物质，还有极其丰富的维生素E、丰富的单不饱和脂肪酸和天然抗氧化成分，以及丰富的B族维生素，不仅对美容来说必不可少，而且能够降低患心脏病、慢性病的风险。早餐吃坚果，是保障坚果健康效应的最佳方式。因为早餐人们很少饮食过量，大部分处于营养供应不足的状态。这时候补充坚果类高能量也高营养的食物，可以提高早餐质量，改善三餐比例。另一方面，早餐后人们代谢水平较高，工作任务又繁重，吃的食物很难变成脂肪沉积在身上。所以，早餐吃坚果并无长胖危险，相反还可抑制午餐和晚餐的食欲，对体重控制有益无害。

2. 午餐和晚餐

午餐要吃好，晚餐要适量。

午餐是一日三餐中重要的一餐，承担着补充上午的营养不足和下午工作消耗的重任。午餐提供的能量应占全天所需总能量的30%~40%，应该食物丰富，数量充足，主食和菜肴都要吃够，食材品种尽可能多一点。

晚餐能量不能过量，不可暴饮暴食，以脂肪少、易消化的食物为宜。所谓"晚吃少"，不意味着让自己饿着，而是热量低一点，油少点，烹调清淡些，尽量弥补早上和中午没有吃到或没有吃够的食物，如蔬菜、杂粮、豆类和薯类等。

3. 零食

零食作为一日三餐之外的营养补充，可以合理选用，但来自零食的能量应计入全天总能量摄入之中。对营养需求较大、胃容量又较小的孩子来说，零食是必要的营养补充；对成年人来说，正餐数量不足时，或者不能按时吃饭时，也需要吃点零食，但要选择营养价值较高的零食。

对于多数人来说，比较好的零食是酸奶，酸奶富含钙、蛋白质、B族维生素和维生素A、维生素D，营养价值高，食用方便，而且有很好的饱腹感，特别适合两餐之间食用以预防饥饿，牛奶和豆浆也有相同的作用。水果携带方便，是人体水溶性维生素、钾、膳食纤维和抗氧化成分的主要来源，可以作为零食选用。各种坚果也适合作为零食，它们富含维生素E、多种矿物质、抗氧化成分和膳食纤维，营养价值高，饱腹感强，但坚果油脂含量较高，每天的食用量要在10~15g，否则容易长胖。还有葡萄干、大枣、无花果干、桂圆干等水果干，富含抗氧化成分、矿物质和膳食纤维，也是不错的零食选择，但水果干含糖量高达80%，不宜吃太多。

总体来说，吃零食的原则是：尽量选择天然来源的食品，最好不选饼干点心等高度加工的食品；尽量在两餐之间和饭前吃，饱餐之后不宜再吃零食，特别是晚上；如果吃零食的量比较大，应当减少正餐的数量，以避免肥胖。

四、烹调合理，营养损失少，保证安全和卫生

对食物进行任何的加工处理都会影响其营养成分和保健效果。在烹调时，要注意采取适当的方式，尽量避免过多破坏食物中的营养成分，还要注意尽量达到少油少盐的目标。

1．主食的健康烹调原则

（1）尽量不选择煎炸方法　深度煎炸会提高脂肪含量，大幅度提高食物的能量密度，还会产生丙烯酰胺、苯并芘等有毒物质，不利于食品安全、危害人体健康。用少量油，在小火条件下烤或煎是可以的。

（2）避免在主食烹调时加碱　因为碱会破坏绝大多数维生素B_1和大部分维生素B_2。

（3）主食原料要多样化　在精白米、精白面粉中添加各种粗粮、豆类、薯类等淀粉类食材，改善主食的营养平衡和保健价值。

（4）适量选择高纤维、慢消化的主食　如粗粮、全麦、豆类等，有利于提高饱腹感，控制餐后血糖上升的速度，并帮助控制食量。

（5）主食烹调尽量少加油和盐　保持清淡特色，避免一日中的脂肪和盐摄入过多。

（6）尽量减少加糖主食的摄入。

2．菜肴的健康烹调原则

（1）烹调时减少油脂，动物性食物多选择清蒸、清炖、煮、不加油的烤制等烹调方法，植物性食物多选择凉拌、白灼、清炒、蒸等方法。

（2）加热温度最好不超过120℃，菜肴不"过火"（炒菜锅中起火焰），避免营养素和保健成分损失，以及致癌物的形成。

（3）动物性食物的加热时间和温度应充足，以便杀死寄生虫和致病菌。

（4）鱼类及其他水产避免使用过多的油脂，避免$\omega-3$脂肪酸受热被破坏，也避免$\omega-3$和$\omega-6$脂肪酸的比例下降。

（5）烹调中尽量少放盐，特别是汤应清淡些，尽量少油少盐。

（6）尽量不用食品添加剂，如亚硝酸盐、小苏打、色素等，味精和鸡精应少用。

（7）不用反复加热后的油，尽量少用过油工艺。

3．吃盐过量的危害

（1）升高血压　钠盐摄入过多可使血容量增加而引起血压升高，高血压是脑卒中、冠心病、心功能衰竭、肾功能衰竭等的危险因素。

（2）增加胃癌风险　和加盐少的食物相比，盐分过大的食物会降低胃中保护性黏液的黏度，使其对胃壁的保护作用下降，食物中的各种有害因素更容易作用于胃壁，因而会促进多种胃病的发生。流行病学调查表明，盐摄入量和胃癌风险之间有正相关性。也就是说，饮食清淡少盐是有利于预防胃癌的因素。

（3）增加肾脏负担　多余的钠要从肾脏排出，故而多吃盐会大大加重肾脏的负担，致

使肾脏受损。

（4）促进水肿　钠盐能吸附水分，体内钠盐积聚过多，使身体中水分滞留增加，导致水肿。

（5）增加尿钙排出，加剧缺钙情况　钠摄入量过多的时候，身体排出钠的同时会增加尿钙的排出量。肾脏每排出2300mg钠（相当于6g盐），同时就会排出40~60mg的钙，所以钠盐摄入过多会带来骨钙流失。

（6）加剧女性经期不适　女性月经前期激素水平所带来的水分潴留增加状态，再加上大量摄入钠盐的作用，会加剧腹胀、脸肿、头疼等不适感觉。研究早已发现，高盐饮食会促进组织水肿。因此，有经前期综合征的女性，应当在经期之前主动控盐，吃较为清淡的食物。

4．减盐建议

（1）对每天食盐摄入采取总量控制，用量具量出，每餐按量放入菜肴。

（2）拌凉拌菜时不提前用盐腌制。

（3）如果菜肴需要用酱油和酱类，应按比例减少食盐用量。

（4）在烹制菜肴时放入醋、柠檬汁、番茄汁等酸味调料，提高菜肴的鲜香味，减少食盐使用量。

（5）用低钠盐代替普通食盐。

（6）减少酱菜、腌制食品以及其他过咸食品的摄入量。

（7）不吃有咸味的主食，少喝咸味汤。

五、考虑食物的可获得性和烹调的方便性

在进行营养配餐时，还要考虑到食物是否具有可获得性。所谓可获得性，一方面是指食物能否在市场上方便地买到；另一方面是指价格能否为食谱使用者所接受。

很多食物受到季节、地域的限制而无法方便获得，还有一些食物成本较高，如同是海鱼，金枪鱼的价格就较高，带鱼的价格就较低；同是猕猴桃，进口产品的价格是国产的几倍。实际上，它们的营养价值并没有那么大的差异。

在制作食谱时，一方面可以通过食物品种的选择，来突出食谱的应用范围。例如，给高收入家庭或高级餐厅制作的营养食谱，应适当选用高价格原材料，更多地体现美食的高档和精美；而给普通家庭、单位、学校制作的营养食谱，就应当按照用户的要求来严格控制成本，选用价格较低的普通原料来达到营养标准。另一方面，制作食谱还要考虑烹调的方便性。特别是在家庭当中，不是由专业人员来烹饪，一些家庭缺乏技能和精力，或者没有足够的烹调设施，或者因老弱病残等因素，无法制作复杂的菜式和花色主食，此时应当考虑用最简单的烹调方法来满足营养需求。

六、食物具有良好的可接受性，能引起食欲，促进消化

"好吃"是吃好的基础，也是营养配餐和编制食谱的原则，其重要性并不低于营养供给。因为就餐者对食物的直接感觉首先是适口性，然后才会引起食欲。只有食用足够的量并消化吸收，才能最终达到预期的营养效果。在可能的情况下，要注重烹调方法，做到主食粗细巧安排，菜肴品种常变换，色香味形养俱佳。

> **拓展阅读**
>
> **什么是全谷物？全谷物有哪些健康效应？**
>
> 全谷物是指未经精细加工或虽经碾磨、粉碎、压片等处理，仍保留了完整谷粒所具备的胚乳、胚芽、麸皮组成及天然营养成分的谷物。
>
> 和精制谷物相比，全谷物含有更丰富的膳食纤维、B族维生素、维生素E、锌、镁、铁等矿物质，多酚、黄酮、β-葡聚糖、植酸及其他植物化学物。目前有充足的证据表明，增加全谷物摄入可降低全因死亡风险、2型糖尿病和心血管疾病的发病风险，降低结肠癌、直肠癌的发病风险，有助于维持正常体重、减少体重增长风险。
>
> 全麦、燕麦、糙米、黑米、紫米、红米、绿米、小米、大黄米、玉米、高粱、青稞、小麦粒、大麦、黑麦、荞麦等谷物都属于全谷物。

第二节　营养配餐的方法和步骤

营养配餐要达到营养素齐全、数量适宜、比例合理等多个目标，需要按照多个步骤来实现。先确定用餐者的营养素供应目标，然后确定各大类食物的数量，用食物来达到具体的营养目标；最后再对各种食物构成的食谱进行评价和调整，直至达到合理和可接受的状态。

一、确定用餐者的营养供应目标

食谱设计的目标人群可能是群体，也可能是个体，群体和个体的营养素目标确定方法有所不同。

1. 个体营养供应目标的确定

对于个体来说，首先要了解该个体的健康状况、基本营养状况和生活状态。如果没

有特殊疾病，也无需控制体重，没有特殊饮食需求，属于健康个体，还需要了解其体重状况，是否与标准人一致，这是因为膳食营养素参考摄入量（DRIs）是按照标准人（女55kg，男65kg）来制定的。如果基本一致，则可以直接用DRIs的相应数值来作为营养素供应目标；如果体重偏离较大，则能量、蛋白质的摄入量需要进行适当调整，而其他微量营养素摄入量无需调整。

身体活动水平的分级对于确定营养目标十分重要。一般办公室人员、研究人员（室内工作）、教师、实验员、售货员、管理人员、出租车司机等，均按照低强度身体活动人群划分；大中学生、重型卡车司机、外科医生、车床操作工、电工等工厂工作人员按照中等强度身体活动人群设定营养标准；农业劳动者、搬运工、建筑工、训练期军人、舞蹈演员、运动员等按照高强度身体活动人群设定营养标准。业余时间经常参加长跑、健美、爬山、游泳等体力运动者，可适当提高能量目标值；如果有控制体重的需求，或年龄超过40岁而且超重，则应在同等标准下适当降低能量供应目标值。

确定每人每日膳食能量供应目标的方法有两种，一是直接查表法，二是计算法。查表法就是按照食谱使用者的性别、年龄、体力活动强度等，直接查询《中国居民膳食营养素参考摄入量》（2023版）中能量需要量（EER）即可，见表1-1，原则上健康个体都可直接查表。计算法即根据食谱对象的理想体重和每千克体重所需能量来计算每日所需的总能量，见表1-2。在计算法中需要计算食谱对象的体质指数（BMI），以此判断体型，BMI评价表见表1-3。

表1-1　中国居民膳食能量需要量　　　　　　　　　　　　　　　　单位：kcal[①]/d

年龄	身体活动水平（低强度）		身体活动水平（中等强度）		身体活动水平（高强度）	
	男	女	男	女	男	女
6岁~	1400	1300	1600	1450	1800	1650
7岁~	1500	1350	1700	1550	1900	1750
8岁~	1600	1450	1850	1700	2100	1900
9岁~	1700	1550	1950	1800	2200	2000
10岁~	1800	1650	2050	1900	2300	2100
11岁~	2050	1800	2350	2050	2600	2300
12岁~	2300	1950	2600	2200	2900	2450
15岁~	2600	2100	2950	2350	3300	2650
18岁~	2150	1700	2550	2100	3000	2450

---

① 1kcal=4.184kJ，全书同。

续表

年龄	身体活动水平（低强度）		身体活动水平（中等强度）		身体活动水平（高强度）	
	男	女	男	女	男	女
30岁~	2050	1700	2500	2050	2950	2400
50岁~	1950	1600	2400	1950	2800	2300
65岁~	1900	1550	2300	1850	—	—
75岁~	1800	1500	2200	1750	—	—

表1-2 成人每日能量供给量估算表 单位：kcal/（kg体重·d）

劳动强度	举例	消瘦	正常	超重	肥胖
卧床		20~25	15~20	20	15
低强度身体活动	职员、教师、售货员	35	30	25	20
中等强度身体活动	学生、卡车司机、外科医生、电工	40	35	30	25
高强度身体活动	农民、建筑工、搬运工、舞蹈演员	45~50	40	35	30

表1-3 BMI评价表

BMI	<18.5	18.5~23.9	≥24	≥28
体型	消瘦	正常	超重	肥胖

例1

王先生是一名机关干部，今年45岁，身高176cm，体重82kg，他想让营养师帮他确定每日能量供给量。

答：

第一步：计算理想体重

理想体重（kg）=实际身高（cm）-105

王先生的理想体重=176-105=71kg

第二步：评价体型

体重指数：BMI=体重（kg）/身高（m）^{2}

王先生的BMI=82÷（1.76）^{2}=26.5，BMI>24，体型为超重。

第三步：确定身体活动水平

王先生是机关干部，属于低强度身体活动人群。

第四步：确定每日所需的总能量

每日所需总能量=理想体重（kg）×每日每千克体重所需能量

对于王先生来说，理想体重为71kg，属于低强度身体活动人群，体型为超重，查表1-2，每日每千克体重需要能量为25kcal，所以

王先生每日所需的总能量=71kg×25kcal/kg=1775kcal

2．群体营养供应目标的确定

在实际工作中，营养配餐人员会给一些单位、学校、幼儿园、养老院等配餐，这时候同时有多人在食堂一起就餐，或者食用同样的套餐。由于就餐人员的差异情况不同，配餐营养目标的确定也比较复杂。

首先要评价群体的均匀程度，即从年龄分布、性别分布、身体活动强度、身体健康状况等方面，看看这个群体当中的人是否基本一致。比如，某连队战士，均属于健康成年男性，身体活动都在一个水平上，营养需求也是一致的，就属于均匀性群体。

非均匀性群体是指年龄、劳动强度和营养需求都不一致的群体，如某单位的全体职工，有男性、女性，有年轻人、孕妇、中年人、快退休的老年人等，性别不同、年龄阶段不同、身体活动水平不同、健康状况不同，营养需求也有不同。此时最好能够对人群进行细分，划分为不同的亚群，分别确定营养目标，特别是能量和蛋白质目标。其他微量营养素目标，采用"就高不就低"的策略，只要在可耐受最高摄入量（UL）水平以下，按照需求量最高的亚群来设计，即可避免营养素供应不足的危险。

另一个可行的方法，就是控制食物当中的营养素密度。虽然各亚群的人能量需要量差异比较大，但营养素密度是按照单位能量（通常是1000kcal）来计算的，因此只要确定营养素密度，就能够消除不同能量摄入量的差异。一般建议按照营养素密度需求量最高的群体来确定，这样可以保证即使是食物摄入量较小的群体也不会发生营养素供应不足的问题。由于膳食中有多种营养素，每个营养素的目标值都要按照这个方法来确定。群体膳食营养素供应目标的设定参见图1-1。

二、确定各餐中的能量分配

我国人民习惯一日三餐，每次进餐时间间隔4～6h，这符合人体生理规律，是比较合理的。具体三餐的分配应按生活实际情况确定，正常作息者可考虑早餐能量占全日总能量的25%～30%，午餐能量占35%～40%，晚餐能量占30%～35%的比例。

在三餐中，应该特别注意早餐的质量。认识早餐对膳食营养摄入、提高工作学习效率和健康的重要性，不吃早餐或不认真吃早餐会使上午精力不足，工作效率降低，长此以往易造成消化系统疾病。午餐在一日三餐中起着承上启下的作用，不仅要补充上午消耗的能量和营养，还要为下午的活动提供营养和能量，午餐可以吃得全面和丰富一些，不仅要保

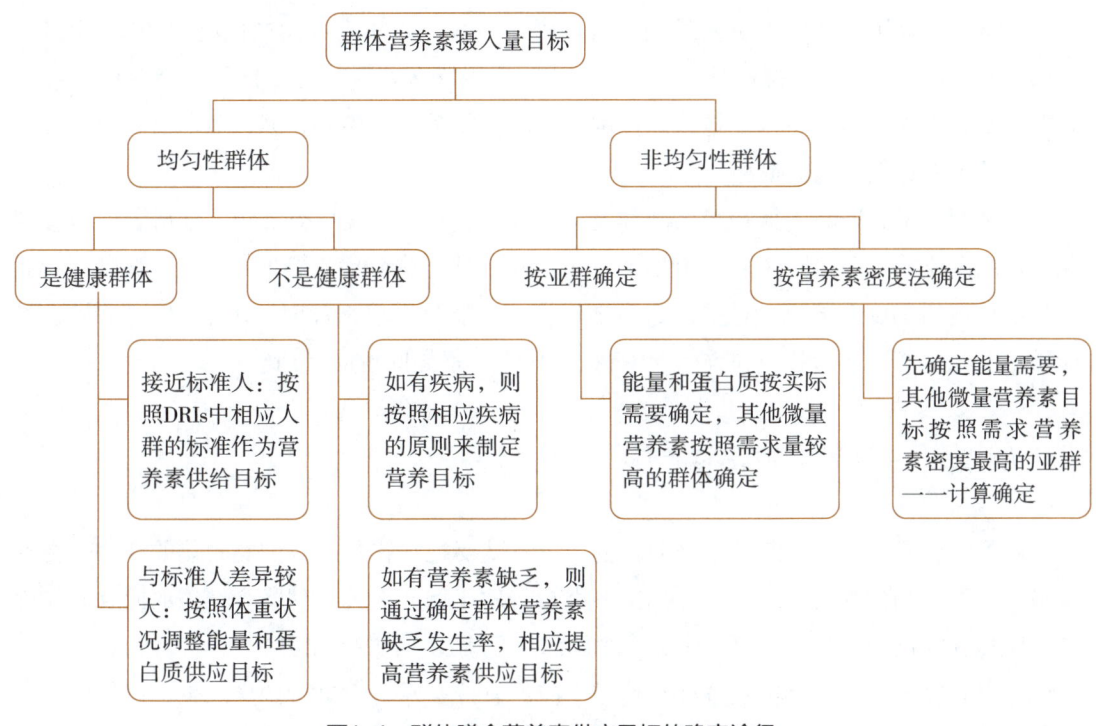

图1-1 群体膳食营养素供应目标的确定途径

证食物的种类,还要保证食物的营养质量。晚餐则宜清淡些,能量密度和脂肪含量低一些,因为晚上一般没有身体活动,过多的食物会影响睡眠质量,并增大肥胖的危险。这就是所谓的"早吃好、午吃饱、晚吃少"。

不过,这个比例不是一成不变的。例如,有些人习惯于晚上工作到很晚,如媒体人员、夜班工作人员,以及备考的学生等。这些人可以适当补充易消化的夜宵。

一些特殊人群不能限于三餐,需要额外加餐,如孕妇、乳母、幼儿、胃肠疾病患者等,可以考虑在上午10点、下午4点、晚上9点左右加餐。但一日总能量不能改变,只是把三餐的能量转移一部分到加餐中,加餐的能量可以考虑为正餐的1/3左右。同样,如果食谱使用者有喝饮料、吃零食的习惯,可以确定一个三餐外其他食物的能量比例,然后在做三餐分配的时候,扣减去这部分能量。

三、确定三大营养素之间的比例关系

三大营养素的供能比例是一个关系到膳食结构的主要指标。在很多情况下,虽然食谱的各类营养素需求都得到了满足,但是三大营养素的供能比例却与理想状态差异很大。其中最常见的问题就是脂肪能量占比往往过高,碳水化合物能量占比过低。在运动不足的状态下,长期食用这样的膳食容易增加患慢性疾病风险。

在理想状态下，成年人营养配餐的食谱中，碳水化合物应占能量供应的50%~65%，脂肪占20%~30%，蛋白质占10%~20%。对于某些特殊人群，这个比例可能有所差异。如对于幼儿来说，脂肪所占能量来源比例应提高，而对于老年人、健美运动员和减肥者，蛋白质的供能比例应适当提高。

同时，为了保证必需氨基酸比例合理，来自动物性食物或豆类食物的优质蛋白质应占总蛋白质供应的1/3以上。在碳水化合物来源当中，应考虑到简单糖的比例在10%以下，而增加抗性淀粉和膳食纤维的数量。最后还应考虑，能量需求增加时，B族维生素的供应量应随之上升；不饱和脂肪酸和维生素E等抗氧化维生素之间也应平衡。

四、确定各类食物的比例和数量

有了营养目标和能量营养素来源比例之后，就要把它转化成各大类具体的食物。在确定最终各类食物种类之前，首先要确定各类食物的比例，它关系到膳食结构的问题。在确定各大类食物比例的时候，可以参考《中国居民平衡膳食宝塔（2022）》。

中国居民平衡膳食宝塔的框架在使用中应注意按实际情况进行调整。也可以按照三大营养素供能比例和使用者的具体情况，直接通过计算方法确定各大类食物的比例。

在确定各类食物比例之后，再将其细化为具体的食物品种。按照食物多样的原则，每日食物原料的品种越多越好，至少要达到15种以上，以20~30种最为理想。从颜色上最好红、绿、黄、白、黑齐全；主食不能只有精白米和精白面粉，应含有粗粮、薯类或淀粉豆类；蔬菜应有不同颜色的品种，种类在6种以上；水果按季节挑选不同种类，应尽量丰富；各种动物性食物也应经常调换，不应只有一种肉类，最好能用豆制品替代一部分动物性食物。

在计算食谱的时候，所选取的营养素指标只有几种到十几种，而人体所需的营养成分多达50种，而且各种保健成分都没有加入指标中。如果只依靠少数几种食物，很难保证营养成分和保健成分的全面平衡。如果食物多样化的要求能够达到，那么不仅营养平衡容易实现，还会得到食物中广泛存在的保健因子，如植物化学物。

第三节 营养配餐中使用的主要工具

在营养配餐的实际操作中，需要一系列的理论和数据的支持，需要配餐专业人员认真理解并能熟练应用。

一、中国居民膳食营养素参考摄入量（DRIs）

人体需要的各种营养素都需要从每天的饮食中获得，因此必须科学地安排每日膳食以提供数量及质量适宜的营养。如果某种营养素长期摄入不足或摄入过多，就可能产生相应的营养不足或营养过多的危害。为了帮助个体和人群合理安全地摄入各种营养素，中国营养学会根据营养素需要量的知识，汇集了国内外营养学领域的最新科研成果和科学共识，提出了适用于各年龄、性别及劳动、生理状态人群的《中国居民膳食营养素参考摄入量》（2023版），用于指导中国居民合理摄入膳食营养素，以预防营养缺乏和过量，降低慢性病发生的风险。

《中国居民膳食营养素参考摄入量》（2023版）共有七个指标：平均需要量、推荐摄入量、适宜摄入量、可耐受最高摄入量、宏量营养素可接受范围、降低膳食相关非传染性疾病风险的建议摄入量和其他膳食成分成年人特定建议值，其中后三个指标与非传染性慢性病有关。

1. 平均需要量（Estimated Average Requirement，EAR）

EAR是指某一特定性别、年龄及生理状况群体中的个体对某种营养素需要量的平均值。按照EAR水平摄入营养素，根据某些指标判断可以满足这一群体中50%个体需要量的摄入水平，但不能满足另外50%个体对该营养素的需要。EAR是制定推荐摄入量的基础。

2. 推荐摄入量（Recommended Nutrient Intake，RNI）

RNI是指可以满足某一特定性别、年龄及生理状况群体中绝大多数个体（97%~98%）需要量的某种营养素摄入水平。营养素摄入量长期保持在RNI水平，可以满足机体对该营养素的需要，维持组织中有适当的储备和机体健康。RNI相当于传统意义上的人体每日摄取推荐量（RDA）。RNI的主要用途是作为个体每日摄入该营养素的目标值。

RNI是根据某一特定人群中体重在正常范围内的个体需要量而设定的。对个别身高、体重超过此参考范围较多的个体，可能需要按每千克体重的需要量调整其RNI。

能量需要量（Estimated Energy Requirement，EER）是指能长期保持良好的健康状态、维持良好的体型和机体构成以及理想活动水平的个体或群体，达到能量平衡时所需要的膳食能量摄入量。

群体的能量推荐摄入量直接等同于该群体的能量EAR，而不是像蛋白质等其他营养素那样等于EAR加2倍标准差。所以能量的推荐摄入量不用RNI表示，而直接使用EER来描述。

3. 适宜摄入量（Adequate Intakes，AI）

在某种营养素的个体需要量研究资料不足而不能计算出EAR，从而无法推算RNI时，可通过设定AI来提出这种营养素的摄入量目标。AI是通过观察或实验获得的健康群体的某种营养素的摄入量。例如纯母乳喂养的足月产健康婴儿，从出生到6个月，他们的营养素全部来自母乳，故摄入的母乳中的营养素数量就是婴儿所需各种营养素的AI值。AI值的主要用途是作为个体营养素、摄入量的目标。

4. 可耐受最高摄入量（Tolerable Upper Intake Level，UL）

UL是营养素或食物成分的每日摄入量的安全上限，是一个健康人群中几乎所有个体都不会产生毒副作用的最高摄入水平。对一般群体来说，摄入量达到UL水平对几乎所有个体均不致损害健康，但并不表示达到此摄入水平对健康是有益的。对大多数营养素而言，健康个体的摄入量超过RNI或AI水平并不会产生益处。因此，UL并不是一个建议的摄入水平。目前有些营养素还没有足够的资料来制定UL，并不意味着过多摄入这些营养素没有潜在的危险。

5. 宏量营养素可接受范围（Acceptable Macronutrient Distribution Ranges，AMDR）

AMDR指脂肪、蛋白质和碳水化合物理想的摄入范围，该范围可以提供人体对这些必需营养素的需要，并且有利于降低慢性病的发生危险，常用占能量摄入量的百分比表示。

蛋白质、脂肪和碳水化合物都属于在体内代谢过程中能够产生能量的营养素，因此被称为产能营养素（Energy Source Nutrient）。它们属于人体的必需营养素，而且它们三者的摄入比例还影响微量营养素的摄入状况。另一方面，当产能营养素摄入过量时又可能导致机体能量储存过多，增加非传染性慢性病（NCD）的发生风险。因此有必要提出AMDR，以预防营养素缺乏，同时减少摄入过量而导致慢性病的风险。

AMDR显著的特点之一是具有上限和下限。如果一个个体的摄入量高于或低于推荐的范围，可能导致罹患慢性病的风险增加，或导致必需营养素缺乏的可能性增加。

6. 降低膳食相关非传染性疾病风险的建议摄入量（Proposed Intake for Reducing the Risk of Non-communicable Diseases，PI-NCD）

膳食营养素摄入过高或过低导致的慢性非传染性疾病（也称"慢性病"）一般涉及肥胖、糖尿病、高血压、血脂异常、脑卒中、心肌梗死以及某些癌症。PI-NCD是以非传染性慢性病（NCD）的一级预防为目标提出的必需营养素的每日摄入量。当NCD易感人群某些营养素的摄入量接近或达到PI时，可以降低他们发生NCD的风险。

7. 特定建议值（Specific Proposed Levels，SPL）

特定建议值（SPL）是以降低成年人膳食相关非传染性疾病风险为目标，提出的其他膳食成分的每日摄入量（水平）。当该成分的摄入量达到SPL，可能有利于降低疾病的发生风险或死亡率。

膳食营养素参考摄入量（DRIs）是评价膳食营养素供给量能否满足人体需要、是否存在过量摄入风险以及有利于预防某些慢性非传染性疾病的一组参考值，它是营养配餐时确定食谱中能量和主要营养素需要量的科学依据。DRIs中的推荐摄入量（RNI）和适宜摄入量（AI）两个概念，均可作为个体膳食能量和营养素摄入的目标。因此，在编制平衡膳食食谱的时候，首先要了解用餐对象属于何种人群，然后找到其主要营养素的推荐摄入量

（RNI）或适宜摄入量（AI），并按体格状态和身体活动水平等进行调整，确定营养目标。

食谱初步确定之后，也需要以各营养素的推荐摄入量（RNI）或适宜摄入量（AI）为参考，来评价食谱的设计是否达到营养目标。如果食谱的营养素供应情况与营养目标相接近，各营养目标均达到均衡状态，则食谱可以使用；如果差距太大，则应当对食谱进行调整。

在为慢性病患者、减肥者设定营养目标时，也应以DRIs为基础，确定每日需要减少多少能量，某些营养素比例也需要调整，以此达到适当的营养目标。

二、中国居民膳食指南和中国居民平衡膳食宝塔

1．中国居民膳食指南

膳食指南是根据营养学原则，结合国情，教育人民群众采用平衡膳食，以达到合理营养、促进健康的指导性意见。膳食指南的作用就是引导居民合理消费食物，合理营养，平衡膳食，保护健康。膳食指南的内容就是食谱设计的原则，营养食谱的制定应根据膳食指南考虑食物种类、数量的合理搭配。《中国居民膳食指南（2022）》中平衡膳食八条准则内容如下：

准则一 食物多样，合理搭配。

–坚持谷类为主的平衡膳食模式。

–每天的食物应包括谷薯类、蔬菜水果、畜禽鱼蛋奶和豆类食物。

–平均每天摄入12种以上食物，每周25种以上，合理搭配。

–每天摄入谷类食物200～300g，其中包含全谷物和杂豆类50～150g；薯类50～100g。

准则二 吃动平衡，健康体重。

–各年龄段人群都应坚持每天运动，保持健康体重。

–食不过量，维持能量平衡。

–坚持日常身体活动，每周应至少进行5d中等强度身体活动，累计150min以上；主动身体活动最好每天6000步。

–鼓励适当进行高强度有氧运动，加强抗阻运动，每周2～3d。

–注意减少久坐时间，每小时起来动一动。

准则三 多吃蔬果、奶类、全谷、大豆。

–蔬菜水果、全谷物和奶制品是平衡膳食的重要组成部分。

–餐餐有蔬菜，保证每天摄入不少于300g的新鲜蔬菜，深色蔬菜应占1/2。

–天天吃水果，保证每天摄入200～350g的新鲜水果，果汁不能代替鲜果。

–吃各种各样的奶制品，摄入量相当于每天300mL以上液态奶。

–经常吃全谷物、大豆制品，适量吃坚果。

准则四　适量吃鱼、禽、蛋、瘦肉。

–鱼、禽、蛋类和瘦肉摄入要适量，平均每天120~200g。

–每周最好吃鱼2次或300~500g，蛋类300~350g，畜禽肉300~500g。

–少吃深加工肉制品。

–鸡蛋营养丰富，吃鸡蛋不弃蛋黄。

–优先选择鱼，少吃肥肉、烟熏和腌制肉制品。

准则五　少盐少油，控糖限酒。

–培养清淡饮食习惯，少吃高盐和油炸食品。成年人每天摄入食盐不超过5g，烹调油25~30g。

–控制添加糖的摄入量，每天不超过50g，最好控制在25g以下。

–反式脂肪酸每天摄入量不超过2g。

–不喝或少喝含糖饮料。

–儿童青少年、孕妇、乳母以及慢性病患者不应饮酒。成年人如饮酒，一天饮用的酒精量不超过15g。

准则六　规律进餐，足量饮水。

–安排一日三餐，定时定量，不漏餐，每天吃早餐。

–规律进餐、饮食适度，不暴饮暴食、不偏食挑食、不过度节食。

–足量饮水，少量多次。在温和气候条件下，低身体活动水平成年男性每天喝水1700mL，成年女性每天喝水1500mL。

–推荐喝白水或茶水，少喝或不喝含糖饮料，不用饮料代替白水。

准则七　会烹会选，会看标签。

–在生命的各个阶段都应做好健康膳食规划。

–认识食物，选择新鲜的、营养素密度高的食物。

–学会阅读食品标签，合理选择预包装食品。

–学习烹饪、传承传统饮食，享受食物天然美味。

–在外就餐，不忘适量与平衡。

准则八　公筷分餐，杜绝浪费。

–选择新鲜卫生的食物，不食用野生动物。

–食物制备生熟分开，熟食二次加热要热透。

–讲究卫生，从分餐公筷做起。

–珍惜食物，按需备餐，提倡分餐不浪费。

–做可持续食物系统发展的践行者。

2.中国居民平衡膳食宝塔

中国居民平衡膳食宝塔（后文简称"平衡膳食宝塔"）是根据《中国居民膳食指南

（2022）》的准则和核心推荐，把平衡膳食原则转化为各类食物的重量和所占比例的图形化表示，见图1-2。

（1）中国居民平衡膳食宝塔总说明。

中国居民平衡膳食宝塔形象化的组合，遵循了平衡膳食的原则，体现了在营养上比较理想的基本食物构成。平衡膳食宝塔共分5层，各层面积大小不同，体现了5大类食物和食物量的多少。5大类食物包括谷薯类、蔬菜水果、畜禽鱼蛋奶类、大豆和坚果类以及烹调用油盐。食物量是根据不同能量需要量水平设计，平衡膳食宝塔旁边的文字注释，标明了在1600~2400kcal能量需要量水平时，一段时间内成年人每人每天各类食物摄入量的建议值范围。

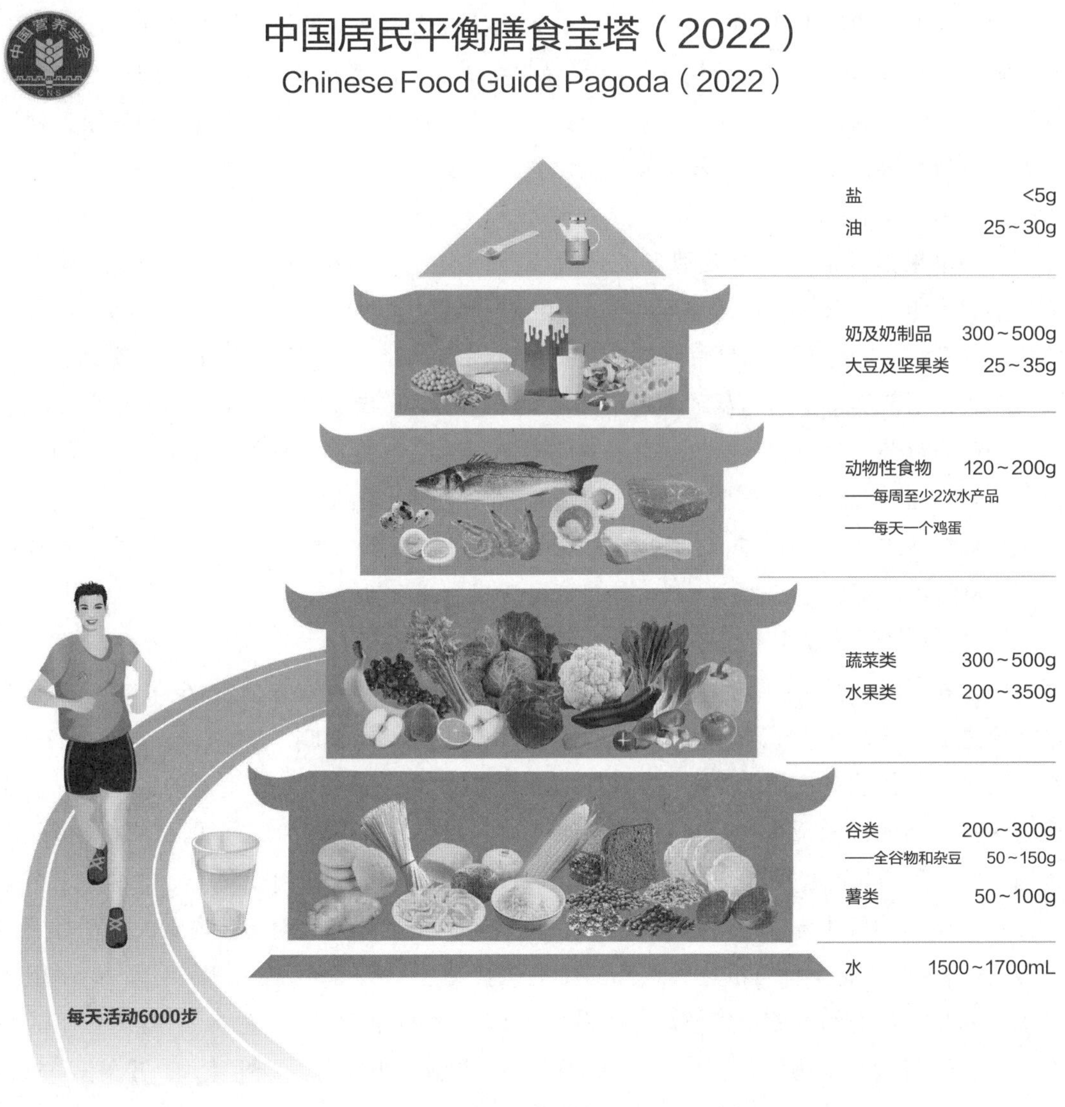

中国居民平衡膳食宝塔（2022）
Chinese Food Guide Pagoda（2022）

图1-2 中国居民平衡膳食宝塔（2022）

（2）各层说明。

第一层：谷薯类食物。

谷薯类是膳食能量的主要来源（碳水化合物提供总能量的50%~65%），也是多种微量营养素和膳食纤维的良好来源。膳食指南中推荐2岁以上健康人群的膳食应做到食物多样、合理搭配。谷类为主是合理膳食的重要特征。在1600~2400kcal能量需要量水平下的一段时间内，建议成年人每人每天摄入谷类200~300g，其中包含全谷物和杂豆类50~150g；另外，薯类50~100g，从能量角度相当于15~35g大米。

谷类、薯类和杂豆类是碳水化合物的主要来源。谷类包括小麦、稻米、玉米、高粱等及其制品，如米饭、馒头、烙饼、面包、饼干、麦片等。全谷物保留了天然谷物的全部成分，是理想膳食模式的重要组成，也是膳食纤维和其他营养素的来源。杂豆包括大豆以外的其他干豆类，如红小豆、绿豆、芸豆等。我国传统膳食中常见的整粒的食物有小米、玉米、绿豆、红豆、荞麦等，现代加工产品有燕麦片等，因此把杂豆与全谷物归为一类。2岁以上人群都应保证全谷物的摄入量，以此获得更多营养素、膳食纤维和其他健康益处。薯类包括马铃薯、红薯等，可替代部分主食。

第二层：蔬菜水果。

蔬菜水果是膳食指南中鼓励多摄入的两类食物。在1600~2400kcal能量需要量水平下，推荐成年人每天蔬菜摄入量至少达到300g，水果200~350g。蔬菜水果是膳食纤维、微量营养素和植物化学物的良好来源。蔬菜包括嫩茎、叶、花菜类、根菜类、鲜豆类、茄果瓜菜类、葱蒜类、菌藻类及水生蔬菜类等。深色蔬菜是指深绿色、深黄色、紫色、红色等有颜色的蔬菜，每类蔬菜提供的营养素略有不同，深色蔬菜一般富含维生素、矿物质、植物化学物和膳食纤维，推荐每天摄入量占总体蔬菜摄入量的1/2以上。

水果多种多样，包括仁果、浆果、核果、柑橘类、瓜果及热带水果等。推荐吃新鲜水果，在鲜果供应不足时可选择一些含糖量低的干果制品和纯果汁。

第三层：鱼、禽、肉、蛋等动物性食物。

鱼、禽、肉、蛋等动物性食物是膳食指南推荐适量食用的食物。在1600~2400kcal能量需要量水平下，推荐每天鱼、禽、肉、蛋摄入量共计120~200g。

新鲜的动物性食物是优质蛋白质、脂肪、脂溶性维生素和B族维生素的良好来源，建议每天畜禽肉的摄入量为40~75g，少吃加工类肉制品。目前我国汉族居民的肉类摄入以猪肉为主，且增长趋势明显。猪肉脂肪含量较高，应尽量选择瘦肉或禽肉。常见的水产品包括鱼、虾、蟹和贝类，此类食物富含优质蛋白质、脂类、维生素和矿物质，推荐每天摄入量为40~75g，有条件可以优先选择。蛋类包括鸡蛋、鸭蛋、鹅蛋、鹌鹑蛋、鸽子蛋及其加工制品，蛋类的营养价值较高，推荐每天1个鸡蛋（相当于50g左右），吃鸡蛋不能丢弃蛋黄，蛋黄含有丰富的营养成分，如胆碱、卵磷脂、胆固醇、维生素A、叶黄素、B族维生素、锌等，无论对多大年龄人群都具有健康益处。

第四层：奶类、大豆和坚果。

奶类和豆类是鼓励多摄入的食物。奶类、大豆和坚果是蛋白质和钙的良好来源，营养素密度高。在1600～2400kcal能量需要量水平下，推荐每天应摄入至少相当于鲜奶300g的奶类及奶制品。在全球奶制品消费中，我国居民摄入量一直很低，多吃各种各样的奶制品，有利于提高奶类摄入量。

大豆包括黄豆、黑豆、青豆，其常见的制品如豆腐、豆浆、豆腐干及千张等。坚果包括花生、葵花子、核桃、杏仁、榛子等，部分坚果的营养价值与大豆相似，富含必需脂肪酸和必需氨基酸。推荐大豆和坚果摄入量共为25～35g，其他豆制品摄入量需按蛋白质含量与大豆进行折算。坚果无论作为菜肴还是零食，都是食物多样化的良好选择，建议每周摄入70g左右（相当于每天10g左右）。

第五层：烹调油和盐。

油盐作为烹饪调料必不可少，但建议尽量少用。推荐成年人平均每天烹调油不超过25～30g，食盐摄入量不超过5g。按照《中国居民膳食营养素参考摄入量》（2023版）的建议，1～3岁人群膳食脂肪供能比应占膳食总能量的35%；4岁以上人群占20%～30%。在1600～2400kcal能量需要量水平下脂肪的摄入量为36～80g。其他食物中也含有脂肪，在满足平衡膳食模式中其他食物建议量的前提下，烹调油需要限量。按照25～30g计算，烹调油提供10%左右的膳食能量。烹调油包括各种动植物油，植物油如花生油、大豆油、菜籽油、葵花籽油等，动物油如猪油、牛油、黄油等。烹调油也要多样化，应经常更换种类，以满足人体对各种脂肪酸的需要。

我国居民食盐用量普遍较高，盐摄入量与高血压关系密切，限制食盐摄入量是我国的长期行动目标。除了少用食盐外，也需要控制隐形高盐食品的摄入量。

酒和添加糖不是膳食组成的基本食物，烹饪使用和单独食用时也都应尽量避免。

（3）身体活动和饮水。

身体活动和水的图示仍包含在可视化图形中，强调增加身体活动和足量饮水的重要性。水是膳食的重要组成部分，是一切生命活动必需的物质，其需要量主要受年龄、身体活动、环境温度等因素的影响。低身体活动水平的成年人每天至少饮水1500～1700mL（7～8杯）。在高温或高身体活动水平的条件下，应适当增加饮水量。饮水过少或过多都会给人体健康带来危害。来自食物中水分和膳食汤水大约占1/2，推荐一天中饮水和整体膳食（包括食物中的水，如汤、粥、奶等）水摄入共计2700～3000mL。

身体活动是能量平衡和保持身体健康的重要手段。运动或身体活动能有效地消耗能量，保持精神和机体代谢的活跃性。鼓励养成天天运动的习惯，坚持每天多做一些消耗能量的活动。推荐成年人每天进行至少相当于快步走6000步以上的身体活动，每周最好进行150min中等强度的运动，如骑车、跑步、庭院或农田的劳动等。一般而言，低身体活动水平的能量消耗通常占总能量消耗的1/3左右，而高身体活动水平者可高达1/2。加强和保持能量平衡，需要通过不断摸索，关注体重变化，找到食物摄入量和运动消耗量之间的平衡点。

3. 使用平衡膳食宝塔时应当注意的问题

（1）平衡膳食宝塔中所建议的各类食物的摄入量均指可食部生重。每一类食物的重量只是这一类食物的代表值，并不能等同于某一种具体食物的重量。其中所说的各类食品，也包括了这类食品的加工品，按折算成原料的数量来推荐。

例如，谷类食品不仅指大米、面粉，还包括了面条、米粉、面包、饼干、烙饼等由谷物制成的产品，其数量应当折合成原料谷物的数量，同时也意味着，如果两餐之间摄入了饼干，则应当适量减少一日中的其他谷类食品摄入量。

蔬菜和水果的营养价值虽有共性，却不能完全相互替代，因此其数量分别列出。如果水果摄入量超过推荐值，则要适当降低谷类食物的摄入量，因为水果中含有一定数量的碳水化合物。但因为水果的蛋白质含量很低，如果用水果替代部分谷物作为碳水化合物来源，则应考虑蛋白质摄入量是否因此下降，并设法补足。

鱼、禽、肉、蛋等的数量均按照除去不可食部分的鲜重计算，也就是说，骨头、鱼刺、蛋壳、蚌壳等部分的重量没有计算在内。肉类包括动物的肌肉和内脏等各部分。

（2）平衡膳食宝塔建议的食物摄入量范围适合于健康成年人但不包括老年人、病人、减肥者等。且因为人和人之间有很大的个体差异，身体活动也有不同，应当按照各人的年龄、性别、身高、体重、活动强度和季节气候等进行调整。年轻男性、身体活动较多的人和希望增加体重的人应适当增加主食，以供应更多的能量；中老年人、身体活动少者和需要减肥者则应适当减少主食，并选择低脂肪的食物品种，以避免能量过剩。

（3）平衡膳食宝塔所推荐的各类食物摄入量仅是一个合理的比例目标，或一段时期当中的平均值，并不需要每天都严格按照这个数量来安排膳食。例如，一日当中已经摄入了肉类，无需一定摄入鱼类。按照口味安排，一周之内各类食物的摄入平均值符合平衡膳食宝塔的数量要求即可。

（4）掌握同类互换原则，即可用平衡膳食宝塔调配出丰富多彩的膳食。各种谷物之间可以互换，以丰富主食的类别，豆类和各种豆制品可以互换，不同蔬菜之间也可互换，各种动物性食物之间也可以互换等。在食物类别多样化的基础上，具体品种也尽量实现多样化，选用多种形态、颜色和口感的食品原料，有利于摄入更全面的营养素和保健成分。

（5）平衡膳食食谱的设计应当充分利用我国各地的食物资源，与本地的饮食习惯和物产情况相适应。在某一类或几类食物因为某些原因无法充分供应的情况下，应当找到营养价值接近的替代食物，维持总体营养素供应的基本充足。

4. 平衡膳食宝塔建议不同能量水平膳食的各类食物参考摄入量

中国居民平衡膳食宝塔建议的不同能量水平膳食的各类食物的参考摄入量见表1-4。

表1-4　中国居民平衡膳食模式——不同能量下的食物参考摄入量　　　单位：g/d

食物种类	能量需要量/（kcal/d）										
	1000	1200	1400	1600	1800	2000	2200	2400	2600	2800	3000
1谷类	85	100	150	200	225	250	275	300	350	375	400
－全谷物	适量			50~150					125~200		
－薯类	适量			50		75		100	125		
2蔬菜	200	250	300	300	400	450	450	500	500	500	600
－深色蔬菜	占所有蔬菜的1/2										
3水果	150	150	150	200	200	300	300	350	350	400	400
4禽畜肉类	15	25	40	40	50	50	70	75	75	100	100
－蛋类	20	25	25	40	40	50	50	50	50	50	50
－水产品	15	20	40	40	50	50	75	75	75	100	125
5乳制品	500	500	350	300	300	300	300	300	300	300	300
6大豆和坚果	5	15			25			35			
7烹调用油	15	20~25		25	25	25	30	30	30	35	35
8烹调用盐	<2	<3	<4	<5	<5	<5	<5	<5	<5	<5	<5

注：平衡膳食宝塔的能量范围在1600~2400kcal，薯类为鲜重。

三、食物成分表

食物成分表是描述食物成分及其含量数据的表格，通常包括了常见食物、加工食品的能量、蛋白质、脂肪、碳水化合物、膳食纤维、维生素、矿物质等成分的含量。食物成分表是食谱设计、营养配餐、食物交换份法应用的基础，要进行食谱的设计和营养素的计算，必须掌握食物原料中的营养素含量和能量等数据，因此就要用到食物成分表。

1.《中国食物成分表（标准版）》的基本内容

我国常用的食物成分表共有几种，一种是标准版本，如《中国食物成分表（2004）》、《中国食物成分表（2009）》和《中国食物成分表（标准版）》，是一种数据的记载形式，专门给研究人员或政府工作人员应用的标准版本；另一种是加工后的应用版本，如《食物营养成分速查》，是经过编辑、挑选和计算机处理的文字表达形式，使得查找和应用更加方便。此外，还编有一种向百姓普及知识的简要本。

以《中国食物成分表（标准版）》第6版为例，其内容分为使用说明、食物样品描述、食物成分表和附录4个部分。食物成分表又分为能量和食物一般营养成分、食物氨基酸含量、食物脂肪酸含量、常见食物碘含量、食物中维生素含量、食物中植物化学物含量。食物一般性营养成分数据包括食物名称、食部、水分、能量、蛋白质、脂肪、碳水化合物、不溶性膳食纤维、胆固醇、灰分和8种维生素以及10种矿物质。各种食物成分数据均为每100g食物可食部中的成分含量。

书中食物的分类、编码、食物成分的表达等方面均参照国际统一的方式，结合食物分类的规则和方法对食物进行编码。编码采取6位数字，前2位数字是食物的类别编码，第3位数字是食物的亚类编码，最后3位数字是食物在亚类中的排列序号。

例如，编码为"06-1-101"的食物（苹果），即：

    06   1   101
  第06类食物 第1亚类 第101条食物

一条食物成分数据的编码在食物成分表中具有唯一性。在食物一般营养成分表、氨基酸含量表和脂肪酸含量表中，相同的食物采用同一编码。

2．食物成分表中符号的说明

食物成分表中所用符号及代表意义见表1-5。

表1-5　食物成分表符号说明

符号	意义
X	代表值，几条相同食物数据计算的中位数或均数
Tr	未检出或微量，低于目前应用的检测方法的检出线或未检出
(0)	估计0值，理论上为0值或不存在，或测定后为0
*	参考相似食物或原料数据计算而得或参考值
—	未检测，理论上食物中应该存在一定量的该种成分，但未实际检测
Un	不能计算，或未测定

3．食物的分类

《中国食物成分表（标准版）》所列的食物采用了"食物类和亚类"的双级分类法，结合我国食品行业和营养学界以往的食物分类原则，将所有食物分为21个食物类，见表1-6；对于一个食物类中的食物，根据其某一属性的不同又分为不同的亚类，并将那些难以分配到某一具体亚类的食物一律归入相应食物类中的"其他"亚类中。

4．注意事项

食物成分表虽然提供了大量的食物营养数据，但如果应用或理解不当，也可能带来很大的误差。使用食物成分表时，需要注意以下几个问题。

（1）食物成分表中的食物原料可能产自不同地区，也可能属于不同品种，其营养素含量差异很大，在查询的时候应当高度重视。

表1-6 《中国食物成分表（标准版）》中食物的分类

编码	食物类名称	编码	食物类名称	编码	食物类名称
1	谷类及制品	8	畜肉类及制品	15	速食食品
2	薯类、淀粉及制品	9	禽肉类及制品	16	饮料类
3	干豆类及制品	10	乳类及制品	17	含酒精饮料
4	蔬菜类及制品	11	蛋类及制品	18	糖、果脯和蜜饯、蜂蜜类
5	菌藻类	12	鱼虾蟹贝类	19	油脂类
6	水果类及制品	13	婴幼儿食品	20	调味品类
7	坚果、种子类	14	小吃、甜饼	21	药食两用食物及其他

（2）同一种名称的食物原料往往有干品、鲜品、水发品、烹调品等不同含水量的数据，查询的时候应当注意看清其水分含量。

（3）食物原料的数量有"市售"和"食部"之分。前者是市场购入时的重量，后者是去掉皮、核、根、骨、刺等不可食用部分之后、直接可以入口的重量。食物成分表中的数据均以食部100g含量为基础，因此很多食品重量应当查询"可食部比例"，再将其换算成可食部重量。

（4）食物成分表的天然食材数据中，没有按照烹调加工导致的营养素损失进行折算。

四、食物交换份法

在设计食谱时，每次都要进行营养素的详细计算，工作量较大，专业性较强，一般人员难以掌握。为了方便食谱的设计，常常用到食物交换份法。食物交换份法是将日常食物按营养素的分布情况分类，同类食物在一定重量内所含的蛋白质、脂肪、碳水化合物和能量接近，每份食物可进行等值交换。

食物交换份法将食物分为四大组、八大类（表1-7），分别为谷薯组（表1-8）、蔬果组（蔬菜类见表1-9、水果类见表1-10）、肉蛋组（肉蛋类见表1-11，大豆类见表1-12，乳类见表1-13）、油脂组（表1-14），只要每日饮食中包括这四大组食物，即可构成平衡膳食。每个食物交换份可产生90kcal能量，不同能量所需的各类食物交换份参见表1-15。

表1-7 每单位交换食物的营养价值

组别	类别	交换份数/份	每份重量/g	每份能量/kcal	蛋白质/g	脂肪/g	糖类/g
谷薯组	谷薯类	1	25	90	2.0	1	20.0

续表

组别	类别	交换份数/份	每份重量/g	每份能量/kcal	蛋白质/g	脂肪/g	糖类/g
蔬果组	蔬菜类	1	500	90	5.0	—	17.0
	水果类	1	200	90	1.0		21.0
肉蛋组	大豆类	1	25	90	9.0	4.0	4.0
	乳类	1	160	90	5.0	5.0	6.0
	肉蛋类	1	50	90	9.0	6.0	
油脂组	硬果类	1	15	90	4.0	7.0	2.0
	油脂类	1	10	90		10	

表1-8 谷薯类食品等值交换份表

食物	重量/g	食物	重量/g
大米、小米、糯米、薏米	25	干粉条、粉丝、干莲子	25
高粱米、玉米渣	25	油条、油饼、苏打饼干	25
面粉、米粉、玉米面	25	烧饼、烙饼、咸面包、馒头	35
燕麦片、莜麦面	25	鲜面条	35
荞麦面、挂面	25	马铃薯、山药、藕、芋头	100
各种面条、龙须面	25	鲜玉米（1中个带棒心）	200
通心粉、意面	25	凉粉	300
绿豆、红豆、芸豆、干豌豆	25	湾仔码头牌猪肉荠菜饺子（2个）	44

表1-9 蔬菜类食品等值交换份表

食物	重量/g	食物	重量/g
大白菜、圆白菜、菠菜、油菜	500	白萝卜、青椒、茭白、冬笋	400
韭菜、茴香、茼蒿	500	倭瓜、南瓜、菜花	350
芹菜、茎蓝、莴笋、油菜薹	500	鲜豇豆、扁豆、洋葱、蒜苗	250
西葫芦、番茄、冬瓜、苦瓜	500	胡萝卜	200
黄瓜、茄子、丝瓜	500	山药、荸荠、藕	150
蕹菜、苋菜、龙须菜	500	慈姑、百合、芋头	100
鲜豆芽、鲜蘑、水浸海带	500	毛豆、鲜豌豆	70
芥蓝、瓢菜、塌棵菜	500		

表1-10 水果类食品等值交换份表

食物	重量/g	食物	重量/g
柿子、香蕉、鲜荔枝	150	草莓、杨桃、木瓜、枇杷	300
梨、桃、苹果、猕猴桃	200	西瓜、甜瓜	350
橘子、橙子、柚子	200	牛油果、榴莲	60
李子、杏、葡萄、樱桃	200	鲜枣、菠萝蜜	70

表1-11 肉蛋类食品等值交换份表

食物	重量/g	食物	重量/g
火腿、香肠	20	鸡蛋、鸭蛋（带壳）	60
肥瘦猪肉	25	鹌鹑蛋（6个带壳）	60
熟叉烧肉（无糖）、午餐肉	35	鸡蛋清	150
熟酱牛肉、熟酱鸭、大肉肠	35	草鱼、鲤鱼、甲鱼、比目鱼	80
瘦猪、牛、羊肉	50	带鱼	80
带骨排骨	50	大黄鱼、鳝鱼、黑鲢、鲫鱼	80
鸭肉、鹅肉	50	对虾、青虾、鲜贝	80
兔肉	100	蟹肉、水发鱿鱼	100
猪肚、猪心	70	水发海参	350

表1-12 大豆类食品等值交换份表

食物	重量/g	食物	重量/g
腐竹、豆腐皮	20	豆腐丝、豆腐干、熏干	50
大豆	25	北豆腐	100
大豆粉	25	南豆腐（嫩豆腐）	150
油豆腐	40	豆浆	400

表1-13 乳类食品等值交换份表

食物	重量/g	食物	重量/g
奶粉	20	牛奶、羊奶	160
脱脂奶粉	25	无糖酸奶	130
奶酪	25	加糖酸奶	100

表1-14 油脂类食品等值交换份表

食物	重量/g	食物	重量/g
花生油、芝麻油、大豆油、菜油	10	核桃仁、花生米、杏仁、松子	15
猪油、牛油、羊油	10	芝麻、芝麻酱	15
黄油	10	葵花子、南瓜子	15

表1-15 不同能量所需的各类食品交换份数

能量/kcal	交换份/份	谷薯类/份	蔬果类/份	肉蛋乳类/份	油脂类/份
1200	13.5	5	2	5	1.5
1300	14.5	6	2	5	1.5
1400	15.5	7	2	5	1.5
1500	16.5	8	2	5	1.5
1600	18	9	2	5	2
1700	19	10	2	5	2
1800	20	11	2	5	2
1900	21	11.5	2	5	2.5
2000	22	12.5	2	5	2.5
2100	23	13.5	2	5	2.5
2200	24.5	14.5	2	5.5	2.5
2300	25.5	15	2.5	5.5	2.5
2400	26.5	16	2.5	5.5	2.5
2500	28	17	2.5	5.5	3
2600	29	18	2.5	5.5	3
2700	30	19	2.5	5.5	3
2800	31	19.5	3	5.5	3
2900	32	20	3	5.5	3.5
3000	33	21	3	5.5	3.5
3100	34.5	22	3.5	5.5	3.5
3200	35.5	23	3.5	5.5	3.5

注：表中交换份数是按照碳水化合物占能量供应的50%～65%，脂肪占20%～30%，蛋白质占10%～15%的分配比例计算而得。本表不是固定模式，可以适当调整。

在使用食物交换份法时要注意的是，所有食物均指可食部分，即去除皮、核、骨、刺等后的净重。食物交换时一定要在同类食物中互换，不宜跨组交换，否则将影响平衡膳食。蔬菜也应当按照深色蔬菜和浅色蔬菜两类来互换。各种深绿色的叶菜可以等量交换，如小白菜、油菜、菠菜、茼蒿、芥蓝等；各种浅色蔬菜也可以等量互换，如冬瓜、苦瓜、萝卜、豆芽等。水果也可以按照深色和浅色两类来等量互换，但是蔬菜和水果所含的营养素和植物化学物不太相同，是不能相互代替的。水果富含糖分，可以部分替代主食中的能量。除了马铃薯、芋头、山药、藕等富含淀粉的蔬菜之外，其他蔬菜中所含的能量不能简单地与谷类所含的能量相替换，因为这两类食物的营养作用差异甚大，几乎没有共同之处。各种烹调油含油脂均在99%以上，可以等量互换。蜂蜜含水约20%，白糖则几乎不含水，所以1份蜂蜜大约相当于0.8份白糖。

例2

用食物交换份法为例1中的王先生（身高176cm，体重82kg）制定一日食谱。

答：
1. 能量的计算

王先生每日所需的总能量=71kg×25kcal/kg=1775kcal

2. 食物交换份数=总能量÷90=1775÷90≈20份

3. 各类食物的份数

查表1-15可知，能量为1800kcal，交换份为20份，其中：

谷薯类11份，蔬果类2份，肉蛋类5份，油脂类2份

4. 四组食物交换份数的确定

由于水果、蔬菜也可以提供部分碳水化合物，水果、蔬菜中的碳水化合物按1份计，所以实际谷薯类=11份-1份=10份（250g）

蔬果类：蔬菜1份（500g），水果1份（250g）

肉蛋类：乳类1.5份（牛奶250g），豆类1份（豆腐100g），肉类（或鱼类）1.5份（80g），蛋类1份（鸡蛋1个）

油脂类：油脂2份（20g）

5. 每日三餐食物份数分配

早餐：主食2份、乳类1.5份、蛋类1份、蔬菜类0.1份

午餐：主食4份、肉类1份、豆类1份，蔬菜类0.5份，水果0.5份

晚餐：主食4份、肉类0.5份、蔬菜类0.4份，水果0.5份

王先生一日食谱（见表1-16）

表1-16 王先生一日食谱

餐次	食物名称	原料	重量/g	烹调方法
早餐	馒头	面粉	50	蒸
	牛奶	牛奶	250	煮
	煮鸡蛋	鸡蛋1个	50	煮
	芹菜拌豆腐丝	芹菜 豆腐丝 芝麻油	100 25 3	凉拌
午餐	米饭	大米	100	煮
	莴笋炒鸡丝	莴笋 鸡丝 植物油	100 50 5	炒
	蒜茸苦瓜	苦瓜 植物油	100 5	炒
	菠菜豆腐汤	豆腐 菠菜 芝麻油	50 100 3	煮
下午点	水果	苹果	150	—
晚餐	五仁粥	大麦仁、紫米、大米、薏米、绿豆	共25	煮
	窝头	玉米面	75	蒸
	卤牛肉	牛肉	30	卤
	木耳圆白菜	圆白菜 水发木耳 植物油	200 25 5	炒
晚点	水果	橙子	100	—

五、加工食品的营养标签

近年来，由于社会经济水平的发展和人民生活质量的提高，人们膳食中预包装食品消费的占比越来越重，随着公众的营养健康意识日益提高，消费者也越来越关注营养标签。营养标签是当前国际上普遍采用的向消费者提供规范的食品营养信息的有效途径，也是消费者直观了解食品营养成分、特征的有效方式。

根据中国居民营养与健康状况调查结果，我国居民既有营养不足、也有营养过剩的问题，特别是脂肪和钠（食盐）的摄入较高，是引发慢性病的主要因素。根据《中华人民共和国食品安全法》有关规定，为指导和规范中国食品营养标签标示，引导消费者合理选择预包装食品，促进公众膳食营养平衡和身体健康，保护消费者知情权、选择权和监督权，原卫生部在参考国际食品法典委员会和世界管理经验的基础上，组织制订了《食品安全国家标准预包装食品营养标签通则》（GB 28050—2011），分别对预包装食品标签标示的基本原则、主要内容及格式，需要强制标示和允许标示的营养成分、表达方法、声称条件进行了规定，鼓励食品企业真实、客观地表达产品的基本信息和营养价值。消费者在购买食品时，可以通过阅读营养标签，了解食品的营养特性，根据自身健康需求，合理选择食品，从而提高营养健康意识，调整膳食结构和健康水平。

据我国居民营养与健康状况调查结果显示，我国居民膳食中盐、脂肪、能量摄入量偏高，慢性非传染性疾病防治形势严峻。膳食是慢性非传染性疾病的重要影响因素，科学研究和国外管理经验证明，食品标签上的营养信息可以帮助公众做出合理膳食选择，可使居民减少饱和脂肪、胆固醇和钠的摄入，增加膳食纤维的摄入，是预防膳食相关慢性病的良好手段，对全民营养教育和促进健康发挥重要作用；同时有利于规范企业正确标示营养标签，科学宣传相关营养知识，促进食品产业健康发展。

1. 食品营养标签的强制标示内容

（1）所有预包装食品营养标签强制标示的内容包括能量、核心营养素（蛋白质、脂肪、碳水化合物、钠）的含量及其占营养素参考值（NRV）的百分比。当标示其他成分时，应采取适当形式使能量和核心营养素的标示更加醒目。

核心营养素是食品中存在的与人体健康密切相关，具有重要公共卫生意义的营养素，摄入缺乏可引起营养不良，影响儿童和青少年的生长发育和健康，摄入过量则可导致肥胖和慢性病发生。营养标签标示的核心营养素是在充分考虑我国居民营养健康状况和慢性病发病状况的基础上，结合国际贸易需要与我国社会发展需求等多种因素而确定的，包括蛋白质、脂肪、碳水化合物、钠四种。

（2）对除能量和核心营养素外的其他营养成分进行营养声称或营养成分功能声称时，在营养成分表中还应标示出该营养成分的含量及其占营养素参考值（NRV）的百分比。

（3）使用了营养强化剂的预包装食品，还应标示强化后食品中该营养成分的含量及其占营养素参考值（NRV）的百分比。

（4）食品配料含有或生产过程中使用了氢化和（或）部分氢化油脂时，在营养成分表中还应标示出反式脂肪（酸）的含量。

2. 营养成分的表达方式

预包装食品中能量和营养成分的含量应以每100克（g）和（或）每100毫升（mL）和（或）每份食品可食部中的具体数值来标示。当用份标示时，应标明每份食品的量。份的大小可根据食品的特点或推荐量规定。

3. 营养成分表

预包装食品标签上的营养成分表是标示食品中能量和营养成分的名称、含量及其占营养素参考值（NRV）百分比的规范性表格，见表1-17。

表1-17 营养成分表

项目	每100克（g）或100毫升（mL）或每份	营养素参考值%或NRV%
能量	千焦（kJ）	%
蛋白质	克（g）	%
脂肪	克（g）	%
－饱和脂肪	克（g）	%
胆固醇	毫克（mg）	%
碳水化合物	克（g）	%
－糖	克（g）	%
膳食纤维	克（g）	%
钠	毫克（mg）	%
维生素A	微克视黄醇当量（μg RAE）	%
钙	毫克（mg）	%

营养成分表包括5个基本要素：表头、营养成分名称、含量、NRV%和方框。

（1）表头　以"营养成分表"作为表头。

（2）营养成分名称　按表1-17的名称和顺序标示能量和营养成分。

（3）含量　指含量数值及表达单位。

（4）NRV%　指能量或营养成分含量占相应营养素参考值（NRV）的百分比。

（5）方框　采用表格或相应形式。

营养成分表各项内容应使用中文标示，若同时标示英文，应与中文相对应。

4. 各营养成分的营养素参考值

营养成分表中食品营养含量应以具体数值标示，各营养成分的营养素参考值见表1-18。

表1-18 食品营养素参考值（NRV）

营养成分	NRV	营养成分	NRV
能量	8400kJ	维生素A	800μg RAE
蛋白质	60g	维生素D	5μg
脂肪	≤60g	维生素E	14mg α-TE
饱和脂肪酸	≤20g	维生素K	80μg

续表

营养成分	NRV	营养成分	NRV
胆固醇	≤300mg	钙	800mg
碳水化合物	300g	钾	2000mg
膳食纤维	25g	钠	2000mg
维生素C	100mg	镁	300mg
维生素B_1	1.4mg	铁	15mg
维生素B_2	1.4mg	锌	15mg
维生素B_6	1.4mg	碘	150μg
维生素B_{12}	2.4μg	硒	50μg
烟酸	14mg	铜	1.5mg
叶酸	400μg DEF	氟	1mg

注：能量相当于2000kcal，蛋白质、脂肪、碳水化合物供能分别占总能量的13%、27%、60%。

在营养标签上，以营养素含量占营养素参考值（NRV）的百分比标示，指定其修约间隔为1。

计算公式为：（X/NRV）×100%=Y%

式中：X=食品中某营养素的含量

NRV=该营养素的营养素参考值

Y%=计算结果

举例：经测定或计算得知100g饼干的食物成分见表1-19。

表1-19　100g饼干所含的食物成分

项目	能量/kJ	蛋白质/g	脂肪/g	碳水化合物/g	钠/mg	维生素A/μg RAE	维生素B_1/mg
数值	1823	9.0	12.7	70.6	204	72	0.09

参照表1-18中食品营养素参考值，根据公式计算结果，并按修约间隔取整数。饼干的营养成分表见表1-20。

5."零"数值的表达

当某食品营养成分含量低微，或其摄入量对人体健康的影响微不足道时，允许标示"0"的数值。营养标签中可标示为"0"的界限值见表1-21。

表1-20 饼干的营养成分表

项目	每100g	NRV %
能量	1823kJ	22%
蛋白质	9.0g	15%
脂肪	12.7g	21%
碳水化合物	70.6g	24%
钠	204mg	10%
维生素A	72μg RAE	9%
维生素B_1	0.09mg	6%

表1-21 标示的"0"的界限值

能量和营养成分	单位	"0"的界限值（每100g*）
能量	kJ	≤17
蛋白质	g	≤0.5
脂肪	g	≤0.5
饱和脂肪酸	g	≤0.1
胆固醇	mg	≤5
碳水化合物	g	≤0.5
糖	g	≤0.5
膳食纤维	g	≤0.5
钠	mg	≤5
钙、钾	mg	≤1% NRV
维生素A	μg RAE	≤1% NRV
其他维生素或矿物质	mg或μg	≤1% NRV

*用份表示的时候，同时要符合每100g"0"的界限要求。

6. 营养声称和营养成分功能声称

（1）营养声称　营养声称是食品营养标签上对食物营养特性的描述和声明，包括含量声称和比较声称。

①含量声称：是指描述食品中能量或营养成分含量水平的声称。声称用语包括"含有""高""低"或"无"等（如牛奶是钙的来源、低脂奶、高膳食纤维饼干等）。

②比较声称：指与消费者熟知同类食品的营养成分含量或能量值进行比较后的声称。声称用语包括"增加"和"减少"等。所声称的能量或营养成分含量差异必须≥25%（如普通奶粉可作为脱脂奶粉的基准食品；普通酱油可作为强化铁酱油的基准食品等）。

（2）营养成分功能声称　营养成分功能声称指某营养成分可以维持人体正常生长、发育和正常生理功能等作用的声称（如图1-3）。同一产品可以同时对两个及以上符合要求的成分进行功能声称。只有当能量或营养成分含量符合营养声称的要求和条件时，才可根据食品的营养特性，选用相应的一条或多条功能声称标准用语。例如：只有当食品中的钙含

例：×××高钙饼干 ← 营养声称

营养成分表

项目	每100g	NRV%
能量	2030kJ	24%
蛋白质	6.8g	11%
脂肪	20.2g	34%
－饱和脂肪酸	14.0g	70%
碳水化合物	67.5g	23%
－糖	20.3g	—
钠	192mg	10%
钙	250mg	31% ← 钙含量达到30%NRV，符合"高"钙含量营养声称

营养成分功能声称 → 钙是骨骼和牙齿的主要成分，并维持骨密度

图1-3 营养声称示例

量满足"钙来源""高钙"或"增加钙"等条件和要求后，才能标识"钙有助于骨骼和牙齿的发育"等功能声称用语。

（3）营养声称的要求和条件　使用含量声称或比较声称，必须满足表1-22所给出的能量或任一营养成分的含量要求，并符合其限制性条件。

表1-22　含量声称和比较声称的要求和条件

项目	声称方式	含量要求	限制性条件
能量	减少或减能量	与基准食品相比减少25%以上	基准食品应为消费者熟知的同类食品
	低能量	≤170kJ/100g（固体） ≤80kJ/100mL（液体）	其中脂肪提供的能量≤总能量的50%
	无或零能量	≤17kJ/100g（固体）或100mL（液体）	
蛋白质	低蛋白	来自蛋白质的能量≤总能量的5%	总能量指每100g或每份
	蛋白质来源或含有蛋白质或提供蛋白质	每100g的含量≥10% NRV 每100mL的含量≥5% NRV 或者每420kJ的含量≥5% NRV	—
	高或富含蛋白质或蛋白质丰富	"来源"的两倍以上	
脂肪	低脂肪	≤3g/100g（固体） ≤1.5g/100mL（液体）	—
	减少或减脂肪	与基准食品相比减少25%以上	基准食品的定义同上
	脱脂	液态奶和酸奶：脂肪含量≤0.5% 奶粉：脂肪含量≤1.5%	仅指乳品类

续表

项目	声称方式	含量要求	限制性条件
脂肪	零，无或不含脂肪	≤0.5g/100g（固体）或100mL（液体）	—
	低饱和脂肪	≤1.5g/100g（固体） ≤0.75g/100mL（液体）	1. 指饱和脂肪及反式脂肪的总和 2. 其提供的能量占食品总能量的10%以下
	零，无或不含饱和脂肪	≤0.1g/100g（固体）或100mL（液体）	指饱和脂肪及反式脂肪的总和
	零，无或不含反式脂肪	≤0.3g/100g（固体）或100mL（液体）	—
	瘦	脂肪含量≤10%	仅指畜肉类和禽肉类
胆固醇	减少或减胆固醇	与基准食品相比减少25%以上	基准食品的定义同上
	低胆固醇	≤20mg/100g（固体） ≤10mg/100mL（液体）	应同时符合低饱和脂肪的声称含量要求和限制性条件
	无或不含、零胆固醇	≤5mg/100g（固体）或100mL（液体）	
糖	减少或减糖	与基准食品相比减少25%以上	基准食品的定义同上
	低糖	≤5g/100g（固体）或100mL（液体）	—
	无或不含糖	≤0.5g/100g（固体）或100mL（液体）	—
钠	低钠	≤120mg/100g或100mL	符合"钠"声称的声称时，也可以用"盐"字替代"钠"字，如"低盐""减少盐"等
	无或不含、零钠	≤5mg/100g或100mL	
钙或其他矿物质	钙（××）来源 或含有钙（××）或提供钙（××）	每100g中≥15% NRV 每100mL中≥7.5% NRV 或每420kJ中≥5% NRV	—
	高或富含××或××的良好来源	"来源"的两倍以上	—
	增加、加，或减少、减××	与基准食品相比增加或减少25%以上	基准食品的定义同上
维生素	××来源 或含有×× 或提供××	每100g中≥15% NRV 每100mL中≥7.5% NRV 或者每420kJ中≥5% NRV	—
	高或富含××	"来源"的两倍以上	—
	增加、增，或减少、减××	与基准食品相比增加或减少25%以上	基准食品的定义同上
	多维	含量符合上述相应来源的含量要求	添加3种以上的维生素

续表

项目	声称方式	含量要求	限制性条件
膳食纤维	膳食纤维来源或含有膳食纤维	≥3g/100g（固体） ≥1.5g/100mL（液体）	膳食纤维总量符合其含量要求；或者可溶性膳食纤维、不溶性膳食纤维或单体成分任一项符合含量要求
	高或富含膳食纤维或良好来源	"来源"的两倍以上	
碳水化合物	增加、增，或减少、减	与基准食品相比增加或减少25%以上	基准食品的定义同上
	减少或减乳糖	与基准食品相比减少25%以上	仅指乳品类
	低乳糖	乳糖含量≤2g/100g（mL）	
	无乳糖	乳糖含量≤0.5g/100g（mL）	

注：使用每份食品的含量时也必须符合100g（mL）的含量规定

7．能量和营养成分功能声称标准用语

（1）能量

人体需要能量来维持生命活动。

机体的生长发育和一切活动都需要能量。

适当的能量可以保持良好的健康状况。

能量摄入过高、缺少运动与超重和肥胖有关。

（2）蛋白质

蛋白质是人体的主要构成物质并提供多种氨基酸。

蛋白质是人体生命活动中必需的重要物质，有助于组织的形成和生长。

蛋白质有助于构成或修复人体组织。

蛋白质有助于组织的形成和生长。

蛋白质是组织形成和生长的主要营养素。

（3）脂肪

脂肪提供高能量。

每日膳食中脂肪提供的能量比例不宜超过总能量的30%。

脂肪是人体的重要组成成分。

脂肪可辅助脂溶性维生素的吸收。

脂肪提供人体必需脂肪酸。

①饱和脂肪：

饱和脂肪可促进食品中胆固醇的吸收。

饱和脂肪摄入过多有害健康。

过多摄入饱和脂肪可使胆固醇增高，摄入量应少于每日总能量的10%。

②反式脂肪酸：

每天摄入反式脂肪酸不应超过2.2g，过多摄入有害健康。

反式脂肪酸摄入量应少于每日总能量的1%，过多摄入有害健康。

过多摄入反式脂肪酸可使血液胆固醇增高，从而增加心血管疾病发生的风险。

（4）胆固醇

成人一日膳食中胆固醇摄入总量不宜超过300mg。

（5）碳水化合物

碳水化合物是人类生存的基本物质和能量主要来源。

碳水化合物是人类能量的主要来源。

碳水化合物是血糖生成的主要来源。

膳食中碳水化合物应占能量的60%左右。

（6）膳食纤维

膳食纤维有助于维持正常的肠道功能。

膳食纤维是低能量物质。

（7）钠

钠能调节机体水分，维持酸碱平衡。

成人每日食盐的摄入量不超过5g。

钠摄入过高有害健康。

（8）维生素A

维生素A有助于维持暗视力。

维生素A有助于维持皮肤和黏膜健康。

（9）维生素D

维生素D可促进钙的吸收。

维生素D有助于骨骼和牙齿的健康。

维生素D有助于骨骼形成。

（10）维生素E

维生素E有抗氧化作用。

（11）维生素B_1

维生素B_1是能量代谢中不可缺少的成分。

维生素B_1有助于维持神经系统的正常生理功能。

（12）维生素B_2

维生素B_2有助于维持皮肤和黏膜健康。

维生素B_2是能量代谢中不可缺少的成分。

（13）维生素B_6

维生素B_6有助于蛋白质的代谢和利用。

（14）维生素B_{12}

维生素B_{12}有助于红细胞形成。

（15）维生素C

维生素C有助于维持皮肤和黏膜健康。

维生素C有助于维持骨骼、牙龈的健康。

维生素C可以促进铁的吸收。

维生素C有抗氧化作用。

（16）烟酸

烟酸有助于维持皮肤和黏膜健康。

烟酸是能量代谢中不可缺少的成分。

烟酸有助于维持神经系统的健康。

（17）叶酸

叶酸有助于胎儿大脑和神经系统的正常发育。

叶酸有助于红细胞形成。

叶酸有助于胎儿正常发育。

（18）泛酸

泛酸是能量代谢和组织形成的重要成分。

（19）钙

钙是人体骨骼和牙齿的主要组成成分，许多生理功能也需要钙的参与。

钙是骨骼和牙齿的主要成分，并维持骨密度。

钙有助于骨骼和牙齿的发育。

钙有助于骨骼和牙齿更坚固。

（20）镁

镁是能量代谢、组织形成和骨骼发育的重要成分。

（21）铁

铁是血红细胞形成的重要成分。

铁是血红细胞形成的必需元素。

铁对血红蛋白的产生是必需的。

（22）锌

锌是儿童生长发育的必需元素。

锌有助于改善食欲。

锌有助于皮肤健康。

（23）碘

碘是甲状腺发挥正常功能的元素。

> **拓展阅读**
>
> **鲜榨果汁更健康吗？**
>
> 在很多人眼中，每天喝一杯鲜榨果汁既健康又时尚，甚至用果汁来替代水果。但事实上，喝鲜榨果汁更容易让人发胖。
>
> 因为新鲜水果被榨汁的过程中，水果的细胞壁会被破坏，其中的果糖、葡萄糖等被释放出来，从原本的"禁锢"状态变成自由的游离状态，使这些糖在人体内的吸收率显著提高，更容易进入人体参与代谢。另外，水果被剧烈搅打后，其中的一些营养素会遭到破坏，如维生素C和类黄酮、花青素等抗氧化成分；完整的水果中有着丰富的膳食纤维，但榨汁以后会损失很大一部分膳食纤维，所以果汁的饱腹感也差很多。喝果汁的速度远大于吃水果的速度，而喝果汁所带来的饱腹感远远小于吃水果所带来的饱腹感。
>
> 要榨出一杯纯果汁，通常需要几百克水果，比如一杯橙汁需要3~5个橙子。而直接吃橙子，一般人吃一个就能感觉到饱腹和满足，热量和糖分摄入都比较少；换成橙汁后，相当于一口气吃好几个橙子，饱腹感差，热量和糖分都没少吃，更容易让人发胖。
>
> 《中国居民膳食指南（2022）》明确提出，每人每天需摄入200~350g的新鲜水果，果汁不能代替鲜果。

第四节　膳食中营养素的基本计算方法

一、有关营养素能量值的计算

食物中的能量来自三大营养素，分别是碳水化合物、脂肪和蛋白质，因此，含有这三种营养素的食品均含有能量。

碳水化合物中可以转变成能量的物质包括淀粉、蔗糖、葡萄糖、果糖、乳糖、麦芽糖等，也包括果葡糖浆、麦芽糖浆、葡萄糖浆和淀粉糖浆，它们的产热值是相同的。

脂肪当中含有能量的物质包括各种甘油酯，以及各种游离脂肪酸，无论饱和脂肪酸还是不饱和脂肪酸，无论它们对血脂有什么样的影响，被人体消化吸收之后，产生的能量是相同的。

1g脂肪/脂肪酸所含能量为9kcal。

1g淀粉/糖所含能量为4kcal。

1g蛋白质/氨基酸所含能量为4kcal。

计算食物所含的能量，可以利用以下公式计算：

能量（kcal）=碳水化合物克数×4 + 蛋白质克数×4 + 脂肪克数×9

例3

一包饼干净含量为400g，分为4个小包装，每份小包装为100g，其营养成分标注中，每100g含有碳水化合物59.0g，含蛋白质8.1g，含脂肪27.0g，如果吃一份小包装饼干会摄入多少能量？这包饼干的总能量是多少？

答：

1. 计算每100g饼干产生的能量

碳水化合物产生的能量=59.0×4=236（kcal）

蛋白质产生的能量=8.1×4=32.4（kcal）

脂肪产生的能量=27.0×9=243（kcal）

所以，一份小包装饼干的能量=236kcal+32.4kcal+243kcal=511.4kcal

2. 这包饼干的总能量=（511.4kcal÷100g）×400g=2045.6kcal

二、有关食物营养素的计算

对于水果、蔬菜、鱼虾类、贝类、带骨带皮的肉类等天然食物来说，在烹调和食用时要去掉皮、籽、老叶、壳、刺、骨等不可食用的部分，所以在计算营养素含量的时候要考虑可食部比例。食物中某种营养素的含量可以用下面这个公式进行计算，公式中的可食部比例和食物中营养素含量可以通过查询食物成分表而得到。

某种营养素含量=食物量（g）×可食部比例×食物中营养素含量（mg）/100（g）

例4

某人用苦瓜140g做蒜蓉苦瓜这道菜，查食物成分表，得知苦瓜的可食部为81%，每100g苦瓜含维生素C为56mg。计算这道菜中维生素C的含量为多少？（蒜蓉用量不计）

答：

维生素C的含量=140g×81%×56mg/100g=63.50mg

三、能量的营养素来源分布计算

在学习了食物的能量计算后，就可以计算能量的营养素来源分布，即碳水化合物、脂肪和蛋白质三种产能营养素提供的能量占总能量的比例，然后将该比例与推荐比例相对照可以了解膳食结构的合理性。

蛋白质的供能比=[（蛋白质摄入量×4）÷总能量]×100%

碳水化合物的供能比=[（碳水化合物摄入量×4）÷总能量]×100%

脂肪的供能比=[（脂肪摄入量×9）÷总能量]×100%

例5

经膳食调查，刘某（女，56岁）一天摄入的蛋白质为42.6g，脂肪为63.0g，碳水化合物为218.3g。计算蛋白质、脂肪、碳水化合物提供的能量占总能量的比例，并对结果进行评价。

答：

刘某膳食中三大营养素提供的能量分别为：

蛋白质=42.6×4=170.4（kcal）

脂肪=63.0×9=567（kcal）

碳水化合物=218.3×4=873.2（kcal）

全天总能量=170.4kcal+567kcal+873.2kcal=1610.6kcal

来源于蛋白质的能量比例=170.4kcal÷1610.6kcal×100%=10.6%

来源于脂肪的能量比例=567kcal÷1610.6kcal×100%=35.2%

来源于碳水化合物的能量比例=873.2kcal÷1610.6kcal×100%=54.2%

评价：根据《中国居民膳食营养素参考摄入量》（2023版）推荐的膳食能量来源比例，成年人膳食蛋白质提供的能量应占总能量的10%~20%，脂肪的能量占20%~30%，碳水化合物的能量占50%~65%。从计算结果来看，刘某一日膳食中来源于蛋白质的能量比例为10.6%，基本达到要求；来源于脂肪的能量比例为35.2%，明显超过标准；来源于碳水化合物的能量比例为54.2%，在标准范围之内。刘某属于中老年女性，因此应该减少脂肪的摄入量，适量提高蛋白质的摄入量。具体做法是少吃油多的菜，不吃油炸食品，动物性食物要选择脂肪含量低的品种，如鱼类、鸡肉、牛肉、牛奶、蛋类、豆制品等，并采用蒸、煮、炖等烹饪方法，少油少盐，避免肥胖。

四、有关三餐能量分布的计算

按照平衡膳食宝塔的要求，一日当中，早、中、晚餐的能量理想比例为30%：40%：

30%，可以根据这个比例来推算出每一餐的理想能量摄入数值。

如果某人平时有吃零食、喝饮料等习惯，则正餐的能量摄入量应当按照90%~95%来计算，留出5%~10%的能量作为零食、饮料和水果当中的能量。这时候，一日三餐的能量分配可以是25%、35%和30%，加上10%的零食中的能量。同理，如果有加餐，也要从正餐当中扣除一定的能量份额。

例6

某中年男教师，身高172cm，体重72kg，爱运动，每天需要能量2300kcal，请计算每天午餐所需要蛋白质的量。

答：考虑到该男教师经常有一定的运动锻炼，设三大营养素的产能比例为：蛋白质14%、脂肪26%、碳水化合物60%。则一天所需要的三大营养素摄入量为：

蛋白质=（2300×14%）÷4=80.5g

脂肪=（2300×26%）÷9=66.4g

碳水化合物=（2300×60%）÷4=345g

三餐能量分布的确定为：早、中、晚分别占30%、40%、30%。

则午餐需要的蛋白质为：80.5g×40%=32.2g

五、食物分量的计算

计算了食物中的能量和产能营养素之后，便可以从能量和蛋白质的供应要求来计算食物的分量。这是食谱设计中关键的一步，要求学生能够理解和掌握。在计算食物分量时，一本《食物成分表》是必备的。

例7

如果某女性的一日蛋白质供应量为65g。按照优质蛋白质为40%的比例，她应当怎样调配包括谷类、豆类、肉类、蔬菜、坚果在内的各大类食品呢？

答：

本题用到的公式为：

某食物供给量=该食物提供的蛋白质数量/每100g该食物含有蛋白质的数量

1. 计算非优质蛋白质的数量

非优质蛋白质包括谷类、蔬菜、坚果等，其中又以谷类为主。

非优质蛋白质=65g×（100%–40%）=39g

2. 设来自谷物的蛋白质占非优质蛋白质的80%，39g×80%即约等于31.2g。

3. 谷类食物的平均蛋白质含量按照8%计算（大米7.9%，小麦11.9%，玉米8%），则每日摄入谷类=31.2g÷（8g/100g）=390g，即每日供应约390g主食。

4. 其余非优质蛋白质总量约为39g-31.2g=7.8g

设：其中5.8g来自蔬菜，2g来自坚果。

按照蔬菜的蛋白质含量为1.2%，坚果的蛋白质含量为15%计算：

每日摄入蔬菜=5.8g÷（1.2g/100g）=483.3g

每日摄入坚果2g÷（15g/100g）=13g

5. 优质蛋白质的摄入量为65g×40%=26g

6. 豆类提供的蛋白质按优质蛋白质的30%计算，则26g×30%=7.8g

如果食用豆腐=7.8g÷9.2%=85g（查食物成分表，100g豆腐含蛋白质9.2g）

如果饮用豆浆=7.8g÷3%=260g（豆浆蛋白质含量按3%计算）

7. 其余优质蛋白质计26g-7.8g=18.2g（或26g×70%=18.2g）

按鸡肉蛋白质含量为20%计算，鸡肉=18.2g÷20%=91g

故而，该女性一日当中摄入的主要食物类别分量是：谷类主食390g、豆浆260g（或豆腐85g）、鸡肉91g、蔬菜483.3g、坚果13g。

六、计算法设计食谱的流程

（1）确定用餐对象全日能量的需要量。

（2）确定三大营养素全日应提供的能量。

（3）计算三大营养素的每日需要量。

（4）计算三大营养素的每餐需要量。

（5）主食品种和数量的确定：由于粮谷类是碳水化合物的主要来源，因此主食的品种、数量主要根据各类主食原料中碳水化合物的含量确定。

（6）副食品种及数量的确定。

①计算主食中含有的蛋白质的量。

②用一餐中应摄入的蛋白质的量减去主食和其他食物中蛋白质的量，即为副食应提供的蛋白质的量。

③设定副食中蛋白质的2/3由动物性食物提供，1/3由豆制品提供，据此可求出各自的蛋白质含量。

④计算动物性食物及豆制品的供给量。

（7）确定蔬菜的品种和数量。

（8）确定油脂的量。

例8

设计一个高中生的一日带量食谱（男，16岁，175cm，68kg，正常学习生活，无特殊锻炼，身体健康无疾病。对虾蟹贝类曾有过敏，不吃动物内脏和猪肉）。

答：

一、食谱对象分析

1. 该生年龄为16岁，男性，处于青春发育期。身高175cm，体重68kg，处于正常范围，身体健康无疾病，营养目标可以查DRIs来确定。

2. 该生为高中生，学习任务比较紧张，餐次定为三餐，由于下午上课时间较长，增加一次下午点，晚上做作业到很晚，可在晚上9点加夜宵。三餐能量比：早餐25%，午餐30%，晚餐30%，下午点和夜宵15%。

3. 考虑到家庭经济状况，整日膳食成本需在16元之内。

4. 食谱为清淡鲜美口味。该生对虾蟹贝类曾有过敏，不吃动物内脏和猪肉，对一般淡水鱼类、肉类、蛋类和豆制品可接受。

二、设计过程

1. 确定全日能量的需要量

查《中国居民膳食营养素参考摄入量》（2023版）得知16岁男性（中等强度身体活动）总能量需要量为2950kcal。

2. 确定三大营养素的每日需要量

该生正处于生长发育旺盛时期，三大营养素比例设为：碳水化合物57%，脂肪28%，蛋白质15%。

蛋白质供给量=（2950×15%）÷4=110.6g

脂肪供给量=（2950×28%）÷9=91.8g

碳水化合物供给量=（2950×57%）÷4=420.4g

3. 计算三大营养素的每餐需要量

按照早餐、午餐、晚餐、加餐比例为25%：30%：30%：15%的比例来计算，三大营养素的早餐供给量为：

早餐蛋白质=110.6g×25%=27.65g

早餐脂肪=91.8g×25%=23.0g

早餐碳水化合物=420.4g×25%=105.1g

午餐和晚餐的三大营养素供给量为：

蛋白质=110.6g×30%=33.2g

脂肪=91.8g×30%=27.5g

碳水化合物=420.4g×30%=126.1g

4. 确定主食品种及数量

先初步设计一个食谱,见表1-23。

表1-23　高中生一日食谱初步设计

餐次	食物
早餐	全麦面包、牛奶麦片、煮鸡蛋、苹果
午餐	米饭、青椒洋葱炒牛肉、凉拌木耳菠菜豆腐丝
下午点	核桃、橙子
晚餐	馒头、玉米粥、番茄豆腐、红烧带鱼、拌油麦菜
夜宵	饼干、酸奶

(1) 早餐主食的数量

某种主食的供给量可以按照下列公式计算:

某食物供给量=该食物提供的碳水化合物数量/每100g该食物含有碳水化合物数量

(公式分母中每100g食物含有碳水化合物数量可以查询食物成分表得知)

从食谱得知,早餐提供碳水化合物的食物为牛奶麦片和全麦面包。由计算得知,早餐碳水化合物的供应量为105.1g。

其中,牛奶250g可提供碳水化合物=250g×4.9%=12.3g(查食物成分表,100g牛奶含碳水化合物4.9g)

所以,麦片和全麦面包所提供的碳水化合物为:

早餐碳水化合物数量-250g牛奶提供的碳水化合物=105.1g-12.3g=92.8g

设麦片产生的碳水化合物占其中的30%,全麦面包产生的碳水化合物占其中的70%,需麦片=92.8g×30%÷68.8%=40.5g(按食品营养标签,100g某品牌纯麦片含碳水化合物68.8g)

需全麦面包=92.8g×70%÷50.2%=129.4g(按食品营养标签,100g某品牌全麦面包含碳水化合物50.2g)

(2) 午餐主食的数量

从食谱得知,午餐提供碳水化合物的食物为米饭。由计算得知,中餐碳水化合物的供应量为126.1g。

午餐所需大米质量:126.1g÷77.2%=163.3g(查食物成分表,100g大米含碳水化合物77.2%)

(3) 晚餐主食的数量

从食谱得知,晚餐提供碳水化合物的食物为馒头、玉米粥。由计算得知,晚餐碳水化合物的供应量为126.1g,设其中80%由馒头提供,20%由玉米粥提供。

晚餐所需馒头126.1g×80%÷47%=214.6g(查食物成分表,100g馒头含碳水化合物47g)

所需玉米糁126.1g×20%÷78.7%=32.0g（查食物成分表，100g玉米糁含碳水化合物78.7g）

5. 确定副食品种及数量

副食中，植物性原料除豆类外，一般蛋白质含量都比较低。按照中国居民平衡膳食宝塔的推荐，每日应供应蔬菜500g，品种为4~6种，其中一半来自深绿色叶菜，一半来自其他蔬菜。蔬菜的蛋白质含量均不高，按照平均1.2%来计算。

副食提供的蛋白质量=蛋白质供应量-主食提供的蛋白质-蔬菜提供的蛋白质

（1）午餐副食的数量

从食谱得知，午餐副食为青椒洋葱炒牛肉、凉拌木耳菠菜豆腐丝。由计算得知，午餐蛋白质的供应量为33.2g，设午餐供应蔬菜300g。

163.3g大米含蛋白质=163.3g×7.9%=12.9g（查食物成分表，100g大米含蛋白质7.9g）

300g蔬菜含蛋白质=300g×1.2%=3.6g

所以，还需要从其他蛋白质食品中供应的数量为33.2g-3.6g-12.9g=16.7g

16.7g蛋白质分别由牛肉和豆腐丝来提供，各自所占比例为70%和30%，

需要牛肉16.7g×70%÷22.3%=52.4g（查食物成分表，100g牛肉含蛋白质22.3g）

需要豆腐丝16.7g×30%÷21.5%=23.3g（查食物成分表，100g豆腐丝含蛋白质21.5g）

（2）晚餐副食的数量

从食谱得知，晚餐副食为番茄豆腐、红烧带鱼、拌油麦菜。由计算得知，晚餐蛋白质的供应量为33.2g，设晚餐供应蔬菜200g。

晚餐主食含蛋白质=214.6g×7.8%+32.0g×7.4%=19.3g（查食物成分表，100g馒头含蛋白质7.8g，100g玉米糁含蛋白质7.4g）

200g蔬菜含蛋白质=200g×1.2%=2.4g

所以，还需要从其他蛋白质食品中供应的数量为33.2g-19.3g-2.4g=11.5g

11.5g蛋白质分别由带鱼和豆腐来提供，各自所占比例为70%和30%，

需要带鱼11.5g×70%÷17.7%=45.5g（查食物成分表，100g带鱼含蛋白质17.7g）

需要豆腐11.5g×30%÷5.7%=60.5g（查食物成分表，100g豆腐（南豆腐）含蛋白质5.7g）

6. 确定油脂的数量

绝大多数菜肴需要加油烹调，而烹调油脂的加入量差异很大。按照中国居民平衡膳食宝塔的要求，每人每日烹调油的用量为25~30g，这意味着不能每道菜都做成炒菜，更不能放油太多。但30g的限量并不是绝对的，在按照供能比例确定一日脂肪总量以后，烹调油的数量应当与食物中的脂肪含量相平衡，如果原料中脂肪含量较高，则应当降低烹调油的用量，反之，则可以增加烹调油的用量。

该生处于青春期，无疾病，因此烹调油可以用30g，由于早餐不含烹调油，午餐和晚餐各用10~15g油脂。

经过计算，该高中生一日带量食谱见表1-24。

表1-24 高中生一日带量食谱

餐次	食物	原料	重量/g
早餐	全麦面包	全麦面包	129.4
	牛奶麦片	牛奶	250
		麦片	40.5
	煮鸡蛋	鸡蛋	60
午餐	米饭	大米	163.3
	青椒洋葱炒牛肉	牛肉	52.4
		青椒	50
		洋葱	100
		食用油	8
	凉拌木耳菠菜豆腐丝	水发木耳	10
		菠菜	150
		豆腐丝	23.3
		芝麻油	5
下午点	核桃、橙子	橙子1个、核桃20g	—
晚餐	馒头	馒头	214.6
	玉米粥	玉米糁	32
	番茄豆腐	番茄	50
		豆腐	60.5
		食用油	5
	红烧带鱼	带鱼（可食部）	45.5
		食用油	8
	拌油麦菜	油麦菜	150
		芝麻油	3
夜宵	饼干	饼干	20
	酸奶	酸奶	120

第五节　食谱的评价与调整

设计出营养食谱后，还应该对食谱进行评价，确定编制的食谱是否科学合理。如有不妥之处，应调整食物的种类和数量，直至达到要求。食谱的评价包括定性评价和定量评价两个部分。

一、定性评价要点

（1）食谱中所含的食物类别是否齐全？食物种类是否多样化？
（2）主食中是否纳入了粗粮、薯类或淀粉豆类？
（3）是否用豆制品、水产品替代了部分肉类？
（4）是否有乳制品？如果没有，是否有足够的豆制品和绿叶蔬菜来供应钙？
（5）蔬菜中是否有200g以上深色蔬菜，蔬菜颜色是否多样？
（6）动物性食品是否考虑到了选择低脂食材？
（7）烹调方法是否合理？油脂是否过多？
（8）是否摄入了过多甜食和甜饮料？
（9）食物的成本和可接受性是否符合要求？
（10）是否考虑到了食用者的禁忌食物和口味要求？

二、定量评价指标

（1）一日中的能量供应是否合理？
（2）三餐的能量分配是否合理？早餐是否保证了能量和蛋白质的供应？
（3）三大营养素的供能比例是否合理？
（4）优质蛋白质占总蛋白质的比例是否适当？
（5）主要营养素的摄入量是否达到营养目标的90%以上？是否超过可耐受最高摄入量？

三、评价食谱的步骤

1．计算食谱中各种营养素的摄入量
（1）按类别将食物归类排序，并列出每种食物的数量。
（2）从食物成分表中查出每100g食物的能量以及所含营养素的量，计算食谱中各种食物所含能量和营养素的公式为：
食物中某营养素的含量=食物量（g）×可食部比例×100g食物中能量或营养素含量/100
（3）合计所有食物的能量及营养素含量。
（4）将计算结果与《中国居民膳食营养素参考摄入量》（2023版）中同年龄、同性别人群的水平比较，进行评价。

2．计算能量、蛋白质、脂肪、碳水化合物的食物来源分布
（1）分别计算三大产能营养素供能占总能量的比例。
（2）计算优质蛋白质的量以及所占蛋白质总量的比例。

（3）将计算结果与《中国居民膳食营养素参考摄入量》（2023版）推荐的膳食能量来源比例，即成年人膳食蛋白质提供的能量应占总能量的10%~20%，脂肪提供的能量占20%~30%，碳水化合物提供的能量占50%~65%，以及优质蛋白质的摄入占总蛋白质的30%~40%等标准进行比较、评价。

3．计算三餐提供能量占全天总能量比例

（1）将三餐中所有食物提供的能量分别按餐次累计相加，得到每餐摄入的能量，然后除以全天摄入的总能量，得到每餐提供能量占全天总能量的比例。

（2）将计算结果与膳食指南的要求（早餐占30%，午餐占40%，晚餐占30%）进行比较并评价。

4．膳食模式分析

将各类食物摄入量与平衡膳食宝塔建议的膳食参考摄入量比较，并进行评价。

例9

表1-25为一个11岁男生的一日食谱，请对食谱进行评价。

表1-25　某11岁男生一日食谱

餐次	食物	原料	重量/g
早餐	面包	面粉	150
	煮火腿	火腿	25
	牛奶	牛奶	250
	苹果	苹果	100
午餐	馒头	面粉	150
	香干炒芹菜	香干	30
		芹菜	100
		植物油	5
	青椒炒肉片	青椒	100
		瘦猪肉	45
		植物油	5
晚餐	米饭	大米	125
	番茄炒鸡蛋	番茄	125
		鸡蛋	60
		植物油	5
	韭菜豆腐汤	韭菜	25
		南豆腐	30
		植物油	3

答:

1. 按食物类别将食物归类排序,看看食物种类是否齐全,见表1-26。

表1-26　该11岁男生一日食谱中的食物种类及重量

食物类别	原料及重量/g	总计/g
谷薯类	面粉150、面粉150、大米125	425
禽畜肉及鱼类	火腿25、瘦猪肉45	70
豆类及其制品	香干30、南豆腐30	相当于20g大豆
奶类	牛奶250	250
蛋类	鸡蛋60	60
蔬菜	青椒100、芹菜100、番茄125、韭菜25	350
水果	苹果100	100
纯能量食物	植物油18	18

2. 食物所含营养素的计算:

首先,从食物成分表中查出各种食物每100 g的能量及各种营养素的含量,然后计算食谱中各种食物所含能量和营养素的量。

以计算150g面粉中所含的营养素为例。从食物成分表查出每100g面粉的营养素含量见表1-27。

表1-27　100g面粉所含的食物成分

食物	可食部	能量/kcal	蛋白质/g	脂肪/g	碳水化合物/g	维生素A/μg RAE	维生素B_1/mg	维生素C/mg	钙/mg	铁/mg
面粉	100%	359	12.4	1.7	74.1	—	0.20	—	28	1.4

所以,150g面粉(标准粉)可提供:

能量=359kcal×150g÷100g=538.5kcal

蛋白质=12.4g×150g÷100g=18.6g

脂肪=1.7g×150g÷100g=2.55g

碳水化合物=74.1g×150g÷100g=111.1g

维生素B_1=0.2mg×150g÷100g=0.3mg

钙=28mg×150g÷100g=42.0mg

铁=1.4mg×150g÷100g=2.1mg

其他食物计算方法和过程与此类似。计算出所有食物分别提供的营养素含量，累计相加，就得到该食谱提供的能量和营养素。见表1-28。

表1-28 该11岁男生一日食谱提供的能量及营养素的量

食物	数量/g	食部/%	能量/kcal	蛋白质/g	脂肪/g	碳水化合物/g	维生素A/μg RAE	维生素B₁/mg	维生素C/mg	钙/mg	铁/mg
面粉	150	100	538.5	18.6	2.55	111.1	—	0.3	—	42.0	2.1
火腿	25	100	79.5	4.1	7	0.025	5	0.13	—	2.25	0.53
牛奶	250	100	162.5	8.25	9	12.25	135	0.075	—	267.5	0.75
苹果	100	100	53	0.4	0.2	13.7	4	0.02	3.0	4	0.3
合计	—	—	833.5	31.35	18.75	137.1	144	0.52	3.0	315.8	2.68
面粉	150	100	538.5	18.6	2.55	111.1	—	0.3	0	42.0	2.1
香干	30	100	45.6	4.74	2.34	1.53	—	0.01	—	89.7	1.71
芹菜	100	100	13	0.4	0.2	3.1	2.0	0.01	2.0	15	0.2
青椒	100	100	22	0.8	0.3	5.2	8	0.02	59	11	0.3
瘦猪肉	45	100	64.3	9.1	2.79	0.675	19.8	0.243	—	2.7	1.35
植物油	10	100	89.9	—	9.99	—	—	—	—	—	—
合计	—	—	773.3	33.6	18.2	121.6	29.8	0.58	61	160.4	5.66
大米	125	100	432.5	9.88	1.125	96.5	—	0.188	—	10	1.38
番茄	125	100	17.5	0.75	0.125	4	55	0.063	10	18.7	0.5
鸡蛋	60	87	72.56	6.84	4.5	1.25	133.1	0.05	—	29.2	0.84
韭菜	25	100	6.25	0.6	0.1	1.13	33.25	—	0.5	11	0.175
南豆腐	30	100	26.1	1.71	1.74	1.17	—	0.018	—	33.9	0.36
植物油	8	100	71.92	—	7.99	—	—	—	—	—	—
合计	—	—	626.8	19.78	15.58	104.1	221.35	0.32	10.5	102.8	3.26
总计			2233.6	84.7	52.5	362.8	395.2	1.4	74.5	579.0	11.6

3. 评价营养素含量

将计算结果与中国营养学会制定的《中国居民膳食营养素参考摄入量》（2023版）中同年龄、同性别人群的水平比较（本例为11岁男生，中等强度身体活动水平）。进行评价，如表1-29所示。

表1-29 膳食营养素摄入量评价表

	能量/kcal	蛋白质/g	脂肪/g	维生素A/µg RAE	维生素B₁/mg	维生素C/mg	钙/mg	铁/mg
摄入量	2233.6	84.7	52.5	395.2	1.4	74.5	579.0	11.6
RNI	2200	55	65.3	560	1.1	75	1000	16
摄入量/RNI（%）	101.5	154.0	80.4	70.6	127.3	99.3	57.9	72.5

参考11岁男生在《中国居民膳食营养素参考摄入量》（2023版）中的RNI或AI数值，该食谱提供的能量基本满足需求，脂肪的摄入略有不足、维生素A、维生素C、钙、铁均不足。

三大营养素的供能比例：

蛋白质提供能量占总能量的比例=84.7×4÷2233.6×100%=15.2%

脂肪提供能量占总能量的比例=52.5×9÷2233.6×100%=21.2%

碳水化合物提供能量占总能量的比例=1−15.2%−21.2%=63.6%

根据DRIs（2023版）蛋白质、脂肪、碳水化合物适宜的供能比例分别为：10%~20%、20%~30%、50%~65%。该食谱的蛋白质摄入量适宜，脂肪的比例略低，碳水化合物的比例略高。

4. 动物性及豆类蛋白质占蛋白质总量的比例

将来自动物性食物及豆类食物的蛋白质累计相加，本例结果为35g，食谱中蛋白质总量含量为84.7g，可以算得：

动物性及豆类蛋白质占蛋白质总量的比例=35÷84.7×100%=41.3%

优质蛋白质占蛋白质总量的比例超过1/3，接近一半，可以认为优质蛋白质的供应量比较适宜。

5. 三餐能量占全天摄入总能量的比例

将早、中、晚三餐的所有食物提供的能量分别按餐次累计相加，得到每餐摄入的能量，然后除以全天摄入的总能量，得到每餐提供能量占全天总能量的比例：

早餐：833.5kcal÷2233.6kcal×100%=37.3%

午餐：773.3kcal÷2233.6kcal×100%=34.6%

晚餐：626.8kcal÷2233.6kcal×100%=28.1%

通过计算得知，三餐能量分配不太合理，合理的比例应为30%、40%、30%。应该适当减少早餐的能量，适量增加中餐和晚餐的能量摄入。

6. 总评价

总的来看，该食谱中部分营养素数量不足，设计存在一些问题，需要进行一些调整。

食谱虽然五大类食物种类齐全，但品种比较少，如主食中缺少粗杂粮、薯类，肉类也比较单一，主要为猪肉，水果的数量也较少。

建议：适量减少主食，并纳入全谷物、薯类或淀粉类，每周适量增加鱼类、禽类等，脂肪摄入量的不足可以增加一些坚果的摄入来弥补，每周增加2次粗粮摄入。钙摄入量的不足可以增加奶制品及绿叶蔬菜的摄入；维生素A和铁的摄入量不足可通过每周补充1次动物肝脏来弥补，同时搭配富含维生素C的蔬菜水果，如绿叶蔬菜、柑橘类水果等。

· 本章小结 ·

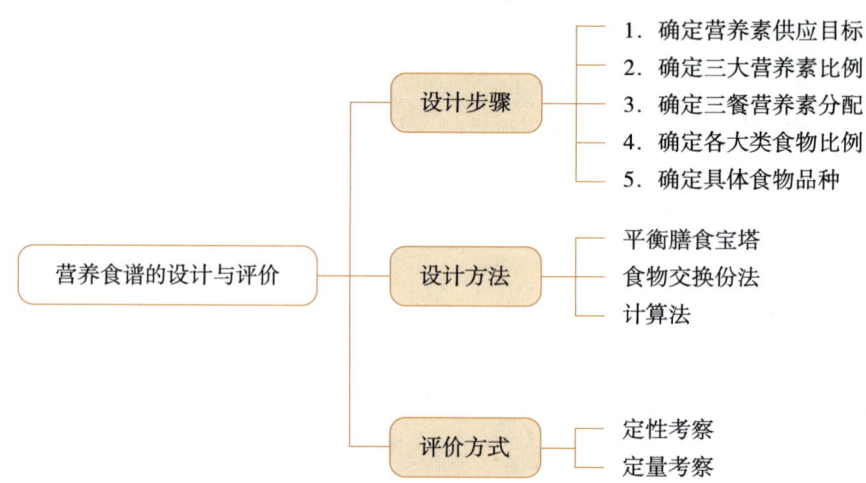

· 本章参考阅读 ·

1. 中国居民膳食指南（2022）
2. "健康中国2030"规划纲要
3. 中国居民膳食营养素参考摄入量（2023版）

· 本章练习题 ·

扫描二维码获取
本章练习题

第二章 各类健康人群的营养与配餐设计

CHAPTER 2

学习目标

- **知识目标**
  1. 了解不同生命周期人群的生理特点和营养需求。
  2. 熟悉不同生命周期人群的膳食指南和平衡膳食宝塔的内容。
  3. 熟练掌握不同生命周期人群的营养配餐原则和食谱编制方法。

- **能力目标**
  1. 具有设计各类健康人群营养食谱的能力。
  2. 能进行各类健康人群的膳食咨询和指导。
  3. 具有制作营养餐的能力。

- **素质目标**
  1. 通过讲解国家重点关注人群的营养健康需求，培养学生的爱国意识，增强使命感和社会责任感。
  2. 强化个人健康责任，倡导学生形成自主自律的健康生活方式。
  3. 培养学生的团队合作意识和沟通能力。

引导案例

抗战老兵方队营养饮食"解密"

2015年9月3日，中国人民抗日战争暨世界反法西斯战争胜利70周年纪念大会的受阅方队中，一支300余位老人组成的特殊方队——抗战老兵乘车方队，令所有观众感动并投以敬意。这些抗战老同志平均年龄90多岁，又多有慢性病，体力和精力往往难以承受长时间的活动安排,必须提供针对性的营养保健服务。那么,这些老人在准备受阅前的饮食营养是如何保障的?北京军区总医院高干病房营养配餐师于仁文老师是这支特殊受阅方队的指定营养师,他来为大家进行"解密"。

一、制订饮食原则 共性个性兼顾

在准备赴京受阅前一个月,抗战老同志的体检报告等健康信息已汇总到北京军区总医院。进入驻地前,于仁文老师将321名受阅老同志的营养指导方案整理完毕,为每位老同志制订出了共性的膳食原则和个性化的指导方案。

随着抗战受阅老同志开始陆续入住驻地,于仁文和医疗组专家一起巡房随诊,进行营养指导与咨询,在老同志进餐时进行餐厅巡视、引导就餐,每日及时进行营养方案总结和调整,与驻地餐饮部协调落实膳食方案。在老同志进餐时,在餐厅陪同老同志选餐,现场及时发现问题,并在每餐之后与餐饮部经理和厨师长进行协调,对老同志非常喜欢的饭菜进行记录,对不受欢迎的饭菜进行分析和调整保障方案。

为抗战老同志制定的共性膳食原则:第一是饮食安全;第二是满足老年营养需要;第三是根据存在的一些慢性病和营养问题,进行临床营养膳食的配合;第四是在满足营养需要的基础上,尊重个人的饮食口味习惯。

基于这些膳食原则,提出了如下的膳食菜谱和烹调要求:

(1)所有食物保证软、烂、淡、热;供餐配餐采用自助餐形式。

(2)早中晚三餐都有2种热粥、2种热汤、6种主食,其中有4种是发面主食;每餐需要有4种杂粮或薯类食物。每餐必须有软烂的面条、馄饨、饺子。

(3)所有肉类菜肴不能带骨头,所有鱼类菜肴不允许有鱼刺;每餐配有鸡蛋羹。

(4)每餐保证有6种以上口味的菜肴,肉类菜肴3~4种,豆制品或菌藻类菜肴1种、新鲜蔬菜菜肴4种,其中必须有2种是深绿色蔬菜。

(5)每餐有奶类、豆制品等优质蛋白和钙质丰富的食物,以满足老人骨质疏松饮食的营养需求。

(6)每餐有新鲜水果,所有水果保持常温,上餐桌前不允许入冰箱。

在执行膳食原则前提下,照顾个人的饮食习惯。例如抗战老兵田老习惯每天喝薏米粥,营养师认为这对于少食多餐、平稳血糖、提供膳食纤维是不错的选择,经与餐饮部协调,每天下午三点将熬制好的薏米粥送到房间。一些来自广西、海南的老同志喜欢吃当地口味的米粉米线,不习惯吃驻地制作的主食,导致主食摄入量减少,能量不足,营养保障部门就专门为他们做南方风味的米粉米线。

二、对患慢性病老人进行营养指导和营养干预

据于仁文老师介绍,在抗战老同志中存在一些慢性病和营养不良的问题,并且对膳食营养存在一些认知误区。如吉老患有糖尿病,血压也偏高,对饮食顾虑很多,

对糖尿病患者能不能吃南瓜、馒头、米饭等食物，尤其纠结。于仁文用通俗的语言告诉吉老，糖尿病患者的膳食原则是什么食物都可以吃，什么食物都不能过量吃，要学会替代选择。南瓜的糖类含量是8%，馒头的糖类含量是48%，米饭的糖类含量是24%，如果你已经吃了二两馒头，再加上一大块南瓜，当然不利于餐后血糖的控制，但是如果少吃一两馒头，以一块二三两重的蒸南瓜替代，不仅热量不会超标，还有利于血糖的控制。到进餐的时间，营养师引导吉老取餐，强化这些糖尿病饮食细节的教育指导，既打消了老人什么也不敢吃的顾虑，也教会了她自主选择配餐。令吉老纠结的还有不敢喝汤类食物，因为里面多有淀粉勾芡。营养师建议厨房采用富含膳食纤维而无淀粉的魔芋粉稀释后做汤勾芡，既解决了汤的口感，又有平稳血糖的作用，使老人安心食用。经过几天科学的糖尿病饮食辅导与调整，吉老的餐后血糖值从之前的18.9降到了9.8。

　　一些老人由于咀嚼、消化能力下降或过于追求清淡饮食，出现了蛋白质营养不良或贫血问题。来自海南的林老，饮食过于简单，碳水化合物、蛋白质、脂肪、矿物质和维生素以及膳食纤维都严重不足，他的蛋白质摄入量还不足老年男性蛋白质推荐量的50%。于仁文为林老制订了个性化的膳食营养方案：每天保证500g牛奶、吃2个鸡蛋、200g水果、50g鱼肉、50g猪肉、尽量多吃蔬菜。与餐饮部协调，单独为老人每天煲汤、炒鸡蛋，并每天饮用一定量的营养补充剂，以改善营养不良。林老积极配合营养治疗，在十余天的时间里，身体状况得到明显改善。

　　体检中发现了9位血色素低的老同志，餐饮部为这些老人单独开小灶，晚餐做富含血红素铁和优质蛋白的洋葱木耳炒鸭血或木耳鸭血汤，9位老人的贫血现象得到了改善，并注意到不能一味地忌食动物性食物，要适当食用富含优质蛋白的饮食。

　　于仁文老师介绍说，通过巡访抗战老同志的饮食和生活发现，80%～90%的老同志都不挑食，食物多样、不过量，心态平和、知足常乐，有散步、打太极拳或舞剑、游泳等运动习惯。

　　生命的发生、发展及衰老是一个连续的过程，人类生命周期按时间顺序可分为婴幼儿期、儿童青少年期、成年期和老年期。不同年龄、性别、生理状态的个体或人群其生理特点和营养需要也不同，在膳食方面需作出必要的调整和补充，以满足其营养需要，并起到促进健康，预防营养性疾病的发生的作用。老年人慢性病高发、学龄儿童营养不良和超重肥胖率上升并存是当前我国公共健康领域两项非常突出的问题，因此，建设健康中国，实现全民健康，必须面向全人群、覆盖全生命周期，针对生命不同阶段的主要健康问题及主要影响因素进行营养指导和干预，从而达成从胎儿到生命终点的全程健康服务和健康保障。

第一节　备孕妇女的营养与膳食配餐

备孕是指育龄夫妇有计划地怀孕并对优孕进行必要的前期准备，是优孕与优生优育的重要前提。备孕妇女的营养状况直接关系着孕育和哺育新生命的质量，并对妇女及其下一代的健康产生长期影响。妇女怀孕前体成分不合理、身体营养物质储备少、贫血、缺乏叶酸、缺碘等均会给妊娠期的胎儿发育带来隐患，增加宫内发育迟缓、低出生体重儿和早产儿的概率，甚至增加婴儿期贫血、出生畸形和智力发育受损等风险。为保证成功妊娠、提高生育质量、预防不良妊娠结局，夫妻双方都应做好充分的孕前准备。

健康的身体状况、合理膳食、均衡营养是孕育新生命必需的物质基础。备孕夫妇应该做好以下准备。

1. 开始规律的生活

夫妻双方在孕前半年就要开始有规律的生活。规律的生活包括早睡早起、避免熬夜，保证充足睡眠，三餐定时定量，保持好心情，减轻精神压力；戒烟戒酒，并远离吸烟环境，避免烟草及酒精对胚胎的危害，烟和酒都会影响精子和卵子的质量，也影响受精卵的着床。男性饮酒不仅会降低精子的数量和质量，酗酒后生育的孩子还有较大风险出现畸形。女性饮酒会降低受孕率，增加自然流产率、死胎率和胚胎发育异常的风险。

对于备孕的女性来说，还要多做健身运动，增加运动能提高体能，改善心肺功能和耐力，增强肌肉力量，而且还能减轻压力，愉悦心情，这样不仅会有更好的生育能力，而且妊娠期很少出现危险情况，生产的时候也更加顺利。做运动时，最好能够多在室外活动，充分接触阳光，阳光能给身体带来维生素D，不仅能促进钙的吸收，有利于预防糖尿病，还能提高身体的免疫力。

2. 调整体重至正常范围

孕前体重与新生儿出生体重、婴儿死亡率以及妊娠期并发症等不良妊娠结局有密切关系。低体重或肥胖的育龄妇女是发生不良妊娠结局的高危人群，低体重或肥胖备孕妇女宜通过平衡膳食和适量运动来调整体重，使BMI达到18.5~23.9，并维持适宜体重，以在最佳的生理状态下孕育新生命。

（1）低体重（BMI<18.5）　可通过适当增加食物量和规律运动来增加体重，每天可有1~2次的加餐，如每天增加牛奶200g，坚果10~20g。

（2）肥胖（BMI>28.0）　应改变不健康饮食行为，减慢进食速度，避免过量进食，减少高能量、高脂肪、高糖食物的摄入，多选择低血糖生成指数（GI）、富含膳食纤维、营养素密度高的食物，在控制总能量的前提下满足机体的营养需要，并通过运动消耗多余的身体脂肪，每天主动进行30~90min中等强度及以上的运动。

3. 进行全身健康体检，积极治疗相关炎症疾病，避免带病怀孕

准备怀孕的妇女应接受健康体检及膳食和生活方式指导，使健康与营养状况尽可能达到最佳后再怀孕。健康体检要特别关注感染性疾病（如牙周病）以及血红蛋白、血浆叶酸、尿碘等反映营养状况的指标检测，目的是避免相关炎症及营养素缺乏对受孕成功和妊娠结局的不良影响。

育龄妇女是铁缺乏和缺铁性贫血患病率较高的人群，怀孕前如果缺铁，可导致早产、胎儿生长受限、新生儿低出生体重以及妊娠期缺铁性贫血，铁缺乏或缺铁性贫血者应纠正贫血后再怀孕。因为怀孕时母体血液要供应两个人的氧气，血红细胞往往会不够用，孕后期还要为新生儿储备出生后6个月要用的铁，并预备母体分娩时的失血损失，身体的铁需求远远高于怀孕前，所以很多平日体检正常的女性也可能发生妊娠期贫血问题。备孕妇女要多吃铁含量丰富的食物，动物血、肝脏及红肉中铁含量及铁的吸收率均较高，一日三餐中应该有瘦畜肉50~100g，每周1次动物血或畜禽肝肾25~50g。在摄入富含铁的畜肉或动物血和肝脏时，应同时摄入含维生素C较多的蔬菜和水果，以提高膳食铁的吸收与利用。

4. 孕前3个月开始补充叶酸和碘

叶酸缺乏可影响胚胎细胞增殖、分化，增加神经管畸形及流产的风险，备孕妇女应从准备怀孕前3个月开始每天补充400μg叶酸，并持续整个妊娠期。

碘是合成甲状腺激素不可缺少的微量元素，为避免妊娠期碘缺乏对胎儿智力和体格发育产生的不良影响，备孕妇女除选用碘盐外，还应每周摄入1次富含碘的海产品。

5. 远离不健康食品

妇女在备孕期间就要远离加工食品、嗜好性食品和油腻食品，少喝咖啡、奶茶和碳酸饮料，尽量不吃烧烤食品和各种腌制品，如香肠、腊肉、咸鱼等，因为这些食品中可能含有致癌物。加工食品尽量少吃，其中不仅油、盐、糖含量高，营养价值低，而且含有多种添加剂，有的还含有反式脂肪酸，均有可能干扰胎儿正常发育。各种咸菜、过咸的食物、油腻浓味的菜肴也要少吃，因为盐分过高可能造成妊娠期的浮肿，增加妊娠高血压风险。

6. 提高三餐的饮食质量

每天要保证吃一定量的主食，其中一半是粗粮杂粮，多吃粗粮能供应更多的B族维生素和维生素E，对于受孕和哺乳都是有好处的；还要多吃各种各样的蔬菜，特别是绿叶蔬菜，绿叶蔬菜不仅富含叶酸，还能补充多种矿物质和维生素，颜色越浓绿的蔬菜，叶酸含量就越高。国外有研究证明，多吃绿叶蔬菜的母亲所产婴儿大脑发育状况更好。每天吃一个鸡蛋，蛋黄中的卵磷脂、维生素B_{12}和少量的ω-3脂肪酸对胎儿的智力发育很有帮助，此外还可以适量吃豆制品、鱼、肉类。零食选择酸奶、水果和坚果，颜色鲜艳的水果能提供各种抗氧化成分，坚果中的矿物质，如钾、钙、镁含量都比较高，也是维生素E的良好来源，不饱和脂肪酸对人体健康非常有益；酸奶容易消化吸收，其中钙的含量高也容易被人体利用，还是B族维生素和维生素A的重要来源。

备孕妇女每日的膳食组成可参照图2-1。

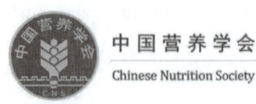
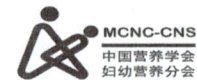
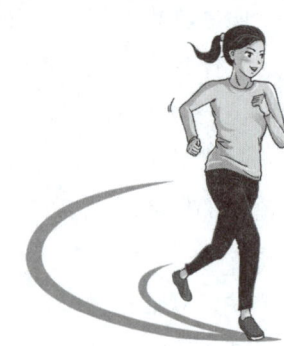
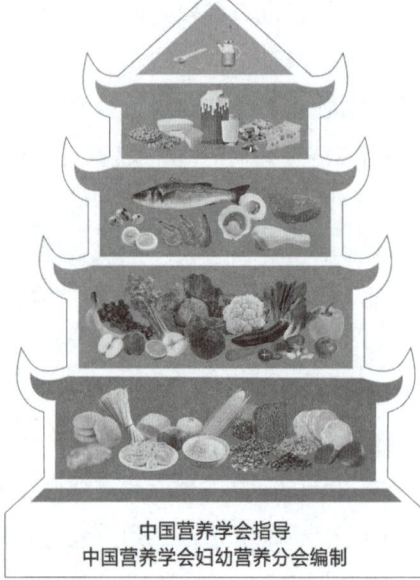

图2-1　中国备孕妇女平衡膳食宝塔

第二节　孕妇的营养与膳食配餐

生命早期1000d是指从女性怀孕的胎儿期（280d）到宝宝出生之后的2岁（720d），这1000d被世界卫生组织定义为一个人生长发育的"机遇窗口期"。这是决定人一生健康的关键时期，主要体现在生命早期1000d的良好营养是胚胎和婴幼儿体格生长和脑发育的基础，不仅影响终身体能和神经、心理潜能的发挥，而且可降低成年后患肥胖、高血压、冠心病和糖尿病等慢性疾病的风险，以及纠正营养不良的代际传递。妊娠期作为1000d机遇窗口期的起始阶段，其营养状况的优劣对胎儿生长发育直至成年后的健康将产生至关重要的影响。

一、妊娠期的生理特点

妇女受孕后，为适应和满足胚胎在宫内生长发育的需要，母体生理状态及代谢会发生较大的适应性变化，主要表现在以下几个方面。

1. 内分泌系统的改变

妊娠期间，母体内分泌发生改变，机体合成代谢增加，营养素的吸收和利用增强，从而支持胎儿的发育，保障妊娠的成功。

（1）人绒毛膜促性腺激素　受精卵着床后开始升高，在妊娠第8~9周分泌量达到顶峰，第10周后开始下降。其主要生理作用，一是刺激母体分泌黄体孕酮；二是通过降低淋巴细胞的活力，防止母体对胎体的排斥反应，达到安胎效果。

（2）人绒毛膜生长素　胎盘产生的一种糖蛋白，也称为妊娠期生长素。其主要生理作用是降低母体对葡萄糖的利用并使更多葡萄糖通过胎盘运送至胎儿；促进脂肪分解，使血液中游离脂肪酸增多；促进蛋白质和DNA的合成。

（3）雌激素　胎盘分泌的雌激素主要包括雌酮、雌二醇和雌三醇。雌二醇刺激母体垂体生长激素细胞转化为催乳素细胞，为分泌乳汁做准备；调节碳水化合物和脂类代谢，增加母体骨骼更新率，有研究发现，钙的吸收、储留与妊娠期雌激素水平量正相关。雌三醇主要是通过促进前列腺素的产生来增加子宫和胎盘之间的血流量，并可促进母体乳腺发育。

（4）孕酮　孕酮能松弛肠道平滑肌细胞，导致妊娠期胃肠功能改变，还使子宫的平滑肌细胞松弛，以便胚胎在子宫着床。此外，孕酮还能促进乳腺发育并在妊娠期阻止乳汁分泌。

（5）甲状腺素和胰岛素　妊娠期血浆甲状腺素T_3、T_4水平升高，但游离甲状腺素升高不多。孕妇可出现轻微的甲状腺功能亢进，体内合成代谢增加，基础代谢率至孕晚期升高15%~20%。另外，妊娠期胰岛素分泌增多，循环血中胰岛素水平增加，使孕妇空腹血糖值低于非孕妇，但糖耐量实验时血糖增高幅度大且回复慢，致使糖耐量异常及妊娠糖尿病发生率升高。

2. 消化系统功能的改变

受孕酮分泌增加的影响，孕妇齿龈肥厚，易患齿龈炎及牙龈出血，牙齿易松动，易发龋齿。胃肠道平滑肌松弛，蠕动减慢，胃排空及食物肠道停留时间长，孕妇易出现饱腹感以及便秘；妊娠期消化液和消化酶分泌减少，易出现消化不良；由于贲门括约肌松弛，胃内容物可逆流入食管下部，引起反胃，以上消化功能的改变导致早孕反应，如恶心、呕吐、食欲下降等。一般孕妇在孕12周后，早孕反应减少甚至消失。由于胆囊排空时间延长，胆道平滑肌松弛，胆汁变黏稠、淤积，易诱发胆结石。消化系统功能的上述改变，延长了食物在肠道停留时间，使一些营养素如钙、铁、维生素B_{12}及叶酸等的肠道吸收量增加，与孕妇、胎儿对营养素的需要增加相适应。

3. 血容量及血液成分的改变

正常非孕妇女血浆容量约为2600mL，孕期约增加50%，即相当于增加身体水分量约1000mL。红细胞数量平均增加为20%，因孕妇是否补铁而有所不同。由于血容量增加幅度大于红细胞增加幅度，致使血液相对稀释，血红蛋白浓度下降，易导致生理性贫血。

由于血液稀释，从妊娠早期血浆总蛋白开始下降，至妊娠晚期从平均70g/L降至60g/L，主要是因为血浆白蛋白浓度由40g/L下降至25g/L所致。此外，妊娠期血浆葡萄糖、氨基酸、铁以及大多数水溶性维生素，如维生素C、叶酸、维生素B_1、维生素B_2、生物素等含量均降低。与此相反，某些脂溶性维生素如胡萝卜素、维生素E水平则上升。

4．肾功能的改变

妊娠期间，为了排出胎儿和母体代谢所产生的含氮物或其他废物，肾脏负担加重。肾小球滤过率增加约50%，有效肾血浆流量增加约75%。尿中的蛋白质产物尿素、尿酸、肌酸、肌酐等排泄增多，然而肾小管的再吸收能力未有相应增加，导致部分孕妇尿中葡萄糖、氨基酸和水溶性维生素排出量增加，如尿中叶酸排出量增加1倍，葡萄糖尿排出量可增加10倍以上，餐后15min可出现尿糖值升高。

5．体重的变化

（1）妊娠期体重的增加及其构成　妊娠期母体体重发生明显变化，一般增重11～12kg。饮食习惯和生活方式对体重变化影响较大，有些孕妇妊娠期增重达15kg甚至更多。妊娠期体重增长包括两大部分：一是妊娠的产物，包括胎儿、胎盘和羊水；二是母体组织的增长，包括血液和细胞外液的增加，子宫和乳腺的增大及母体为泌乳而储备的脂肪及其他营养物质。其中，胎儿、胎盘、羊水、增加的血浆容量及增大的乳腺和子宫被称为必要性体重增加。

（2）妊娠期适宜增重　孕前体重以及妊娠期体重增长是母婴健康的一项关键指标。妊娠期体重的适宜增长对保证胎儿的生长发育、减少妇女分娩时危险性及保持和恢复产后母体的适宜体重极为重要。孕前体质指数越高，妊娠并发症及不良妊娠结局发生率越高，孕前肥胖可能增加子代先天畸形的风险，且与子代成年后肥胖及代谢综合征相关。孕前消瘦会使胎儿生长受限，低出生体重儿或早产儿的风险增加；低出生体重儿与成年期心血管疾病、糖尿病等慢性病有关。所以，备孕妇女需调整体重至适宜水平，使体质指数达到18.5～23.9。

如果以体质指数（BMI）作为指标，孕前不同体质指数妇女妊娠期适宜增重范围也不同，见表2-1。

表2-1　妊娠期妇女体重增长范围和妊娠中晚期周增重推荐值

妊娠前BMI/（kg/m²）	总增重范围/kg	妊娠早期增重范围/kg	妊娠中晚期每周体重增长值及范围/kg
低体重（BMI<18.5）	11.0～16.0	0～2.0	0.46（0.37～0.56）
正常体重（18.5≤BMI<24.0）	8.0～14.0	0～2.0	0.37（0.26～0.48）
超重（24.0≤BMI<28.0）	7.0～11.0	0～2.0	0.30（0.22～0.37）
肥胖（BMI>28.0）	5.0～9.0	0～2.0	0.22（0.15～0.30）

数据来源：中国营养学会团体标准"中国妇女妊娠期体重监测与评价"（T/CNSS 009—2021）

二、妊娠期的营养需要

妊娠期胎儿的生长发育、母体生殖器官的发育，以及为产后泌乳进行营养储备，都需要额外的营养。所以妊娠期的营养需要，在非孕基础上均有所增加。由于胎儿生长发育的速度不同，妊娠期需要的营养也不相同。妊娠早期胎儿体重的增长较慢，孕20周后加快，如孕16周时约100g，孕20周约300g，孕24周约700g，孕28周约1000g，孕32周至1700g，孕36周达2500g。因此，孕20周后，对能量和各种营养素的需要也明显增加。

1. 能量

适宜的能量对孕妇机体及胎儿都很重要。妊娠早期孕妇的基础代谢率并无明显变化，到妊娠中期时逐渐升高，妊娠晚期约增高15%~20%。中国营养学会建议妊娠期能量需要量（EER）（低强度身体活动水平）妊娠早期不增加，妊娠中、晚期在非孕妇女能量需要量基础上每日分别增加250kcal、400kcal。由于地区、民族以及气候、生活习惯、劳动强度等的不同，对能量的需要和供给也会不同，一般建议根据体重的增减来调整。

2. 蛋白质

妊娠期间，孕妇必需摄入充足的蛋白质以满足母体、胎盘和胎儿生长发育的需要。足月胎儿体内含蛋白质400~800g，加上胎盘和孕妇自身有关组织增长的需要，共需蛋白质约900g。这些蛋白质需不断从食物中获得。由于胎儿早期肝脏尚未发育成熟而缺乏合成氨基酸的酶，所有氨基酸均是胎儿的必需氨基酸，需母体提供。孕妇蛋白质推荐摄入量（RNI）为妊娠早期不增加，妊娠中期和妊娠晚期分别增加15g/d和30g/d，膳食中优质蛋白质至少占蛋白质摄入总量的1/3以上。

3. 脂类

妊娠期孕妇平均需储存脂肪2~4kg，作为能量的重要来源和备产后泌乳所用。磷脂及长链多不饱和脂肪酸（尤其花生四烯酸和DHA）对胎儿脑细胞的增殖、神经系统和视网膜的发育有重要的作用。所以，孕妇膳食中要有适量脂肪，包括饱和脂肪酸、ω-3和ω-6系列多不饱和脂肪酸。由于孕妇血脂较孕前升高，脂肪摄入总量不宜过多。中国营养学会推荐孕妇膳食脂肪供能百分比为20%~30%，其中要求亚油酸提供的能量达到总能量的4%，α-亚麻酸提供的能量达到总能量的0.6%，EPA+DHA达到250mg/d。

4. 矿物质

妊娠对矿物质的需要量增加，妊娠期妇女易缺乏的矿物质主要有钙、铁、锌、碘等。

（1）钙 妊娠期间对钙的需要量显著增加，胎儿从母体摄取大量的钙以满足生长发育的需要。相应地，受妊娠期有关激素分泌改变的影响，孕妇钙代谢也会发生适应性变化，以保障胎儿获得充足的钙。据报道，妊娠期由于雌激素水平升高可使钙的吸收率增加1倍。当孕妇钙摄入量轻度或短暂性不足时，母体血清钙浓度降低，继而甲状旁腺素的合成和分泌增加，加速母体骨骼和牙齿中钙盐的溶出，维持正常的血钙浓度，满足胎儿对钙的需要量；当钙严重缺乏或长期缺钙时，血钙浓度下降，母体可发生小腿抽筋或手足抽搐，严重时可导致骨质软化症，胎儿也可能发生先天性佝偻病。

一个成熟胎儿体内约储存钙30g，妊娠早期胎儿储存钙较少，平均仅为7mg/d，妊娠中期开始增至110mg/d，妊娠晚期储存量每日可达200mg。此外，母体也需储存部分钙以备泌乳需要。因此，孕妇应保证含钙丰富食物的摄入，必要时适当补充钙制剂。妊娠期膳食钙RNI与同龄非孕妇女相同。

（2）铁　妊娠期间铁需求量明显增加，主要体现在：妊娠期母体生理性贫血，需要额外补充铁；母体需要储存相当数量的铁，以补偿分娩时失血造成的铁损失；胎儿肝脏内也需要储存部分铁，以供出生后6个月之内婴儿对铁的需要。整个妊娠期铁的总需要量约为1000mg。妊娠期膳食铁摄入不足，易导致孕妇缺铁性贫血，还会减少胎儿的铁储备，使婴儿较早出现铁缺乏。妊娠早期铁缺乏与胎儿早产、低出生体重有关。

因此，妊娠期铁的补充十分重要，要多摄入富含铁的动物肝脏、血、瘦肉等食物，必要时可在医生指导下加服铁剂。妊娠期膳食铁RNI在非孕妇女18mg/d基础上，妊娠早期不增加，妊娠中期和晚期分别增加7mg/d和11mg/d，UL为42mg/d。

（3）锌　母体充足的锌摄入有利于促进胎儿生长发育和预防先天性缺陷。胎儿对锌的需要从妊娠早期就开始增加，妊娠末期最高，胎盘主动转运锌每日0.6～0.8mg。孕妇血浆锌含量通常在妊娠早期开始下降，持续至妊娠结束，比非孕妇女低约35%。流行病学表明，胎儿畸形发生率的增加与妊娠期锌营养不良及血清锌浓度降低有关。因此，妊娠期增加锌的摄入量非常重要。妊娠期膳食锌RNI在非孕妇女8.5mg/d基础上整个妊娠期均增加2mg/d。

（4）碘　甲状腺素对人脑的正常发育和成熟非常重要，孕妇碘缺乏可能导致胎儿甲状腺功能减退，从而引起以生长发育迟缓、认知能力降低为特征的不可逆转的克汀病。妊娠早期碘缺乏导致的神经损害更为严重。妊娠中期基础代谢率开始升高，甲状腺素分泌增加导致碘的需要量增加。整个妊娠期间膳食碘RNI在非孕妇女120μg/d基础上均增加110μg/d。

5．维生素

大量动物实验表明，母体维生素缺乏或过多均可对胎儿生长发育造成不良影响。

（1）维生素A　维生素A能够维持生殖器官上皮的正常生长和分化，从而影响生育能力。研究证明，妊娠期维生素A缺乏可导致胎儿死亡和畸形，以及宫内发育迟缓、低出生体重及早产等问题。应注意的是，妊娠早期维生素A摄入不能过量，因为大剂量维生素A可能导致胚胎吸收、自发性流产和胎儿先天性畸形。故中国营养学会及世界卫生组织均建议孕妇通过摄取富含类胡萝卜素的食物来补充维生素A。维生素A的RNI在妊娠早期不增加，但到了妊娠中期和妊娠晚期，需要在非孕妇女660μg RAE/d基础上均增加70μg RAE/d，UL为3000μg RAE/d。

（2）维生素D　维生素D可促进钙的吸收和钙在骨骼中的沉积。妊娠期维生素D缺乏可导致母体和胎儿钙代谢紊乱，与孕妇骨质软化症及新生儿低钙血症、手足抽搐、牙釉质发育不良有关。妊娠期维生素D的RNI与非孕妇女相同，为10μg/d，UL为50μg/d。

（3）B族维生素　维生素B_1与能量代谢密切相关，妊娠期需要足量摄入，以保证母体和胎儿生长发育所需能量。妊娠期缺乏或亚临床缺乏维生素B_1，孕妇可能不会出现明显的脚气病症状，而新生儿脚气病症状比较明显。维生素B_1缺乏也会影响肠胃功能，尤其妊娠早期。因为早孕反应使食物摄入量减少，极易引起维生素B_1缺乏，从而导致胃肠道功能下降，进一步加重早孕反应，导致营养不良。妊娠期维生素B_1的RNI在妊娠早期不增加，妊娠中期和晚期在非孕妇女1.2mg/d基础上分别增加0.2mg/d和0.3mg/d。

维生素B_2也与能量代谢有关。妊娠期维生素B_2缺乏与胎儿生长发育迟缓、缺铁性贫血有关。妊娠期维生素B_2的RNI在妊娠早期不增加，妊娠中期和晚期在非孕妇女1.2mg/d的基础上分别增加0.1mg/d和0.2mg/d。

临床上常使用维生素B_6辅助治疗早孕反应，也有将维生素B_6、叶酸和维生素B_{12}联合使用以预防妊娠高血压症。妊娠期维生素B_6的RNI在非孕妇女1.4mg/d基础上各期均增加0.8mg/d，UL为60mg/d。

妊娠期叶酸缺乏可影响胚胎细胞增殖、分化，增加神经管畸形及流产的风险。神经管闭合是在胚胎发育2~4周，妊娠早期缺乏叶酸是引起胎儿神经管畸形的主要原因。因此，备孕妇女应从准备怀孕前3个月开始每天补充400μg DFE叶酸，并持续整个妊娠期。妊娠期叶酸RNI在非孕妇女400μg DFE/d基础上，各期均增加200μg DFE/d，UL为1000μg DFE/d。

三、妊娠期的合理膳食

妊娠期膳食应根据妊娠期妇女各期生理变化特点和胚胎发育状况进行合理搭配。《中国居民膳食指南（2022）》中，备孕和妊娠期妇女膳食指南在一般人群膳食指南基础上增加了6条核心推荐：①调整孕前体重至正常范围，保证妊娠期体重适宜增长。②常吃含铁丰富的食物，选用碘盐，合理补充叶酸和维生素D。③孕吐严重者，可少量多餐，保证摄入含必需量碳水化合物的食物。④妊娠中晚期适量增加奶、鱼、禽、蛋、瘦肉的摄入。⑤经常户外活动，禁烟酒，保证健康生活方式。⑥愉快孕育新生命，积极准备母乳喂养。

1. 妊娠早期的合理膳食原则

妊娠早期胎儿生长缓慢，每日体重约只增加1g，孕妇膳食营养要求和孕前基本相同。但由于处在胚胎组织的分化增殖和主要器官系统的形成阶段，胎儿对环境因素等的影响极为敏感，营养不当就会导致胚胎营养缺乏而发生胚胎畸形如无脑儿或脊柱裂等。另外，还要注意的是早孕反应对营养素摄入的影响。妊娠早期营养和膳食应注意以下几点。

（1）食物宜清淡可口、易消化　怀孕早期无明显早孕反应者可继续保持孕前平衡膳食，孕吐较明显者可不必过分强调平衡膳食，可根据个人喜好和口味选择清淡可口、易消化的食物。粥、馒头、面包、饼干、甘薯等食物在胃内停留时间短，不易引起呕吐。有的孕妇嗜好酸味、辣味和其他口味，烹调食物时可选用少量香辛料，以增加食欲。

（2）少食多餐，保证正常的进食量　进餐时间不严格规定。早孕反应在晨起和饭后最为明显，可在早上起床时进食较干的食物，如饼干、面包干、馒头等，可以减轻呕吐。进餐时要细嚼慢咽，饭后可适当躺下休息。孕吐严重影响孕妇进食时，为保证脑组织对葡萄糖的需要，预防酮症酸中毒对胎儿的危害，每天必需摄取至少130g碳水化合物。即使孕妇完全不能进食时，也应静脉补充至少150g葡萄糖。根据需要，可适当补充维生素B_1、维生素B_2、维生素B_6及维生素C等以减轻早孕反应症状。

（3）补充叶酸　多摄入富含叶酸的食物如动物肝脏、蛋类、豆类、酵母、绿叶蔬菜、坚果等，同时计划妊娠时就开始补充叶酸400μg DFE/d，以有效预防胎儿神经管畸形的发生。

2．妊娠中、晚期的合理膳食原则

从怀孕第4个月起，妊娠反应开始消失或减轻，孕妇食欲逐渐好转，要充分利用此阶段，纠正早孕反应造成的营养不良或电解质紊乱，弥补早期营养素的丢失，调整机体营养状况。同时，妊娠中、晚期胎儿生长发育和大脑发育迅速，母体也开始储存蛋白质、脂肪等，钙、铁等营养素缺乏现象也增多。因此，必须增加能量和各种营养素的摄入，要做到全面多样，荤素搭配合理。

（1）食用新鲜、易消化的食物　妊娠过程中由于消化功能下降，抵抗力减弱，易发生腹泻或便秘，因此应尽量食用新鲜和易消化的食物。为防止孕妇便秘，可多选用膳食纤维含量丰富的蔬菜、水果及薯类。妊娠晚期如若出现水肿，应限制含钠盐多的食物。

（2）增加奶、鱼、蛋、瘦肉等的摄入　可在孕前膳食的基础上，增加奶类200g/d，动物性食物（鱼、禽、蛋、瘦肉等）妊娠中期增加50g/d，妊娠晚期增加125g/d，以满足对优质蛋白质、维生素A、钙、铁等营养素的需要。

（3）注意富含铁、碘的食物的摄入　妊娠中、晚期每天可增加20～50g红肉，每周摄入1～2次动物血和肝脏，以预防妊娠期营养性贫血；除摄入碘盐外，建议孕妇每周摄入1～2次富含碘的海产品，如海带、紫菜、海鱼、贝类等，以保证妊娠期碘的营养需要。

四、妊娠期食谱制作要点

由于妊娠期三个阶段的生理特点和营养需求差别较大，食谱也应分别制作，以适应各时期孕妇的营养和生理需要。妊娠期不同阶段的膳食组成可参照图2-2中国孕期妇女平衡膳食宝塔。

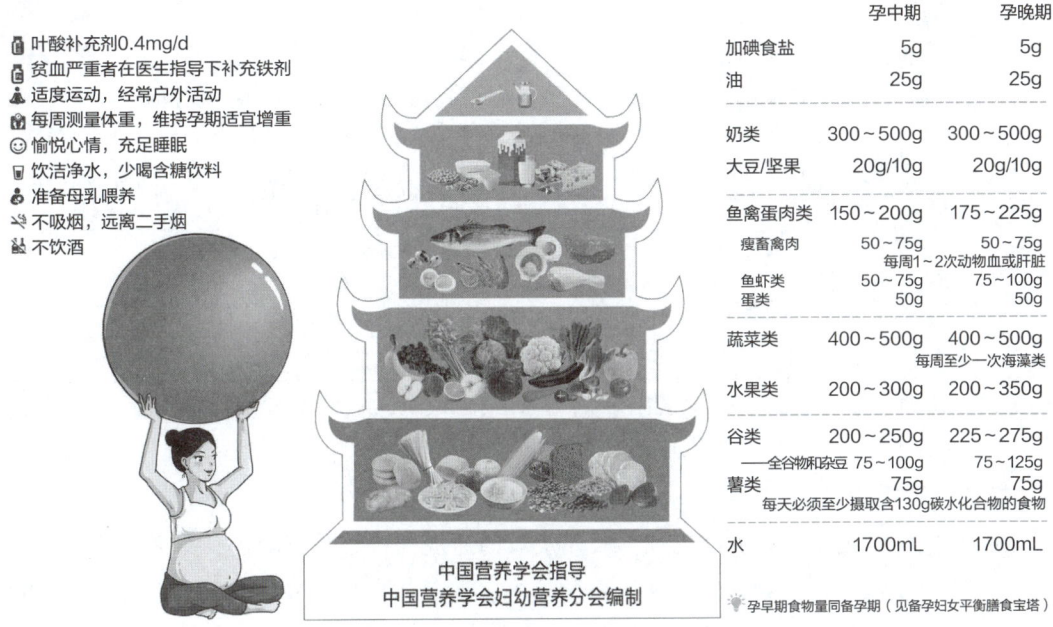

图2-2 中国孕期妇女平衡膳食宝塔

1．妊娠早期

妊娠早期，大部分妇女会出现轻重不同的妊娠反应，影响对营养的摄取。应鼓励孕妇在呕吐不严重时坚持进食，以加强营养。选择营养丰富容易消化的食物，特别是淀粉类主食、水果、绿叶蔬菜、酸奶等。每天要有130g以上的碳水化合物，为了使孕妇改善食欲，饭菜应新鲜、清淡、爽口，少用煎炸、爆炒、烧烤等浓味食物，少放油盐和刺激性调味品。

由于妊娠早期食物摄入量往往偏少，食物的营养质量最为重要。推荐摄入新鲜水果和蔬菜，特别是深绿色叶菜；足够的淀粉类食物，宜选用部分粗杂粮；鸡蛋和其他蛋类；酸奶和牛奶等奶制品。表2-2为妊娠早期一日食谱范例。

表2-2 妊娠早期一日食谱举例

餐次	食物	原料及重量
早餐	虾米粥 煮鸡蛋 蒸红薯 芝麻酱拌菠菜	大米20g、糙米20g、虾米5g、青菜叶50g 鸡蛋50g 红薯60g 芝麻酱10g、菠菜100g

续表

餐次	食物	原料及重量
上午点	冰糖炖雪梨 酸奶	冰糖5g、雪梨100g 酸奶100g
午餐	三色饭 排骨汤炖豆腐海带 蔬菜沙拉一碗	大米40g、紫米40g、鲜玉米30g 豆腐50g、水发海带30g、排骨40g 红椒20g、胡萝卜20g、生菜30g、番茄50g、黄瓜50g、橄榄油5g
下午零食	苹果 杏仁	苹果150g 杏仁6粒
晚餐	三色饭（同中午） 香菇菜心 酱牛肉	大米30g、紫米30g、鲜玉米20g 香菇20g、青菜心150g、植物油6g 酱牛肉30g
夜宵	牛奶	牛奶250g

营养分析：能量1775.6kcal，蛋白质65.3g，脂肪55.6g，碳水化合物253.5g，钙1203.5mg，铁24.4mg，维生素C177.4mg。

2. 妊娠中期

早孕反应已过，孕妇食欲增加，胎儿生长的速度加快，孕妇应进食更多的营养丰富的食物。蛋白质供应量应增加，优质蛋白质达到膳食总蛋白质的50%以上。除每日固定的三餐外，上午或下午加一餐也是非常必要的。从这一时期起，孕妇容易发生便秘，为此，孕妇还要多吃富含膳食纤维和果胶的蔬菜水果。同时，要注意预防体重过度增加，脂肪所提供的能量不宜超过30%。妊娠中期一日食谱举例见表2-3。

表2-3 妊娠中期一日食谱举例

餐次	食物	原料及重量
早餐	豆沙包 小米粥 煮鸡蛋 凉拌芹菜豆腐干	红豆沙20g、面粉60g 小米15g 鸡蛋50g 豆腐干20g、芹菜80g、芝麻油3g
上午点	橙子 酸奶	橙子150g 酸奶100g
午餐	全麦馒头 鱼头炖豆腐 青椒炒肉 炒空心菜	全麦面粉100g 鱼头100g、豆腐40g 青椒100g、瘦肉30g、植物油6g 空心菜150g、植物油5g
下午零食	红枣莲子花生汤	红枣3个、莲子10g、花生10g
晚餐	红薯饭 番茄洋葱烧牛腩 木耳炒油麦菜	红薯60g、大米60g 番茄100g、洋葱70g、牛腩50g 油麦菜150g、水发木耳20g、植物油5g
夜宵	热牛奶	牛奶250g

营养分析：能量2108.4kcal，蛋白质80.7g，脂肪65.6g，碳水化合物298.8g，钙976.8mg，铁22.0mg，维生素C189.1mg。

3. 妊娠后期

妊娠后期，胎儿生长更快。随着胎儿的增长，孕妇胃肠道容量日益减少，所以孕妇应一日多餐。如果孕妇出现下肢浮肿或妊娠高血压现象，就餐时食物应清淡，必要时应限盐。因为过多的食盐会增加水分在体内的潴留，引起水肿，增加心脏和肾脏的负担。如果出现妊娠高血糖现象，应禁用甜食，少用精白米面，以粗粮、豆类、薯类作为主食，以控制血糖水平的稳定，同时减少食物中的油脂和盐分。妊娠后期一日食谱举例见表2-4。

表2-4 妊娠后期一日食谱举例

餐次	食物	原料及重量
早餐	奶酪三明治 煮鸡蛋 牛奶1杯 煮玉米	面包60g、奶酪15g、生菜50g、番茄30g 鸡蛋50g 牛奶250g 玉米80g
上午点	橙子 坚果	橙子150g 核桃20g
午餐	金银饭 红烧带鱼 豆腐干虾皮炒韭菜 鸡汤煮白菜	大米50g、小米20g、大黄米20g 带鱼80g、植物油5g 豆腐干30g、虾皮2g、韭菜150g、植物油5g 白菜100g、香菇10g、豆芽20g
下午零食	水果1个 酸奶	猕猴桃100g 酸奶150g
晚餐	红豆紫米饭 豌豆笋丁炒鸡肝 白灼菜心 排骨海带冬瓜汤	红豆20g、紫米20g、大米30g 鲜豌豆50g、笋丁30g、鸡肝40g、植物油5g 青菜心150g、植物油3g 海带30g、冬瓜80g、排骨40g
夜宵	鸡汤青菜面	鸡丝20g、青菜50g、面条30g

营养分析：能量2260.9kcal，蛋白质85.8g，脂肪72.9g，碳水化合物315.4g，钙1556.8mg，铁30.3mg，维生素C292.2mg。

总之，从食物角度来说，孕妇食谱设计需要符合下列要求。

（1）供应充足的维生素，特别是B族维生素和维生素C。保证足够的叶酸摄入，绿叶蔬菜中的叶酸对妊娠期有重要意义。豆类、粗粮和薯类作为主食，可供应较多的B族维生素。

（2）供应充足的钙和铁。它们是胎儿发育的重要保障，也是孕妇最容易缺乏的营养素。奶制品和豆制品是钙的最佳来源，肉类与内脏是铁的最佳来源，应保证每天摄入。

（3）供应丰富的膳食纤维食品，特别是蔬菜、水果和薯类。它们可防止怀孕中后期发生便秘，并提高身体的抵抗力，预防高血压。

（4）用水产品和蛋类替代部分肉类，其中的ω-3脂肪酸和磷脂对胎儿智力发育有好处，妊娠晚期每周最好食用2~3次深海鱼类，平均每天摄入量达到至少75g。

（5）饮食应清淡，过多盐分可加剧妊娠后期的浮肿，并增大肾脏负担。

（6）妊娠期全程应避免咖啡、浓茶、酒精、可乐等饮料。

（7）提高食物的安全性和营养素密度，多用有机、绿色认证产品和新鲜天然食物，少用或不用高度加工食品。

（8）如食物供应不够充分或如食欲不佳，可酌情补充复合营养素和钙补充剂。

五、妊娠后期如何控制好血糖

由于食量的增加和身体活动的减少，妊娠后期餐后血糖的控制难度较大，孕妇患妊娠糖尿病的情况十分常见。目前在我国，妊娠糖尿病已经成为威胁母子健康的重要问题。如果在妊娠期发生妊娠糖尿病，对胎儿的健康是一个极大的隐患。如果母亲超重，又有血糖异常问题，那么发生早产、巨大儿、非染色体性遗传缺陷等问题的风险会成倍增加。从母亲的角度来说，即使生育之后血糖指标恢复正常，未来患糖尿病的风险也会几倍到几十倍地高于正常人。所以孕妇在妊娠后期控制好血糖非常重要。

解决体重增长和血糖控制问题的对策，主要是控制总能量、提高食物饱腹感、降低食物的餐后血糖反应，以及适当增加身体活动等，具体建议如下。

1．运动方面的建议

（1）饭后半小时最好不坐下，可以散散步，做些轻松的家务或运动，这样可以及时消耗血糖，帮助控制餐后血糖高峰。

（2）每周有3~5次有效锻炼，每次总计45min，可分3次完成，每次持续15min，然后休息5~10min，再继续下一个15min。近期研究发现，运动只要持续15min就能产生效果。运动强度按照孕妇的身体承受能力来定，达到最大心率的60%最好，如果做不到，达到40%~50%也可以。如果有条件，还可以去健身房做肌肉练习，肌肉强健之后，血糖也会比较容易控制。运动时间在餐后2h最为理想，餐前运动要谨防出现低血糖。

2．饮食调整措施

（1）不吃营养价值低的、高度加工的食品　如饼干、甜点、饮料、油炸食品、膨化食品等。

（2）选择低血糖指数的食材　如把一部分大米和面粉换成杂粮、豆类、薯类，主食最好没有油和糖。这样可以在供应充足碳水化合物的同时，把热量和餐后血糖降下来。同时还能大幅度提升B族维生素和钾元素的摄入量，并且能供应更多的膳食纤维。

（3）吃主食前先吃一碗煮蔬菜，再吃蛋白质类食物和主食　绿叶蔬菜不仅富含维生素B_2、叶酸、维生素K、钙、镁、钾和膳食纤维，还含有大量类黄酮物质，饱腹感也较强，适合用于血糖控制。蘑菇、香菇、木耳等菌类蔬菜虽然不及绿叶蔬菜的营养素全面，但在增强饱腹感方面也有很好的效果，可以和绿叶蔬菜配合食用。

（4）降低烹调油脂的用量　油脂虽然本身不会变成血糖，但很多研究发现，摄入大量的油脂会降低胰岛素敏感性。对腹部脂肪超标的孕妇而言，控制脂肪的摄入量很可能和控制精白米面摄入量一样重要。要远离煎炸食物和添加大量油脂制作的面点和糕点，尽量减少菜肴中的烹调油用量。建议炒菜油优先选择茶籽油和橄榄油，因为富含单不饱和脂肪酸的油脂更有利于血糖控制。

（5）水果量不宜过多，特别是甜水果　水果中的蛋白质含量很低，如果吃很多水果而减少主食，则不利于蛋白质供应；如果吃很多水果而不减少主食，则过多的糖不利于控制血糖，所以建议水果每天摄入250g，优先选择血糖反应较低的猕猴桃、苹果、草莓、桃子、柚子、橙子等品种。

（6）不要吃糊糊类食物，水果不要榨汁，要吃完整的水果　杂粮打糊、蔬菜打浆、水果榨汁等处理会让食物过于容易消化吸收，消化后产生的葡萄糖会快速进入血液，餐后血糖上升速度就会加快。

第三节　乳母的营养与膳食配餐

哺乳期是母体用乳汁哺育新生儿，使其获得最佳生长发育并奠定一生健康基础的特殊生理阶段。世界卫生组织建议婴儿在6个月内应纯母乳喂养，并在添加辅食的基础上持续母乳喂养到2岁甚至更长时间。母乳可以作为生命最初4～6个月婴儿期的唯一营养来源，所以关注乳母营养其实也是优生优育的一个关键环节。

乳母既要分泌乳汁、哺育婴儿，还需要逐步补偿妊娠、分娩时的营养损耗并促进各器官功能的恢复。因此，乳母所需能量和多种营养素比妊娠期还要多。乳母的营养均衡有利于保证乳汁分泌的数量和质量，也有利于母体自身的健康。

一、乳母营养状况对乳汁分泌的影响

泌乳是一个十分复杂的神经内分泌调节过程。乳母的健康状况、情绪状态、营养状况、婴儿的吮吸强度等都会对泌乳造成影响。乳母的营养状况是泌乳的基础，如果哺乳期营养不足，将会减少乳汁分泌量，降低乳汁质量，并影响母体健康。

1. **乳母营养与泌乳量**

乳母营养状况会影响乳汁的分泌量和泌乳期的长短。一般情况下，产后第1天的泌乳量约为50mL，第2天约分泌100mL，到第2周增加到约500mL/d，正常泌乳量为700～800mL/d。

泌乳量少是乳母营养不良的一个表现。营养较差的乳母在产后前6个月每日泌乳量为500～700mL，后6个月每日为400～600mL；当乳母能量摄入很低时，可使泌乳量减少到正常的40%～50%；严重营养不良的乳母泌乳量可降低到每天100～200mL；饥荒时营养不良的乳母甚至可能完全终止泌乳。通常将婴儿体重增长率作为奶量是否充足的指标。

2. 乳母营养与乳汁营养成分

乳母营养状况的好坏直接影响乳汁的营养素含量，从而影响婴儿的生长发育。母乳分为三期：产后第1周分泌的乳汁为初乳，呈淡黄色，质地黏稠，富含免疫蛋白，乳糖和脂肪含量较少；产后第2周分泌的乳汁称为过渡乳，乳糖和脂肪含量逐渐增多；第2周以后的乳汁称为成熟乳，呈乳白色，富含蛋白质、乳糖和脂肪等多种营养素。

乳母饮食蛋白质质量差、摄入量又严重不足时，会影响乳汁蛋白质的含量和组成。母乳中脂肪酸的组成与含量，维生素A、水溶性维生素和部分矿物质的含量也直接受到乳母饮食影响。乳母的营养状况对乳汁中乳糖含量影响不大。

二、乳母的营养需要

良好的乳母营养供给是乳汁正常分泌，并维持乳汁质量恒定的保证。若乳母营养素摄入不足，则将动用母体内营养素储备，以维持乳汁营养素恒定。

1. 能量

乳母对能量需要量较大，一方面满足母体自身对能量的需要，另一方面要满足泌乳的能量消耗并提供乳汁所含的能量。每100mL乳汁含能量67～77kcal，乳母饮食能量转换为乳汁能量的有效转换率以80%计，根据哺乳期每日泌乳量700～800mL（平均750mL）计算，则母体为分泌乳汁应增加能量约670kcal。由于乳母妊娠期储备了一些脂肪，可用以补充部分能量。考虑到乳母基础代谢的增加和哺育婴儿的操劳，中国营养学会推荐乳母每日膳食能量需要量（EER）较非孕妇女增加400kcal。

衡量乳母摄入能量是否充足，可按泌乳量和母亲体重为依据。母体能量摄入适当时，哺乳后婴儿有满足感，能安静睡眠，生长发育良好，同时母体自身也能逐步恢复至孕前体重。

2. 蛋白质

蛋白质的摄入量对乳汁分泌数量和质量的影响最为明显。研究发现，乳母膳食蛋白质量少质差时，乳汁分泌量会大大减少，并动用乳母组织蛋白以维持乳汁中蛋白质含量的恒定。母乳蛋白质平均含量为1.2g/100mL，母体膳食蛋白质转变为乳汁蛋白质的有效率约为70%，故分泌750mL的乳汁大约需要消耗膳食蛋白质13g。如果膳食蛋白质的生物学价值不高，则转变为乳汁蛋白质的效率更低。中国营养学会建议乳母蛋白质RNI为在非孕妇女基础上每天增加25g，多摄入富含优质蛋白质的蛋类、奶类、肉类、动物肝脏等。

3. 脂类

每次哺乳临近结束时，乳汁脂肪含量较高，有利于控制婴儿食欲。脂肪能产能高，因此婴儿的生长发育需要乳汁中有充足的脂肪。乳汁中脂肪酸与膳食脂肪酸的组成相似，必需脂肪酸对于婴儿中枢神经系统的发育和脂溶性维生素的吸收都有促进作用。中国营养学会推荐乳母每日脂肪的摄入量应占总能量的20%~30%。

4. 矿物质

母乳中一些主要矿物质如钙、磷、镁、钾、钠、铁的浓度一般不受膳食的影响。微量元素中，锌、碘、硒在乳汁中的浓度与膳食摄入量呈正相关。

（1）钙　母乳钙含量较为稳定，通常为34mg/100mL，每天从乳汁中排出钙约300mg。当饮食中钙摄入不足时，母体骨骼钙将被动用，以维持乳汁钙含量恒定。缺钙可导致乳母出现腰腿酸痛、抽搐甚至发生骨质软化症。为保证乳汁中正常钙含量，并维持母体钙平衡，应保证乳母钙的摄入量。乳母钙RNI与同龄非孕女性一致。除多摄入富含钙的食物（如奶类及奶制品）外，还建议多进行户外运动来改善维生素D的营养状况以促进膳食钙的吸收。

（2）铁　由于铁不能通过乳腺输送到乳汁，所以母乳中铁含量极少。增加乳母铁的摄入量可以补充母体分娩时消耗，矫正或预防乳母缺铁性贫血。乳母膳食铁的摄入量对乳汁铁含量的增加影响很小，婴儿补充铁需要从辅食摄入。乳母铁的RNI在非孕期18mg/d基础上增加6mg/d。

（3）锌和碘　乳汁中锌和碘的含量与乳母膳食直接相关，这两种微量元素与婴儿神经系统的发育及免疫功能关系密切。乳母锌的RNI在非孕期8.5mg/d基础上增加4.5mg/d，碘的推荐摄入量在非孕期120μg/d基础上增加120μg/d。

5. 维生素

（1）脂溶性维生素　由于维生素A可通过乳腺进入乳汁，所以乳母膳食维生素A的摄入量可以影响乳汁中维生素A的含量，尤其产后2周内初乳富含维生素A，随着成熟乳汁产生，维生素A含量下降至约60μg/100mL。但是膳食维生素A转移到乳汁的量有限，超过一定限度则乳汁中的维生素A含量不再按比例增加。维生素D几乎不能通过乳腺，因此母乳中维生素D含量很低。维生素E具有促进乳汁分泌的作用。乳母维生素A的RNI为在非孕期660μg RAE/d基础上增加600μg RAE/d；维生素D的RNI与非孕期一致，为10μg/d；维生素E的AI在非孕期14mg α-TE/d的基础上增加3mg α-TE/d。

（2）水溶性维生素　多数水溶性维生素可通过乳腺进入乳汁，但乳腺可以调控其进入乳汁的含量，在乳汁中到达一定水平时将不再增加。维生素B_1能够改善乳母的食欲和促进乳汁分泌，预防婴儿维生素B_1缺乏症。我国营养学会推荐乳母维生素B_1、维生素B_2、烟酸和维生素C的摄入量分别为1.5mg/d、1.7mg/d、16mg NE/d和150mg/d。

6. 水

乳母水分摄入不足会直接影响乳汁分泌量。乳母平均每日泌乳量为750mL，每日应从食物及饮水中比非孕期多摄入约1L水，可以通过多摄入水和流质食物进行补充。

三、哺乳期的合理膳食

哺乳期的营养非常重要，要合理搭配膳食，做到品种多样、数量充足、营养价值高，以保证婴儿和乳母的营养需要。《中国居民膳食指南（2022）》中，哺乳期妇女膳食指南在一般人群膳食指南基础上增加了5条核心推荐：①产褥期食物多样不过量，坚持整个哺乳期营养均衡。②适量增加富含优质蛋白质及维生素A的动物性食物和海产品，选用碘盐，合理补充维生素D。③家庭支持，愉悦心情，充足睡眠，坚持母乳喂养。④增加身体活动，促进产后恢复健康体重。⑤多喝汤和水，限制浓茶和咖啡，忌烟酒。

1．产褥期的膳食要求

产褥期指从胎儿、胎盘娩出至产妇全身器官除乳腺外恢复或接近正常未孕状态的一段时间，一般为6周。母体在分娩过程中失血较多，需要补充造血的重要物质，如蛋白质和铁等。正常分娩后1h就可让产妇进食适量易消化的流质或半流质食物，如稀饭、牛奶、蒸蛋羹、肉汤面、馄饨等，次日起可进食普通食物。食物应该是富含优质蛋白质的平衡膳食，同时多喝汤和摄入含水分多的食物以及含膳食纤维多的食物，如新鲜蔬菜和水果。餐次每日4~5次，适量补充维生素和矿物质。

分娩时若会阴Ⅲ度裂伤缝合，应给无渣膳食1周左右，以保证肛门括约肌不会因排便再次撕裂。做剖宫手术的产妇术后24h给予术后流食1d，但忌用牛奶、豆浆、大量蔗糖等胀气食品。情况好转后给予半流食1~2d，再转为普通膳食。

2．哺乳期的合理膳食原则

（1）食物品种多样、搭配合理　膳食要粗细、荤素搭配合理，保证摄入全面充足的营养素；同时，摄入食物的数量要保证。

（2）供给充足的优质蛋白质和维生素A　乳母每天摄入的蛋白质应有1/3以上来源于动物性食物，如鱼、禽、肉、蛋、奶等的合理组合。在受经济条件限制的地区，充分利用豆类食物以获取蛋白质和钙质。动物肝脏富含维生素A，如每周增选1~2次猪肝或鸡肝（总量85g），则平均每天可增加摄入维生素A600μg RAE。同时，动物性和豆类食物含铁丰富，有利于铁的补充。

（3）多食含钙丰富的食品　奶及奶制品含钙量高且易于吸收利用，乳母每天饮奶总量可达500mL。此外，小鱼、小虾含钙丰富，可以连骨带壳食用。深绿色蔬菜、豆类也可提供一定数量的钙。乳母还应补充维生素D和增加户外活动。

（4）增加新鲜蔬菜、水果的摄入　新鲜蔬菜、水果含多种维生素、矿物质、膳食纤维、有机酸等，可促进食欲，防止便秘，促进乳汁分泌。每天保证供应500g以上，其中绿色蔬菜和其他深色果蔬占2/3以上。

（5）注意烹调方法　对于动物性食物，如畜、禽、鱼类以炖、煮或煨为最好，少油炸，食用时同时喝汤，既增加营养，又可补充水分，促进乳汁分泌。烹调蔬菜时，注意尽量减少维生素C等水溶性维生素的损失。

（6）不吸烟、不饮酒，不喝浓茶和咖啡，减少腌制和刺激性强的食物　吸烟、饮酒会影响乳汁分泌，酒精和烟草中的尼古丁也可通过乳汁进入婴儿体内，影响婴儿睡眠及精神、运动发育。茶和咖啡中的咖啡因有可能造成婴儿兴奋。腌制品和刺激性强的食物中的不利成分可能会通过乳汁进入婴儿体内，产生不利影响。

四、哺乳期食谱制作要点

哺乳期妇女每日的膳食构成可参照图2-3中国哺乳期妇女平衡膳食宝塔。

哺乳期食谱的设计需要符合以下要求。

1．食物总量较大，种类丰富

由于乳母需要的能量增加，摄入食物的数量也要相应增加，每日应加餐，一日以4~5餐为宜。来自主食的能量应在60%左右，蛋白质在15%左右，食物种类应多样，以保证各种营养素全面充足的供给。

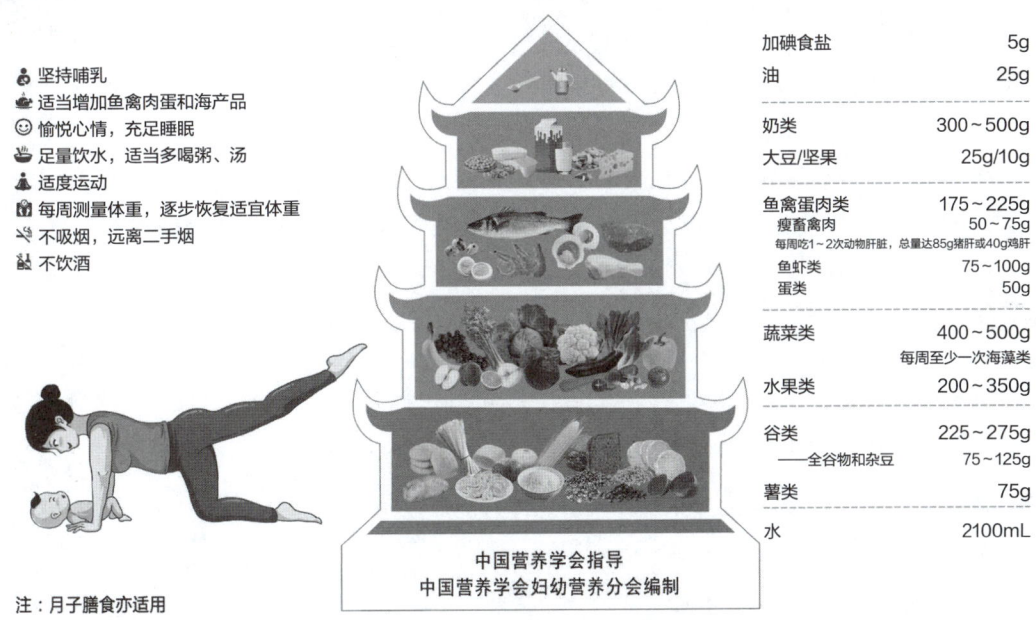

图2-3　中国哺乳期妇女平衡膳食宝塔

2．供应充足的优质蛋白质

鸡蛋、禽肉类、水产类和豆制品可提供优质蛋白质，宜每日食用。保证每日摄入一个鸡蛋和适量的豆制品，每周摄入1~2次肝脏，蛋白质应有1/3以上来源于动物性食物。

3．保证供应含钙和碘丰富的食物

泌乳每日需排出近300mg的钙，故而钙是乳母最易供应不足的营养素。乳制品含钙量高，并且易于吸收利用，每日最好摄入含400mg以上的钙的乳制品。豆腐、豆腐干等豆制品不仅能提供植物蛋白，也是钙的良好来源，应充分摄入。此外，青菜、坚果、小鱼、小虾等也是钙的良好来源。

正常的碘盐不能满足乳母对碘的需要，宜每周食用1~2次海带、紫菜和海鱼、海虾等食物。

4．适量摄入粗粮、薯类和豆类

主食供应多样化，用粗粮、薯类和豆类替代一部分精米和面粉作为主食，它们可以提供较多的B族维生素，对泌乳有利。同时也含有较多的膳食纤维，可以预防便秘。

5．摄入足够的新鲜蔬菜和水果

新鲜蔬果所含的维生素C是乳母所必需的，其中的有机酸有利于改善食欲，并帮助矿物质的吸收，每天应摄入500g蔬菜，其中一定要包括深绿色叶菜和颜色深浓的蔬果，以便供应充足的维生素C、类胡萝卜素和多种矿物质。

6．每天保证1000mL的汤汁，以充足补充液体

由于泌乳需要水分，所以乳母应多摄入液体，可用饮水、牛奶、豆浆、绿豆汤、红豆红枣汤、肉汤等多种方式来补充。鱼汤、猪蹄汤、鸡汤、排骨汤等可补充水分、可溶性蛋白质和水溶性维生素，对分泌乳汁有益，可每天饮用。但由于汤汁量大，调味宜清淡，浮油宜撇除，以免随汤汁摄入过多的脂肪和盐分。

7．烹调方式应清淡少油

为预防产后体重滞留，动物性食品宜用炖煮方式烹调，少用油炸、煎烤等烹调方法，特别是孕期体重增加过多的乳母，更需要控制烹调油用量，选择低脂肪的动物性食材。

实践应用

含钙较高的食物

乳母最容易缺乏的营养素是钙，每日最好能摄入3种以上富含钙的食物，含钙较高的食物有以下几类。

奶制品：包括牛奶、羊奶、酸奶、奶酪等；

豆制品：包括卤水豆腐或石膏豆腐、豆腐干、豆腐丝等；

深绿色叶菜：包括小油菜、小白菜、苋菜、芹菜（带叶）、芥蓝、菠菜等；
海产类：包括小虾、虾仁、海米、连骨食用的小鱼等；
坚果和种子：包括芝麻、芝麻酱、葵花子、榛子、开心果等。

表2-5为哺乳期妇女一日食谱举例。

表2-5 哺乳期妇女一日食谱举例

餐次	食物	原料及重量
早餐	面包 八宝粥 煮鸡蛋	面包30g 花生10g、绿豆10g、紫米10g、红枣10g、小米20g、枸杞10g 鸡蛋60g
上午点	坚果 牛奶	杏仁10g、核桃10g 牛奶250g
午餐	糙米豌豆饭 胡萝卜炒鸡肝 炒芥蓝 猪蹄黄豆汤	大米30g、糙米20g、糯米20g、嫩豌豆30g 水发木耳30g、胡萝卜50g、鸡肝40g、植物油5g 芥蓝200g、植物油5g 猪蹄80g、黄豆10g
下午点	时令水果1个 酸奶1杯	水蜜桃150g 酸奶150g
晚餐	糙米豌豆饭 三鲜豆腐煲 清炒豆苗 萝卜丝鲫鱼汤	同午餐主食 蘑菇30g、虾仁30g、豆腐40g、植物油3g 豌豆苗200g、植物油5g 鲫鱼一条120g、萝卜100g
夜宵	芝麻山楂紫米粥	山楂10g、黑芝麻10g、紫米30g、红糖10g

营养分析：能量2301.7kcal，蛋白质90.2g，脂肪79.3g，碳水化合物306.8g，钙1125.3mg，铁31.3mg，维生素C145.1mg。

第四节 婴幼儿的营养与膳食配餐

婴幼儿（0~3岁）代谢旺盛，生长发育迅速，是人体生长发育的重要时期。出生至12个月为婴儿期，是婴儿完成从子宫内生活到子宫外生活的过渡期；1~3岁为幼儿期，是完成从以母乳为营养到以其他食物为营养的过渡期，也是养成良好饮食习惯的关键时期。婴幼儿期良好的营养，是一生体格和智力发育的基础，也对成年后的健康状况产生至关重要的影响。由于婴幼儿期生长极为迅速，对营养素的需求极高，而各器官的发育尚未成熟，对食物的消化吸收能力有限，因此，如何科学喂养，确保婴幼儿的生长发育就显得极为重要。

一、婴幼儿生长发育特点

婴幼儿的生长发育是机体各组织器官增长和功能成熟的过程,这一过程由遗传因素和环境因素的共同作用决定,其中营养因素是十分重要的一个方面。

1. 体格发育

(1)婴儿期 婴儿期是一生中生长发育最快的时期。疾病或喂养不当、营养不良会使婴儿生长缓慢或停滞。体重、身长、头围、胸围是反映婴儿喂养和营养状况的直观指标。婴幼儿生长发育首先表现为体重的增加。新生儿出生体重平均为3.3kg(2.5~4.0kg)。出生后,婴儿开始沿着其遗传因素预先决定的生长曲线(或称为生长轨迹)生长,至半岁时约为出生体重的2倍,1岁时到达或超过出生体重的3倍。身长(身高)是反映骨骼系统生长情况的指标。足月新生儿平均身长为50cm。在1岁时增长约50%,达75cm。头围反映脑及颅骨的发育状态。出生时头围平均约34cm(男略大于女),比胸围略大1~2cm,婴儿期平均每月增长1cm。对婴幼儿进行头围检测有重要意义,大脑发育不良时头围偏小,而头围增加速度过快则应注意有无脑积水。胸围是胸廓及胸背肌肉发育程度的指标。出生时胸围比头围小,但增长速度快,1岁时胸围和头围基本相等(称为头胸围交叉),之后开始超过头围。

(2)幼儿期 幼儿生长发育虽不及婴儿迅速,但也非常旺盛。出生后第二年体重增加2.5~3.0kg,至2岁时体重约12kg,为出生时的4倍。2岁以后体重增长速度减慢,至青春前期年增长值约2kg。2岁时身长为85cm左右,2岁以后身长增长平稳,每年长5~7cm。

2. 脑和神经系统的发育

婴儿出生时脑重量约370g。前6个月,脑细胞数目持续增加,至6月龄时增加至出生时的2倍,为600~700g;后6个月脑部发育以脑细胞体积增大及神经树突增多为主,神经髓鞘形成并继续发育;至1岁时脑重达800~900g;3岁时脑重已接近成人脑重。幼儿期大脑皮质的功能进一步完善,语言表达能力也逐渐丰富,模仿性增强,智能发育快,要求增多,能独立行走、活动,见识范围迅速扩大,但仍缺乏自我识别能力。

3. 消化系统发育

婴幼儿消化系统处于发育阶段,功能未健全,对食物的消化、吸收和利用有限,不恰当的喂养易导致消化功能紊乱和营养不良。

(1)口腔 婴儿口腔黏膜柔嫩,舌短而宽,有助于吮吸。新生儿唾液腺分化不全,唾液分泌量少,唾液中淀粉酶含量低,不利于消化淀粉。出生后3~4个月,唾液腺才逐渐发育完全,6个月起唾液的作用增强。乳牙在6~8个月左右开始萌出,婴幼儿期牙齿都处于生长期,咀嚼功能尚未完善,婴幼儿咀嚼食物能力不足。

(2)食管和胃 婴儿食管较成人细且短,胃呈水平位,且胃容量小,仅30~35mL。胃贲门括约肌发育不完善,而幽门部肌肉发育良好,因此在吸饱奶后受震动,或吞咽较多空气后易发生溢奶或呕吐。婴儿胃液中有胃酸、胃蛋白酶、胃凝乳酶和脂肪酶，有利于乳汁凝固消化，但分泌量较少，消化能力受限。

（3）肠道　婴儿小肠约为自身长度6倍，肠壁肌层薄弱，弹力较小，肠蠕动较成人差，食物在肠腔内停留时间较长，一方面利于食物消化吸收；另一方面如果大肠蠕动功能不能协调，可发生大便滞留或功能性肠梗阻。婴儿出生时已有乳糖酶和蔗糖酶，有利于乳糖和蔗糖的吸收。肠壁刷状缘能产生肠激酶和肽酶，有助于蛋白质的消化和吸收。肠黏膜的血管及淋巴丰富，通透性强，有利于营养素的吸收。

（4）胰腺和肝脏　婴儿胰腺发育尚不成熟，所分泌消化酶活力低。5～6个月以下婴儿只分泌少量胰淀粉酶，因此3～4个月以前婴儿不宜添加淀粉类辅食。胰脂肪酶出生时量少，第1周时增加5倍，1～9个月增加20倍，故婴儿脂肪消化能力较弱。但胰蛋白酶和胰凝乳酶出生时已很充足。婴儿肝脏相对较大，血管丰富，但肝细胞分化不全，肝功能较差，胆汁分泌较少，影响脂肪的消化吸收。

二、婴幼儿的营养需要

婴幼儿能量需要除基础代谢、体力活动和食物热效应的消耗外，还包括快速生长发育所需的能量储存。维持能量和营养素的正平衡是婴幼儿健康成长的基本保证。

1. 能量

按千克体重计算，婴儿期所需能量要比成人高出3～4倍。出生时最高，以后随着月龄增加逐渐降低。中国营养学会推荐婴幼儿每日能量摄入量为：0～6月龄为90kcal/（kg·d），7～12月龄为75kcal/（kg·d），1～2岁男孩、女孩分别为900kcal/d和800kcal/d，2～3岁男孩、女孩分别为1100kcal/d和1000kcal/d。一日能量消耗包括以下几个方面。

（1）基础代谢　婴幼儿基础代谢所需能量约占总能量消耗的60%。1岁以内每天约为55kcal/（kg·bw），是成人基础代谢率能量需要的2～3倍，随着年龄增长而逐渐减少。

（2）食物热效应　婴儿期约占能量消耗的7%～8%，幼儿期为5%左右。

（3）身体活动　包括吸奶、啼哭、手足活动等所需能量，1岁以内婴儿活动较少，用于肌肉活动等的能量需要量相对较低，每天平均为15～20kcal/（kg·bw）。

（4）生长发育需要　与生长速率成正比。每增加1g新组织需要4.4～5.7kcal能量。如果能量供给不足，可导致生长发育迟缓。出生头几个月，生长所需能量占总能量消耗的25%～30%。1岁以上占15%～16%。

（5）排泄消耗　为部分未经消化吸收的食物排出体外所丢失的能量，约占基础代谢的10%。

2. 蛋白质

蛋白质是婴幼儿生长发育必需的原材料。出生头两个月，50%蛋白质用于身体增长，

1岁以后生长速度下降,幼儿期约11%蛋白质用于生长发育。婴幼儿摄入蛋白质的质和量对其健康和成长至关重要。

婴儿对必需氨基酸的平均需要量按单位体重计算高于成年人,人乳中蛋白质氨基酸模式是婴儿最理想的氨基酸需要模式。除成人的8种必需氨基酸外,婴儿早期肝脏功能还不成熟,还需要由食物提供组氨酸、半胱氨酸、酪氨酸以及牛磺酸。牛乳中蛋白质含量约为人乳的2倍,但是牛乳酪蛋白分子大,不利于婴儿的吸收,不适宜1岁以内婴儿直接食用。婴幼儿膳食中优质蛋白质不应低于蛋白质总摄入量的1/2(月龄越小比例越高)。

以营养状态良好的母亲喂养婴儿的需要量为标准来衡量,婴儿蛋白质摄入量相当于1.6~2.2g/(kg·bw),其他食物蛋白质的营养价值低于母乳蛋白质,需要量相应增加。中国营养学会建议婴幼儿蛋白质摄入量:0~6月龄(AI)为9g/d,7~12月龄(RNI)为20g/d,1~2岁(RNI)为25g/d,3岁为30g/d。

膳食蛋白质供应不足时,婴幼儿可表现出生长发育迟缓或停滞、肝功能障碍、免疫功能降低、腹泻、水肿、贫血、消瘦等症状。此外,婴幼儿消化器官和肾脏发育还不完全,蛋白质摄入量过高时也会对机体带来不利影响。

3. 脂类

脂肪是婴幼儿的能量和必需脂肪酸的重要来源,也是重要的机体成分和能量储存形式,婴儿对脂肪的需要量按单位体重高于成年人。出生头6个月婴儿按每日母乳摄入量750mL计,可获得脂肪36.5g/L,占总能量的48.3%。中国营养学会推荐6月龄以内婴儿脂肪AI为总能量的48%,7~12月龄婴儿脂肪AI为总能量的40%,1~3岁幼儿膳食脂肪AI由总能量的40%逐渐降至35%。

必需脂肪酸对婴幼儿神经髓鞘的形成和大脑及视网膜光感受器的发育和成熟具有非常重要的作用。婴幼儿对必需脂肪酸缺乏较敏感,膳食中缺乏必需脂肪酸易导致婴幼儿皮肤干燥或发生脂溶性维生素缺乏。婴幼儿对ω-6多不饱和脂肪酸和ω-3多不饱和脂肪酸的需要量比例约为6:1。早产儿和人工喂养儿需要补充DHA,因为早产儿大脑中DHA含量低,体内促使α-亚麻酸转化成DHA的去饱和酶活性较低,且生长较快,需要量大;而人工喂养儿的食物来源主要是牛乳及其他代乳品,牛乳中DHA含量低,不能满足婴儿需要。EPA+DHA的AI在0~3岁为0.1g/d。中国营养学会推荐6月龄内婴儿亚油酸AI为4.2g/d,约为总能量的7.3%;α-亚麻酸的AI为500mg/d,约为总能量的0.9%;7~12月龄婴儿亚油酸的AI为4.6g/d,约为总能量的6%,α-亚麻酸的AI为510mg/d,约为总能量的0.67%;1~4岁推荐亚油酸的AI约为总能量的4.0%,α-亚麻酸AI约为总能量的0.6%。

4. 碳水化合物

碳水化合物是主要的供能营养素,有助于节约蛋白质,还是脑代谢的能源物质。婴儿出生后即能消化乳糖、蔗糖、果糖和葡萄糖,而且乳糖酶活性高,有利于对奶类所含乳糖的消化吸收。6月龄以内的婴儿主要碳水化合物来源就是奶类中的乳糖。2~3岁以上儿童乳糖酶活性开始下降。3个月以内婴儿缺乏淀粉酶，淀粉酶活性自4月龄后逐渐增强，因此建议淀粉类辅食在6月龄后开始添加。中国营养学会推荐碳水化合物平均需要量（EAR）：0~6月龄为60g，7~12月龄为80g，1~3岁为120g。

5. 矿物质

婴儿必需而又容易缺乏的矿物质主要有钙、铁、锌。此外，内陆地区甚至部分沿海地区碘缺乏症也较为常见。

（1）钙 新生儿体内钙含量约28g，占体重的0.8%，到成年时达到1000~1200g，相当于体重的1.5%~2.0%，说明生长过程中需要储存大量钙。钙是骨骼和牙齿的重要成分，在骨骼和牙齿发育关键时期，钙缺乏所导致的损害难以逆转。母乳喂养婴儿一般不会引起明显的钙缺乏。人乳含钙量约为242mg/L，按一天750mL计，母乳喂养的婴儿每天可摄入钙182mg。与牛乳相比，人乳含钙量低，但是人乳钙磷比（2.3∶1）更合理，更适宜婴儿，吸收率高，所以纯母乳喂养的0~6月的婴儿不易缺钙。《中国居民膳食营养素参考摄入量》（2023版）推荐婴儿钙的AI 6月龄内为200mg/d，7~12月龄350mg/d；1~3岁幼儿钙的RNI为500mg/d。6月龄内婴儿钙的UL为1000mg/d，7月龄到3岁UL为1500mg/d。

（2）铁 婴幼儿对铁的需要是为补充机体正常代谢损失及提供生长发育过程需要增加的铁，后者主要用于合成血红蛋白以扩充血容量、合成肌红蛋白以增加肌肉量，提高体内铁含量和维持铁的储备。正常新生儿体内铁总量约有300mg左右，基本上可满足出生后4个月内婴儿对铁的需求。4~5个月后，婴儿体内铁储备逐渐耗尽，生长所需铁的量也在增加，而母乳中铁含量低，不能满足婴幼儿对铁的需求，应开始添加含铁辅食或通过补充剂摄入，强化铁的配方奶、动物性食物如肉末、肝泥等是铁的良好来源。6月龄到2岁最易发生缺铁性贫血。早产儿和低出生体重儿体内铁储备较低，2个月后即应补充铁。我国营养学会推荐0~6月龄铁的AI为0.3mg/d，7~12月龄为10mg/d，1~3岁幼儿为10mg/d。

（3）锌 锌是核酸代谢和蛋白质合成过程中重要的辅酶成分，对机体免疫功能、激素调节、细胞分化和味觉形成等过程有重要作用。婴幼儿缺锌会导致食欲不振、味觉异常、生长发育迟缓、性发育不良、大脑和智力发育受损等。足月新生儿体内锌也有一定的储备，但母乳中锌含量相对不足。母乳喂养的婴儿在4~5个月后体内锌储备用完，也需要从膳食中补充。锌的良好食物来源包括婴儿配方食品、肝泥、蛋黄等。我国营养学会推荐0~6月龄锌的AI为1.5mg/d，7~12月龄为3.2mg/d，1~3岁幼儿为4.0mg/d。

（4）碘 碘主要参与甲状腺素的合成，甲状腺素在促进体格发育、大脑发育和调节代谢过程中发挥重要作用。婴儿期碘缺乏可引起以智力低下、体格发育迟缓为主要特征的克汀病。婴儿出生后前6个月碘的AI为85μg/d，7~12月龄AI为115μg/d，1~3岁幼儿RNI为90μg/d。

除钙、铁、锌、碘外，其他矿物质，如钾、钠、镁、铜、氯、硫及其他微量元素也为机体生长发育所必需，但母乳及配方奶喂养的健康婴儿均不易缺乏。

6. 维生素

母乳中的维生素尤其是水溶性维生素含量受乳母的膳食和营养状态的影响。膳食均衡的乳母，其乳汁中的维生素一般能满足婴儿的需要。用非婴儿配方奶喂养婴儿时，则应注意补充各种维生素。几乎所有的维生素在缺乏时都会影响婴幼儿的生长发育，其中关系最密切的有以下几种。

（1）维生素A 维生素A与机体生长、骨骼发育、生殖和视觉功能及抗感染有关。婴幼儿维生素A摄入不足会影响体重的增长，并可出现上皮组织角化、眼干燥症和夜盲症等缺乏体征。但维生素A摄入过量也会引起中毒，出现呕吐、昏睡、头痛、骨痛、皮疹等症状。母乳中含有较为丰富的维生素A，用母乳喂养的婴儿一般不需额外补充。维生素A缺乏多见于1~6岁儿童，主要与断奶后缺乏动物性食物和新鲜绿色蔬菜和水果的摄入有关。0~6月龄婴儿维生素A的AI为300μg RAE/d，7~12月龄AI为350μg RAE/d，1~3岁幼儿RNI为340μg RAE/d。常用的维生素A补充剂为浓缩鱼肝油，补充时要适量，过量会导致维生素A、维生素D中毒。

（2）维生素D 维生素D调节血钙平衡，与骨骼和牙齿的形成发育有关，对于婴幼儿的生长发育十分重要。婴幼儿佝偻病发生的主要原因是维生素D的缺乏。人乳及牛奶中维生素D含量均较低，因此应该给婴幼儿适量补充维生素D，并经常晒太阳。补充维生素D制剂时应注意剂量，以免过量中毒。我国婴幼儿维生素D推荐摄入量为10μg/d。

（3）维生素E 由于胎盘转运维生素E效率较低，新生儿组织中维生素E储备少，尤其早产儿和低出生体重儿储存更少。婴儿体内维生素E水平低下，细胞膜上多不饱和脂肪酸易遭氧化破坏，细胞容易破裂，发生溶血性贫血症。我国0~6月龄婴儿维生素E的AI为3mg α-TE/d，7~12月龄AI为4mg α-TE/d，1~3岁幼儿RNI为6mg α-TE/d。母乳中维生素E含量约为3.3~4.5mg α-TE/L，初乳中含量更为丰富，因而婴儿维生素E的需要量可由母乳获得。牛乳中维生素E含量远低于人乳，因此牛乳喂养的婴幼儿需注意补充维生素E。

（4）维生素K 维生素K是形成凝血酶原等凝血相关蛋白质的必要营养素，缺乏易引起出血性疾病。婴儿出生时几乎无维生素K储备，肠道内以双歧杆菌占优势的正常菌群尚未建立，无法有效合成维生素K，人乳中维生素K的含量也很低（人乳约含维生素K为2~10μg/L，牛乳及婴儿配方奶粉约为母乳的4倍），因而新生儿尤其是纯母乳喂养的婴儿更易出现维生素K缺乏导致的出血性疾病。目前WHO等均建议所有新生儿出生后补充维生素K，以预防维生素K缺乏。出生1个月以后，一般不容易出现维生素K缺乏。0~6月龄婴儿维生素K的AI为2.0μg/d，7~12月龄AI为10μg/d，1~3岁幼儿AI为30μg/d。

（5）维生素C 维生素C有抗氧化、提高机体免疫力、促进铁吸收等作用。母乳喂养婴儿不易缺乏维生素C。但是牛乳中维生素C含量较低，且加热煮沸过程中多已被破坏，所以人工喂养的婴儿应及时补充维生素C，随着年龄增大可添加富含维生素C的新鲜蔬菜和水果，如菜汁、果汁等。0~1岁婴儿维生素C的AI为40mg/d，1~3岁幼儿RNI为40mg/d。

（6）维生素B_1 维生素B_1主要参与糖类代谢，每1000kcal能量需要消耗0.5mg维生素B_1。乳汁中维生素B_1的含量与母乳膳食关系密切，当乳母膳食中维生素B_1含量充足时，母乳完全能够满足婴儿维生素B_1的需要；当乳母长期食用精白米面，其他维生素B_1膳食来源又不足时，可导致婴儿维生素B_1缺乏而引起婴儿脚气病。0~6月龄婴儿维生素B_1的AI为0.1mg/d，7~12月龄AI为0.3mg/d，1~3岁幼儿RNI为0.6mg/d。

（7）维生素B_2 维生素B_2参与机体生物氧化与能量生成，并参与维生素B_6和烟酸代谢。乳汁中维生素B_2含量丰富且比较稳定，可满足婴儿需要。婴幼儿维生素B_2缺乏主要表现在口、舌、皮肤等部位。0~6月龄婴儿维生素B_2的AI为0.4mg/d，7~12月龄AI为0.6mg/d，1~3岁幼儿RNI男性为0.7mg/d，女性为0.6mg/d。

（8）叶酸 叶酸参与氨基酸代谢，与核酸、蛋白质的合成有关，对细胞分裂和生长有重要作用。婴幼儿叶酸缺乏会发生巨幼红细胞性贫血，给婴幼儿补充新鲜绿叶蔬菜和动物肝脏可预防。0~6月龄婴儿叶酸的AI为65μg DFE/d，7~12月龄AI为100μg DFE/d，1~3岁幼儿RNI为160μg DFE/d。

（9）维生素B_{12} 维生素B_{12}缺乏与诱发巨幼红细胞性贫血、同型半胱氨酸血症、神经损害有关。只要乳母血清中维生素B_{12}浓度正常，婴儿就可以通过母乳获得充足的维生素B_{12}。维生素B_{12}主要来源于动物性食物，素食乳母乳汁含量低于混合膳食者。因此，素食母亲应注意给婴儿补充维生素B_{12}以预防缺乏。0~6月龄婴儿维生素B_{12}的AI为0.3μg/d，7~12月龄AI为0.6μg/d，1~3岁幼儿RNI为1.0μg/d。

三、婴幼儿喂养

婴幼儿生长发育所需要的能量和营养素必须通过合理的喂养来获得，应充分考虑婴幼儿生长发育和消化系统功能不完善的特点以及乳母的生理和营养状态，以确定科学的喂养方式。

（一）婴儿喂养方式

婴儿期是从完全依赖母乳营养到靠饮食营养的过渡时期，喂养方式分为三种：母乳喂养、人工喂养和混合喂养。

1. 母乳喂养

母乳是婴儿最理想的食物，纯母乳能够满足婴儿6月龄以内所需要的全部液体、能量和营养素。母乳中适宜水平的营养既能提供给婴儿充足的能量，又能避免过度喂养，使婴儿获得最佳的、健康的生长速率，为一生健康奠定基础。对6月龄以内的婴儿应坚持纯母乳喂养。母乳喂养的优点包括以下几个方面。

（1）母乳营养成分最适合婴儿需要，且消化吸收利用率高 ①母乳蛋白质含量低于牛奶，但以乳清蛋白为主（乳清蛋白与酪蛋白比例为8∶2），乳清蛋白在胃酸作用下形成小而柔软的絮状凝块，容易为婴儿消化吸收；母乳蛋白质中必需氨基酸构成与婴儿一致，能被婴儿最大限度利用；母乳中牛磺酸含量较多，为婴儿脑组织及视网膜发育所必需。②母乳以不饱和脂肪酸为主，含有的脂酶可将脂肪乳化为细小的颗粒，极易消化吸收；母乳含有丰富的必需脂肪酸、长链多不饱和脂肪酸[花生四烯酸（AA）、二十二碳六烯酸（DHA）]及卵磷脂和鞘磷脂等，满足婴儿脑神经及视网膜发育的需要。③母乳富含乳糖和低聚糖，可以促进肠道益生菌在肠道生长，有效抑制大肠埃希菌或轮状病毒等在肠道生长繁殖，有利于婴儿尽早建立健康的肠道微生态环境。此外，乳糖还可以促进钙、铁、锌等矿物质的吸收。④母乳矿物质含量明显低于牛乳，与婴儿肾溶质负荷相适应，有利于保护尚未发育完善的肾功能；钙磷比例适宜，钙的吸收率高，同时铁和锌生物利用率也都高于牛乳。⑤母乳中维生素的含量易受乳母的营养状态的影响，尤其是维生素C、B族维生素、β-胡萝卜素及维生素A。营养良好乳母的乳汁中维生素能满足1~6个月婴儿的需要，但由于维生素D不能通过乳腺，在乳汁中的含量很少，需要通过添加维生素D制剂和多晒太阳进行补充。

（2）母乳富含多种免疫物质，有助于增强婴儿抗感染能力　①母乳尤其初乳中含有多种免疫球蛋白，其中分泌型免疫球蛋白（SIgA）可保护婴儿呼吸及消化系统抵抗细菌及滤过性病毒侵袭，起着重要的免疫屏障作用。②吞噬细胞能有效地杀灭并吞噬革兰氏阳性细菌。③乳铁蛋白能有效地抑制铁依赖细菌，如大肠埃希菌、链球菌等的代谢与繁殖。④溶菌酶可通过水解细菌细胞壁中的乙酰氨基多糖而使易感菌溶解，发挥杀菌抗炎作用。⑤母乳双歧杆菌因子可促进肠道内双歧杆菌生长并产生乙酸和乳酸，降低肠道pH，抑制腐败菌生长。多种免疫物质在婴儿体内构成了有效的防御系统，保护婴儿免受感染。

（3）母乳喂养经济方便又不易引起过敏　母乳喂养婴儿经济方便，任何时间母亲都能提供温度适宜的乳汁给婴儿。纯母乳喂养能有效地避免婴儿过早接触异源性蛋白质。有研究证明，纯母乳喂养儿1岁以内极少发生过敏反应。而估计约有2%的婴儿对牛乳蛋白过敏，表现为湿疹、支气管哮喘及呕吐、腹泻等。因为牛奶蛋白质与人乳蛋白质存在一定差异，被肠黏膜吸收后可被作为过敏原而引起过敏反应。

（4）增进母婴交流，促进情感和智力发育　哺乳有益于母婴双方身心健康。哺乳过程中，母亲可通过与婴儿的皮肤接触、目光交流、微笑、语言以及爱抚等动作增强母婴的感情交流，使婴儿获得积极的心理暗示和安全感，有助于婴儿心理行为、情感发展和智力发育。

（5）降低母婴疾病发生风险　对乳母来说，哺乳有利于子宫收缩和恢复，促进脂肪消耗，避免产后体重滞留，并且能降低母亲以后发生肥胖、骨质疏松、乳腺癌、卵巢癌的可能性。对婴儿来说，母乳喂养可降低婴幼儿感染性疾病风险。母乳喂养可减少或消除婴儿暴露于污染的食物及容器的机会；同时母乳含有的免疫物质可以抵抗多种病原微生物的感染。研究证明，在婴儿出生后的前6个月，给予全母乳喂养可明显降低婴儿的发病率及死亡率，而且成年后肥胖、糖尿病等疾病的发病风险较低。

2. 人工喂养

因疾病或其他原因不能进行母乳喂养时，可采用牛乳或其他代乳品喂养婴儿。完全人工喂养婴儿最好选择婴儿配方奶粉。不宜直接用普通液态奶、成人奶粉、蛋白粉、豆奶粉等喂养6月龄内婴儿。

婴儿配方奶粉通常以牛奶为基础原料按照婴幼儿营养需要和母乳组成的模式和特点调制而成。在蛋白质方面，降低蛋白质的总量，调整蛋白质的构成以满足婴儿的需要，如将乳清蛋白的比例增加至60%，同时减少酪蛋白至40%，以减少肾脏负荷，并利于消化吸收。在脂肪方面，脱去部分或全部富含饱和脂肪酸的奶油，以富含不饱和脂肪酸的植物油代替，调节脂肪酸的构成和比例使之接近母乳，以满足婴儿对脂肪酸的需要，如调整ω-3与ω-6系列脂肪酸的比例，并添加有助于大脑发育的长链多不饱和脂肪酸如DHA，使脂肪成分更接近于母乳。在碳水化合物方面，α-乳糖和β-乳糖添加比例为4∶6，适当加入可溶性多糖，以提高乳糖含量至母乳水平。在矿物质和维生素方面，脱去牛奶中部分矿物质，调整钙磷比例至1∶1~2∶1，相应增加铁、锌等微量元素及维生素A、维生素D、维生素B_1、维生素B_2、维生素C及叶酸等，使各营养成分的含量、种类和比例接近母乳，更适合婴儿消化吸收，满足婴儿生长发育所需营养素。

婴儿配方奶粉可用于喂养不同阶段的健康婴儿。对患有先天性代谢缺陷而无法耐受母乳喂养的婴儿（如乳类蛋白过敏、乳糖不耐受、苯丙酮尿症等），需要在医生指导下选择特殊婴儿配方食品。苯丙酮尿症患儿要选用限制苯丙氨酸的奶粉；乳糖不耐受患儿要选用去乳糖的配方奶粉；对乳类蛋白质过敏的患儿可选用大豆为蛋白质来源的配方奶粉。

3. 混合喂养

母乳不足或母亲不能按时哺乳时，可用婴儿配方奶粉或其他乳品、代乳品补充进行混合喂养。对于6个月以下，特别是0~4个月的婴儿要采用补授法，即先喂母乳，不足时再添加配方奶或其他乳品。每天应哺乳3次以上。补授法有利于刺激乳汁的分泌，防止母乳分泌量的进一步减少。混合喂养时代乳品补充用量应以婴儿吃饱为宜，具体用量应根据婴儿体重、母乳缺少的程度而定。

（二）婴儿辅食的添加

随着婴儿年龄的增长，单纯的母乳已经不能完全满足婴儿对营养的需要，同时，婴儿消化系统及各器官的协调性已经逐步发育成熟，肠道消化淀粉的酶也逐渐活跃，牙齿萌出，咀嚼功能增强，开始能适应非流质食物，对食物有了新的要求。这时应逐步添加辅食，一方面补充婴儿的营养需要；另一方面可训练婴儿的咀嚼、吞咽、消化能力，为断奶做准备。

证据表明，婴儿满6月龄是添加辅食的最佳时机。过早添加辅食，尤其是在满4月龄前，也就意味着纯母乳喂养时间严重缩短，并且会明显增加儿童期和成人期肥胖风险。过早添加辅食容易因婴儿消化系统不成熟而引发胃肠道不适,进而导致喂养困难或增加感染、过敏等风险。过晚添加辅食,即满6月龄后,不及时添加辅食会增加婴幼儿能量及蛋白质、铁、锌、碘、维生素A等缺乏的风险,进而导致营养不良以及缺铁性贫血等各种营养缺乏性疾病,并且造成长期不可逆的不良影响。

1. 辅食添加的适宜时间

因婴儿个体差异,开始添加辅食并没有一个严格时间规定。一般有下列情形时可以添加辅食:①婴儿体重增长已达到出生时的2倍;②婴儿在吃完约250mL奶后不到4h又饿了;③婴儿可以坐起来了;④婴儿在24h内能吃完1000mL或以上的奶;⑤婴儿月龄达6个月。

2. 辅食添加的原则

①每次只添加一种新的食物,由少到多,由稀到稠,由细到粗,循序渐进,逐渐增加食物种类,从一种到多种;逐渐从泥糊状食物如肉泥、蛋黄、米糊,过渡到颗粒状、半固体或固体食物,如烂面、厚粥、米饭、肉末、碎菜、水果粒等。每添加一种新的食物应适应2~3d,密切观察是否出现呕吐、腹泻、皮疹等不良反应。在婴幼儿适应一种食物后再增加新的品种,使婴儿有一个适应的过程。②应在婴儿健康、消化功能正常时添加辅助食品。③保持原味,不加盐、糖以及刺激性调味品。1岁以后逐渐尝试淡口味的家庭膳食。考虑到婴儿对食物的适应能力和爱好存在个体差异,辅食开始添加的时间以及品种和数量增加的快慢应根据具体情况灵活掌握。

3. 婴儿辅食添加的顺序

婴儿辅食的添加顺序可参照表2-6。一般来说,先单一食物后混合食物,先液体后泥糊状,再固体;先强化铁的婴儿米粉、蛋黄、果泥、菜泥,后鱼泥、肉泥等。第一口辅食可以选择如肉泥、蛋黄、强化铁的婴儿米粉等,婴幼儿辅食量一般以其所需能量来衡量。理想的辅食应达到每100mL或100g提供能量在80kcal以上。

实践应用

如何添加第一口辅食

从富含铁的泥糊状食物开始,第一口辅食可以选择如肉泥、蛋黄、强化铁的婴儿米粉等。建议用母乳和/或婴儿熟悉的配方奶将食物调至稍稀的泥糊状,稠度是用小勺舀起且不会很快滴落。婴儿刚开始接受小勺喂养时需要学习,由于进食技能不足,只会舔吮,甚至将食物推出、吐出,需要慢慢练习。可以用平头的小勺舀起少量泥糊状食物,放在婴儿一侧嘴角让其舔吮。切忌将小勺直接塞进婴儿嘴里,令其有窒息感。第一次加辅食,只需在中午添加一次,尝试几次就可以。可以先喂母乳至婴儿半饱时加,随后继续母乳喂养;也可以先尝试辅食再母乳喂养。第二天继续在同一时间添加，增加喂养量。随后几天逐渐增加喂养量至婴儿吃饱为止，成为单独一餐，不必再喂养母乳。随后可以在晚餐时再增加一次辅食喂养，至每天两餐辅食。合理安排婴幼儿的作息时间，包括睡眠、进食和活动时间等，尽量将辅食喂养安排在与家人进食时间相近或相同时，以便以后能与家人共同进餐。与此同时，增加辅食种类。新添加的辅食建议在中午前添加，如发生不良反应可及时处理。

表2-6 婴儿辅助食品添加顺序

月龄	添加的辅食	供给营养素及功能
1～3	菜汤、番茄汁、鲜橘子汁、橙子汁等	维生素C
	鱼肝油（一般出生后数日便可添加）	维生素A、维生素D
4～6	米粉糊、麦粉糊、粥汁 蛋黄、鱼泥、动物血、肝泥、豆腐脑 菜泥、水果泥 鱼肝油（户外活动）	能量（训练吞咽功能） 蛋白质、铁、B族维生素 维生素、矿物质、膳食纤维 维生素A、维生素D
7～9	稀粥、烂面条、饼干、面包、馒头 全蛋、肝泥、动物血、鱼肉、碎肉末、豆腐、豆浆 蔬菜泥、水果泥、蔬菜粥 鱼肝油（户外活动）	能量（训练咀嚼、促进出牙） 蛋白质、铁、锌、钙等矿物质 维生素C、矿物质、膳食纤维 维生素A、维生素D
10～12	稠粥、烂饭、面条、面包、馒头 全蛋、肝、动物血、鱼肉、碎肉末、黄豆制品 碎菜、水果 鱼肝油（户外活动）	能量 蛋白质、铁、锌、钙等矿物质 维生素、矿物质、膳食纤维 维生素A、维生素D

四、婴幼儿喂养指南

婴幼儿不能也不会选择和安排食物，其营养摄入取决于家长或监护人的喂养，家长为其选择和准备的食物与婴幼儿健康密切相关。因此，每一位家长了解和掌握婴幼儿喂养知识至关重要。中国营养学会颁布的《中国居民膳食指南（2022）》中，对于婴幼儿的喂养建议如下。

1．6月龄内婴儿母乳喂养指南

6月龄婴儿处于生命早期1000d健康机遇窗口期的第二个阶段，营养作为最主要的环境要素对其生长发育和后续健康持续产生至关重要的影响。母乳中适宜的营养既能为婴儿提供充足而适量的能量，又能避免过度喂养，使婴儿获得最佳的、健康的生长速率，为一生的健康奠定基础。一般情况下，母乳喂养能够完全满足6月龄内婴儿的能量、营养素和水的需要，6月龄内的婴儿应给予纯母乳喂养。0～6月龄婴儿母乳喂养关键推荐可参照图2-4。

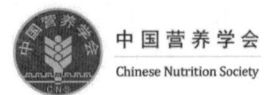 中国0~6月龄婴儿母乳喂养关键推荐
依据《中国居民膳食指南（2022）》绘制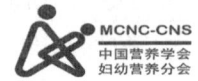

- 尽早开奶
- 第一口吃母乳，纯母乳喂养
- 不需要补钙
- 每日补充维生素D 400IU
- 回应式喂养
- 定期测量体重和身长

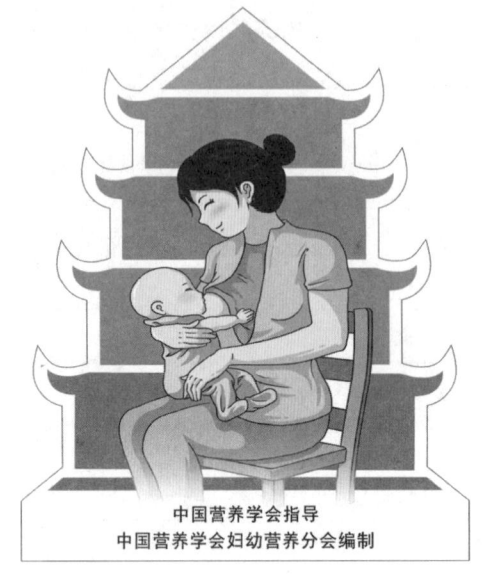

图2-4　中国0~6月龄婴儿平衡膳食宝塔

（1）母乳是婴儿最理想的食物，坚持6月龄内纯母乳喂养。

–母乳喂养是婴儿出生后最佳喂养方式。

–婴儿出生后不要喂任何母乳以外的食物。

–应坚持纯母乳喂养至婴儿满6月龄。

–坚持让婴儿直接吸吮母乳，只要母婴不分开，就不用奶瓶喂哺人工挤出的母乳。

–由于特殊情况需要在婴儿满6月龄前添加母乳之外其他食物的，应咨询医务人员后谨慎做出决定。

–配偶和家庭成员应支持鼓励母乳喂养。

（2）生后1小时内开奶，重视尽早吮吸。

–分娩后母婴即可开始不间断的肌肤接触，观察新生儿觅食表现，帮助开始母乳喂养，特别是让婴儿吸吮乳头和乳晕，刺激母乳分泌。

–出生体重下降只要不超过出生体重的7%就应坚持纯母乳喂养。

–婴儿吸吮前不需过分擦拭或消毒乳房。

–通过精神鼓励、专业指导、温馨环境、愉悦心情等辅助开奶。

（3）回应式喂养，建立良好的生活规律。

–及时识别婴儿饥饿及饱腹信号，并尽快做出喂养回应，哭闹是婴儿表达饥饿信号的最晚表现。

-按需喂养，不要强求喂奶次数和时间，但生后最初阶段会在每天10次以上。

-婴儿异常哭闹时，应考虑非饥饿原因。

（4）适当补充维生素D，母乳喂养无需补钙。

-纯母乳喂养的婴儿出生后数日开始每日补充维生素D10μg。

-纯母乳喂养的婴儿不需要补钙。

-出生后应注意补充维生素K。

（5）任何动摇母乳喂养的想法和举动，都必须咨询医生或其他专业人员，并由他们帮助做出决定。

-绝大多数母亲都能纯母乳喂养自己的孩子。

-母乳喂养遇到困难时，需要医生和专业人员的支持。母亲不要放弃纯母乳喂养，除非医生针对母婴任何一方原因明确提出不宜母乳喂养的建议。

-相对于纯母乳喂养，给6月龄内婴儿喂养任何其他食物，对婴儿健康都会有不利影响。

-任何婴儿配方奶都不能与母乳相媲美，只能作为母乳喂养失败后的无奈选择，或母乳不足时对母乳的补充。

-不要直接用普通液态奶、成人和普通儿童奶粉、蛋白粉、豆奶粉等喂养6月龄内婴儿。

（6）定期检测婴儿体格指标，保持健康生长。

-身长和体重是反映婴儿喂养和营养状况的直观指标。

-6月龄内婴儿每月测量一次身长、体重和头围，病后恢复期可适当增加测量次数。

-选用国家卫生标准《5岁以下儿童生长状况判定》（WS/T 423—2013）判定生长状况。

-出生体重正常婴儿的最佳生长模式是基本维持其出生时在群体中的分布水平。

-婴儿生长有自身规律，不宜追求参考值上限。

2．7~24月龄婴幼儿喂养指南

7~24月龄婴幼儿处于生命早期1000d健康机遇窗口期的第三阶段，适宜的营养和喂养不仅关系到婴幼儿近期的生长发育，也关系到长期的健康。在继续母乳喂养的同时，要及时合理地为婴幼儿添加辅助食品，以补充其营养需要，并且使婴幼儿逐步适应乳类以外的食物，在这个过程中，母乳仍然是主要的。7~24月龄婴幼儿每日膳食组成可参照图2-5。

（1）继续母乳喂养，满6月龄起添加辅食，从富含铁的泥糊状食物开始。

-婴儿满6月龄后继续母乳喂养到2岁或以上。

-从满6月龄起逐步引入各种食物，辅食添加过早或过晚都会影响健康。

-首先添加肉泥、肝泥、强化铁的婴儿谷粉等富含铁的泥糊状食物。

-有特殊需要时须在医生的指导下调整辅食添加时间。

（2）及时引入多样化食物，重视动物性食物的添加。

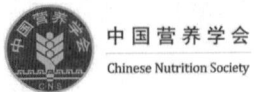
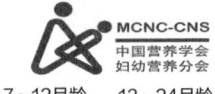
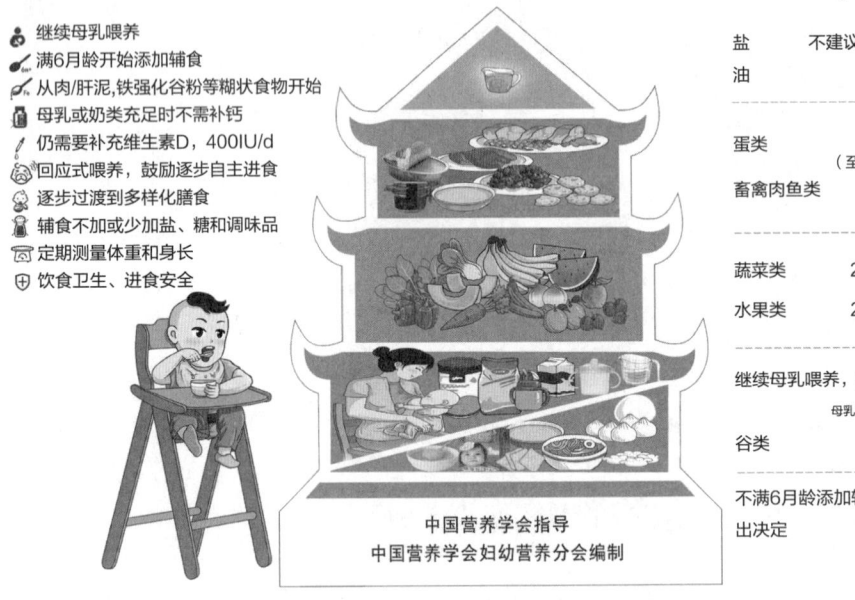

图2-5　中国7～24月龄婴幼儿平衡膳食宝塔

- 每次只引入一种新的食物，逐步达到食物多样化。
- 不盲目回避易过敏食物，1岁内适时引入各种食物。
- 从泥糊状食物开始，逐渐过渡到固体食物。
- 逐渐增加辅食频次和进食量。

（3）尽量少加糖盐，油脂适当，保持食物原味。

- 婴幼儿辅食应单独制作。
- 保持食物原味，尽量少加糖、盐及各种调味品。
- 辅食应含有适量油脂。
- 1岁以后逐渐尝试淡口味的家庭膳食。

（4）提倡回应式喂养，鼓励但不强迫进食。

- 进餐时父母或喂养者与婴幼儿应有充分的交流，识别其饥饱信号，并及时回应。
- 耐心喂养，鼓励进食，培养进餐兴趣。
- 进餐时不看电视，不玩玩具，每次进餐时间不超过20min。
- 父母或喂养者应保持自身良好的进餐习惯，成为婴幼儿的榜样。

（5）注意饮食卫生和进食安全。

- 选择安全、优质、新鲜的食材。
- 制作过程始终保持清洁卫生，生熟分开。

—不吃剩饭，妥善保存和处理剩余食物，防止进食意外。
—饭前洗手，进食时应有成人看护，并注意进食环境安全。
（6）定期检测体格指标，追求健康生长。
—体重、身长、头围等是反映婴幼儿营养状况的直观指标。
—每3个月测量一次体重、身长、头围等体格生长指标。
—平稳生长是婴幼儿最佳的生长模式。
—鼓励婴幼儿爬行、自由活动。

五、幼儿膳食原则

幼儿膳食从婴儿期的以奶类为主过渡到以谷类为主，奶、蛋、鱼、畜、禽及蔬菜和水果为辅的混合膳食，但其烹调方法与成人有差别，幼儿膳食原则包括以下三点。

1．平衡膳食

逐渐添加谷类食品以及畜、禽、蛋、鱼、奶类和豆类及其制品，每日供给牛奶或相应的奶制品不应少于350mL。幼儿的每周食谱中应至少安排一次动物肝、动物血及一次海产品，以补充维生素A、铁、锌和碘。

2．合理烹调

幼儿的食物应单独制作，质地应细、软、碎、烂，主食以软饭、面条、米粉、馒头、面包、馄饨等交替使用。蔬菜应切碎煮烂，瘦肉宜制成肉糜或肉末，易为幼儿咀嚼、吞咽和消化。坚果及种子类食物，如花生、黄豆等应磨碎制成泥糊状，以免呛入气管。幼儿食物烹调宜采用蒸、煮等，不宜添加味精等调味品，以原汁原味最好。食物烹调时还应具有较好的色、香、味、形，以刺激幼儿胃酸的分泌，促进食欲。

3．膳食安排

每日4~5餐，除三餐外，可增加1~2次点心，进餐应有规律。早餐宜提供一日能量和营养素的25%，午餐为35%，每日5%~10%的能量和营养素可以零食或点心的方式提供，晚饭后除水果或牛奶外应逐渐养成不再进食的良好习惯，尤其睡前忌食甜食，以保证良好的睡眠，预防龋齿。

第五节 学龄前儿童的营养与膳食配餐

学龄前儿童指2~5岁的儿童。与婴幼儿期相比，此时期生长发育速度减缓，但仍处于较高水平，各器官持续发育并逐渐成熟，对营养的需要较高，该阶段的生长发育状况也直接关系到青少年和成人期发生肥胖的风险。经过7~24月龄期间膳食模式的过渡和转变，学龄前儿童摄入的食物种类和膳食结构已开始接近成人，是饮食行为和生活方式形成的关键时期。这一时期儿童活动能力和范围增加，生活自理能力不断提高，而且好奇心、模仿能力强，具有很强的可塑性。所以，该阶段培育良好的饮食习惯，将为其一生建立健康膳食模式奠定坚实的基础。

一、学龄前儿童的生理特点

1. 身高体重稳步增长

与婴幼儿相比，学龄前儿童体格发育速度相对减慢，但仍保持稳步增长，平均每年体重增长约2kg，身高增长5~7cm。

2. 神经系统发育逐渐完善

3岁时神经细胞的分化已基本完成，但脑细胞体积的增大及神经纤维的髓鞘化仍继续进行，神经冲动的传导速度加快。儿童智能发育进一步加快，求知欲强，好奇心强，主动性增强，但自我控制能力仍不完全。

3. 咀嚼和消化功能仍有限

3岁儿童20颗乳牙已出齐，6岁时第一颗恒牙萌出，但咀嚼能力仅达到成人的40%，消化能力仍很有限，尤其是对固体食物需要较长时间适应。这一时期还不能给予家庭成人膳食，以免造成消化系统功能紊乱。

4. 心理发育特征

2~5岁儿童注意力分散，无法专心进餐，吃饭时边吃边玩，使进餐时间延长，容易出现因食物摄入不足而致营养素缺乏。学龄前儿童在食物选择上有自我做主的倾向，且模仿能力极强，因此这一时期要特别注意培养儿童良好的饮食习惯。

二、学龄前儿童的营养需要

1. 能量和宏量营养素

（1）能量　学龄前儿童能量需要随年龄增长而增加，而且男孩高于女孩。学龄前儿童能量的需要除维持新陈代谢外，还需满足组织生长发育的需要。中国营养学会推荐的学龄前儿童每日能量需要范围为1100~1400kcal/d，见表2-7。

（2）蛋白质　学龄前儿童需要足量优质的蛋白质维持机体蛋白质的合成和更新，满足细胞和组织的增长，因此对蛋白质的质量，尤其是必需氨基酸的质量和数量有一定的要求。中国营养学会建议学龄前儿童蛋白质的RNI为25~30g/d，蛋白质供能比为12%~15%，其中动物性蛋白质占一半，见表2-8。

表2-7　学龄前儿童能量摄入量

年龄	男/(kcal/d)	女/(kcal/d)
2岁	1100	1000
3岁	1250	1150
4岁	1300	1250
5岁	1400	1300

表2-8　学龄前儿童蛋白质摄入量

年龄	男/(g/d)	女/(g/d)
2岁	25	25
3岁	30	30
4岁	30	30
5岁	30	30

（3）脂肪　儿童生长发育所需的能量、免疫功能的维持、脑的发育和神经髓鞘的形成都需要脂肪，尤其是必需脂肪酸。学龄前儿童每日每千克体重需总脂肪约4~6g，供能比为30%~35%。

（4）碳水化合物　丰富的碳水化合物是学龄前儿童能量的主要来源。每日每千克体重约需碳水化合物15g，供能比为50%~65%，要以淀粉类食物为主，避免糖和甜食的过多摄入。

2. 矿物质

（1）钙　学龄前儿童钙缺乏很常见，为满足儿童骨骼生长需要补充充足的钙。儿童最理想的钙来源是奶及奶制品。每日奶的摄入量应不低于300mL/d，也不宜超过600mL/d。

（2）铁　摄入充足的铁不仅有助于儿童抵抗感染，降低贫血风险，而且能帮助其提高注意力和学习能力。铁缺乏引起的缺铁性贫血是儿童期最常见的疾病。动物肝脏、动物血、瘦肉是铁的良好来源。膳食中丰富的维生素C可促进铁的吸收。

（3）锌　锌缺乏儿童常表现为味觉下降、厌食甚至异食癖、嗜睡、面色苍白、抵抗力差而易患各种感染性疾病等，严重者生长迟缓。贝壳类海产品、红色肉类及其内脏均为锌的良好来源。

（4）碘　发育期儿童的身高、体重、肌肉、骨骼的增长和性发育都离不开甲状腺素的参与，此时期碘缺乏可致儿童生长发育受影响，也会影响到儿童的学习能力和神经运动能力。使用碘强化食盐烹调食物是碘的重要来源。建议学龄前儿童每周至少食用一次海产品。

表2-9为中国营养学会推荐的学龄前儿童矿物质摄入量。

表2-9　学龄前儿童矿物质摄入量

年龄	钙/（mg/d）	铁/（mg/d）	锌/（mg/d）	碘/（μg/d）
1岁~	500	10	4.0	90
4岁~	600	10	5.5	90

3．维生素

（1）维生素A　维生素A缺乏会影响学龄前儿童生长发育，还会增加麻疹、感染性腹泻、失明等的发病率和死亡风险。维生素A对学龄期儿童骨骼生长、提高免疫力以及正常的视觉功能具有重要作用。可考虑每周摄入1次含维生素A丰富的动物肝脏，每天摄入一定量蛋黄、牛奶，或在医生指导下补充鱼肝油。

（2）维生素D　学龄前儿童钙缺乏仍比较常见，所以需要充足的维生素D以促进钙的吸收。儿童经常户外运动是获得充足有效的维生素D的最好来源。

（3）B族维生素　维生素B_1、维生素B_2和烟酸在保证儿童体内的能量代谢以促进其生长发育方面有重要的作用。亚临床缺乏维生素B_1影响儿童食欲、消化功能。维生素B_2缺乏引起口角炎、舌炎、唇炎以及湿疹，缺铁性贫血的儿童常伴有维生素B_2缺乏。全谷物、坚果、豆类、奶类、瘦肉、动物内脏等是良好的食物来源。

（4）维生素C　维生素C缺乏可导致免疫力降低以及慢性病的患病风险增加。维生素C主要来源于新鲜的蔬菜如深绿色蔬菜，柿子椒、油菜、西蓝花等，以及鲜枣类、柑橘类水果等。

表2-10为中国营养学会推荐的学龄前儿童维生素摄入量。

表2-10　学龄前儿童维生素摄入量

年龄	维生素A/（μg RAE/d）		维生素D/（μg/d）	维生素B_1/（mg/d）	维生素B_2/（mg/d）		烟酸/（mg/d）		维生素C/（mg/d）
	男	女			男	女	男	女	
1岁~	340	330	10	0.6	0.7	0.6	6	5	40
4岁~	390	380	10	0.9	0.9	0.8	7	6	50

三、学龄前儿童膳食指南

《中国居民膳食指南（2022）》中关于学龄前儿童的膳食指南在一般人群平衡膳食准则八条基础上，增加以下5条核心推荐。

1. 食物多样，规律就餐，自主进食，培养健康饮食行为

学龄前儿童的均衡营养应由多种食物构成的平衡膳食提供，每日膳食应有适宜数量的谷类、奶类、肉类（或蛋、鱼类）、蔬菜和水果等，在各类食物的数量相对恒定的前提下，同类互换，做到膳食多样化，使营养全面均衡。

为了引导儿童自助、有规律地进餐，应做到以下几点：①尽可能提供固定的就餐座位，定时定量进餐。②避免追着喂、边吃边玩、边吃边看电视等行为。③吃饭细嚼慢咽但不拖延，最好在30min内吃完。④让孩子使用筷、匙进食，养成自主进食的习惯，增强孩子进食的兴趣、信心和能力。

2. 每日饮奶，足量饮水，合理选择零食

奶类是优质蛋白质和钙的最佳食物来源，应鼓励儿童每天饮奶，建议学龄前儿童每天饮奶300~500mL或相当量的奶制品。2~5岁儿童新陈代谢旺盛、活动量大、出汗多，需要及时补充水分，建议每天水的总摄入量（含饮水和汤、奶等）1300~1600mL，其中饮水量为600~800mL，并以饮白水为佳，少量多次饮用。零食作为学龄前儿童全天营养的补充，应与加餐相结合，以不影响正餐为前提。多选营养素密度高的食物如奶类、水果、蛋类和坚果等作为零食，不宜选高盐、高脂、高糖食物及含糖饮料。

3. 合理烹调，少调料少油炸

从小培养儿童淡口味有助于形成终身的健康饮食行为，烹制儿童膳食时应控制盐和糖的用量，不加味精、鸡精及辛辣味等调味品，保持食物的原汁原味，让儿童首先品尝和接纳食物的自然味道。建议多采用蒸、煮、炖、煨等方式，少用煎、炒的方式加工烹调食物，有利于儿童食物消化吸收、控制能量摄入过多以及淡口味的培养。

4. 参与食物选择与制作，增进对食物的认知与喜爱

家庭和托幼机构应有计划地开展食育活动，为儿童提供更多接触、观察和认识食物的机会；在保证安全的前提下鼓励儿童参与食物选择和烹调加工过程，增进对食物的认知和喜爱，培养尊重和爱惜食物的意识。

5. 经常户外活动，定期体格测量，保障健康成长

积极规律的身体活动、较少的久坐及视屏时间和充足的睡眠，有利于学龄前儿童的生长发育和预防超重、肥胖、慢性病及近视。应鼓励学龄前儿童经常参加户外活动，每天至少120min。同时减少久坐行为和视屏时间，每次久坐时间不超过1h，每天累计视屏时间不超过1h，且越少越好。保证儿童睡眠充足，推荐每天总睡眠时间10~13h，其中包括1~2h午睡时间。

学龄前儿童的身高、体重能直接反映其膳食营养和生长发育状况，应定期监测儿童身高、体重等体格指标，及时发现儿童营养健康问题、并做出相应的饮食和运动调整，避免营养不良和超重肥胖，保证儿童健康成长。

四、学龄前儿童的膳食及餐次安排

1. 膳食安排

学龄前儿童的膳食应由多样化食物构成,建议平均每天食物种类数达到12种以上,每周达到25种以上,烹调油和调味品不计算在内,中国学龄前儿童平衡膳食宝塔见图2-6。

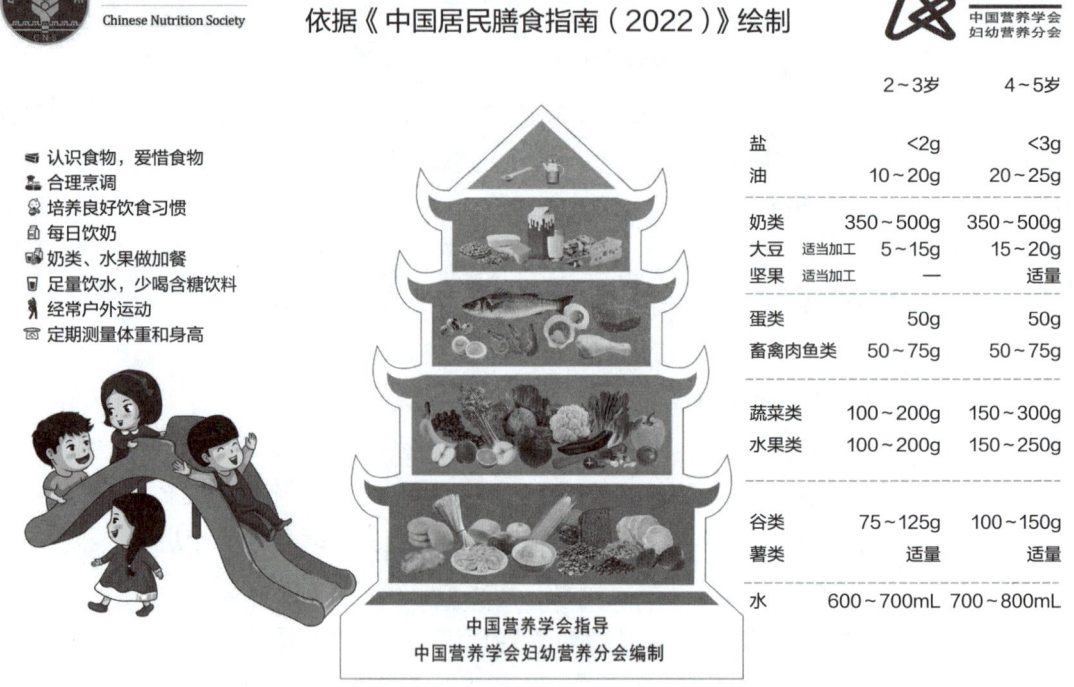

图2-6 中国学龄前儿童平衡膳食宝塔

按照食物大类建议,包括四大类。

①谷类、薯类及杂豆类食物:平均每天3种以上,每周5种以上。

②蔬菜、菌藻及水果类食物:平均每天4种以上,每周10种以上。

③鱼、蛋、畜肉及禽肉类食物:平均每天3种以上,每周5种以上。

④奶、大豆及坚果类食物:平均每天有2种,每周5种以上。

按照餐次建议:早餐4~5种;午餐5~6种;晚餐4~5种;加餐1~2种。

为了让儿童膳食更加丰富,推荐以下几种方法:①小分量选择;②与家人共餐;③同类食物互换;④荤素搭配;⑤根据季节更换和搭配食物;⑥变换烹调方式。

2. 餐次安排

学龄前儿童应每天安排早、中、晚三次正餐和两次加餐,即三餐两点。两正餐之间应间隔4～5h，加餐与正餐之间应间隔1.5～2h。加餐分别安排在上、下午各一次。若晚餐较早时，可在睡前2h安排一次加餐。加餐分量宜少，以奶类、水果为主，配以少量松软面点，尽量不选择油炸食品、膨化食品、甜点及含糖饮料。一日三餐的能量分配为：早餐30%，午餐35%，晚餐25%，加餐点心10%左右。表2-11为3岁儿童一日食谱举例。

表2-11　3岁儿童一日食谱举例

餐次	食物	原料及重量
早餐	青菜肉末粥 牛奶 红薯鸡蛋煎饼	粳米20g、瘦肉8g、青菜30g 牛奶200g 红薯泥60g、鸡蛋50g、植物油2g
早点	香蕉半根	香蕉60g
午餐	金银软米饭 胡萝卜洋葱炒鸡肝碎 菠菜豆腐汤	大米25g、小米25g 胡萝卜30g、洋葱30g、鸡肝20g、植物油4g 菠菜50g、豆腐20g、植物油2g
下午点	橘子 面包	橘子100g 面包30g
晚餐	虾仁番茄面	虾仁10g、番茄30g、面条30g、紫菜1g、橄榄油2g
晚点	牛奶	牛奶200g

营养分析：能量1289.1kcal，蛋白质40.5g，脂肪41.9g，碳水化合物187.5g，钙589.2mg。

第六节　学龄儿童的营养与膳食配餐

学龄儿童是指6～12岁的儿童，此阶段他们体格仍维持稳步增长，除生殖系统以外，其他器官、系统，包括大脑形态发育已逐渐接近成人水平，而且独立活动能力逐步增强，已能接受成人的大部分饮食。

一、学龄儿童的生理特点

处于学龄期的儿童生长迅速、代谢旺盛，每年体重增加2～3kg，身高每年可增高4～7cm，身高在该阶段的后期增长较快。各系统器官的发育快慢不同，神经系统发育较早，生殖系统发育较晚，肌肉组织开始加速发育。由于生活方式的改变，现在城市儿童身体活动普遍减少，超重和肥胖率有所上升。

二、学龄儿童的营养需要

1. 能量

学龄期儿童处于生长发育阶段,基础代谢率高,体力、脑力活动量大,所需要的能量(按每千克体重计)接近或超过成人。各年龄组能量推荐摄入量见表2-12。

表2-12 学龄儿童膳食能量推荐摄入量

年龄	身体活动水平(低强度)/(kcal/d)		身体活动水平(中等强度)/(kcal/d)		身体活动水平(高强度)/(kcal/d)	
	男	女	男	女	男	女
6岁	1400	1300	1600	1450	1800	1650
7岁	1500	1350	1700	1550	1900	1750
8岁	1600	1450	1850	1700	2100	1900
9岁	1700	1550	1950	1800	2200	2000
10岁	1800	1650	2050	1900	2300	2100
11岁	1900	1750	2200	2000	2450	2250

2. 蛋白质

由于学龄儿童学习任务重,思维活跃,认识新事物多,必须保证供给充足的蛋白质。蛋白质提供的能量应占膳食总能量的10%~20%。充足的蛋白质供应可以保证学龄期儿童正常的生长发育,促进智力发育,提高学习效率。学龄儿童膳食蛋白质推荐摄入量见表2-13。

表2-13 学龄儿童膳食蛋白质推荐摄入量

年龄	男/(g/d)	女/(g/d)
6岁	35	35
7岁	40	40
8岁	40	40
9岁	45	45
10岁	50	50
11岁	55	55

3. 脂肪

少年时期是生长发育的高峰期，能量的需要也较高，因此一般不过度限制学龄儿童膳食脂肪的摄入。但脂肪摄入量过多将增加患肥胖及成年后心脑血管疾病、高血压和某些癌症发生的风险。学龄儿童膳食中脂肪适宜摄入量为总能量的20%～30%，在脂肪种类的选择上要注意选择含必需脂肪酸高的植物油。

4. 碳水化合物

碳水化合物是人类膳食中能量的主要来源，与蛋白质和脂肪相比，碳水化合物是更容易被利用的能量来源。学龄儿童碳水化合物的适宜摄入量为总能量的50%～65%，碳水化合物的种类包括谷类、杂粮类、杂豆类、薯类等。保证适量碳水化合物摄入，不仅可以避免脂肪的过度摄入，同时，谷类和薯类以及水果、蔬菜的摄入会增加膳食纤维及具有健康作用的低聚糖，对预防肥胖及心血管疾病都有重要意义。

5. 矿物质和维生素

学龄期儿童骨骼生长发育快，矿物质的需要量明显增加，必须保证供应充足，要注意易缺乏的钙、铁、锌、碘的供给。

由于学龄期儿童能量摄入较高、体内三大营养素代谢反应十分活跃，因此有关能量代谢、蛋白质代谢和维持正常视力、智力的维生素必须保证充足供应，尤其要重视维生素A和维生素B_2的供给。

三、学龄儿童的合理膳食

1. 学龄儿童膳食指南

学龄儿童期是学习营养健康知识、养成健康生活方式、提高营养健康素养的关键时期。《中国居民膳食指南（2022）》中关于学龄儿童的膳食指南，在一般人群膳食指南基础上特别推荐了以下5条。

（1）主动参与食物选择和制作，提高营养素养。

学龄儿童处于获取知识、建立信念和形成行为的关键时期，家庭、学校和社会等因素在其中起着至关重要的作用。营养素养与膳食营养摄入及健康状况密切相关。学龄儿童应主动学习营养健康知识，建立为自己的健康和行为负责的信念；主动参与食物选择和制作，并逐步掌握相关技能。家庭、学校和社会应构建健康食物环境，帮助他们提高营养素养、养成健康饮食行为、做出正确营养决策、维护和促进自身营养与健康。

（2）吃好早餐，合理选择零食，培养健康饮食行为。

一日三餐、定时定量、饮食规律是保证学龄儿童健康成长的基本要求。应每天吃早餐，并吃好早餐，早餐食物应包括谷薯类、蔬菜水果、奶、动物性食物、豆、坚果等食物中的三类及以上。适量选择营养丰富的食物作零食。在外就餐时要注意合理搭配，少吃含高盐、高糖和高脂的菜肴。做到清淡饮食、不挑食偏食、不暴饮暴食，养成健康饮食行为。

（3）天天喝奶，足量饮水，不喝含糖饮料，禁止饮酒。

奶制品营养丰富，是钙和蛋白质的良好食物来源。足量饮水是机体健康的基本保障，有助于维持身体活动和认知能力，学龄儿童应每天至少摄入300mL液态奶或相当量的奶制品，要足量饮水，少量多次，首选白水。饮酒有害健康，常喝含糖饮料会增加患龋齿、肥胖的风险，学龄儿童正处于生长发育阶段，应禁止饮酒及含酒精饮料；应不喝含糖饮料，更不能用含糖饮料代替白水。

（4）多户外活动，少视屏时间，每天60min以上的中高强度身体活动。

积极规律的身体活动、充足的睡眠有利于学龄儿童的正常生长发育和健康。学龄儿童应每天累计进行至少60min的中高强度身体活动，以全身有氧活动为主，其中每周至少3d的高强度身体活动。身体活动要多样，其中包括每周3d增强肌肉力量和/或骨健康的运动，至少掌握一项运动技能。多在户外活动，每天的视屏时间应限制在2h内，保证充足睡眠。家庭、学校和社会应为学龄儿童创建积极的身体活动环境。

（5）定期监测体格发育，保持体重适宜增长。

营养不足和超重肥胖都会影响儿童生长发育和健康。学龄儿童应树立科学的健康观，正确认识自己的体型，定期测量身高和体重。通过合理膳食和充足的身体活动保证适宜的体重增长，预防营养不足和超重肥胖。对于已经超重肥胖的儿童，应在保证体重适宜增长的基础上，控制总能量摄入，逐步增加身体活动时间、频率和强度。家庭、学校和社会应共同参与儿童肥胖的预防。

2. 学龄儿童的合理膳食

学龄儿童的膳食应根据学龄儿童的生理特点、饮食习惯及各类食物的营养特性，合理选择食物、科学搭配，以满足学龄儿童生长发育的需要。不同年龄段学龄儿童的每日膳食组成可参看图2-7和图2-8。

（1）合理安排饮食　学龄儿童应该食物多样化，膳食搭配平衡，每天至少饮奶300mL，并保证适量的肉、蛋、鱼等动物性食物，以提供优质蛋白质、丰富的卵磷脂、维生素A、维生素B_2、钙、铁、锌等；谷类和豆类食物可以提供充足的能量和较多B族维生素。

（2）保证吃好早餐　早餐能量及营养素供应量要占全日量的1/3。早餐能量和营养素摄入不足时，大脑兴奋性降低，导致学习行为的改变，如心慌、乏力、注意力不集中，数学运算、逻辑推理能力及运动耐力等下降，影响学习表现，同时会带来健康危害。

（3）培养良好的生活及卫生习惯　定时定量进食，少吃零食，不挑食、不偏食、不暴饮暴食。

表2-14为12岁学龄儿童一日食谱举例。

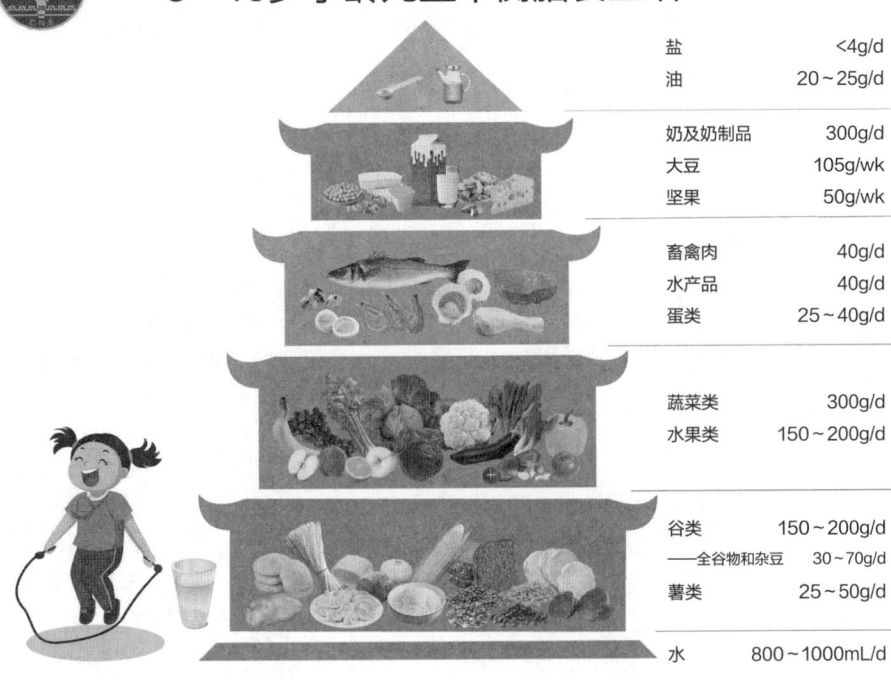

图2-7　6~10岁学龄儿童平衡膳食宝塔

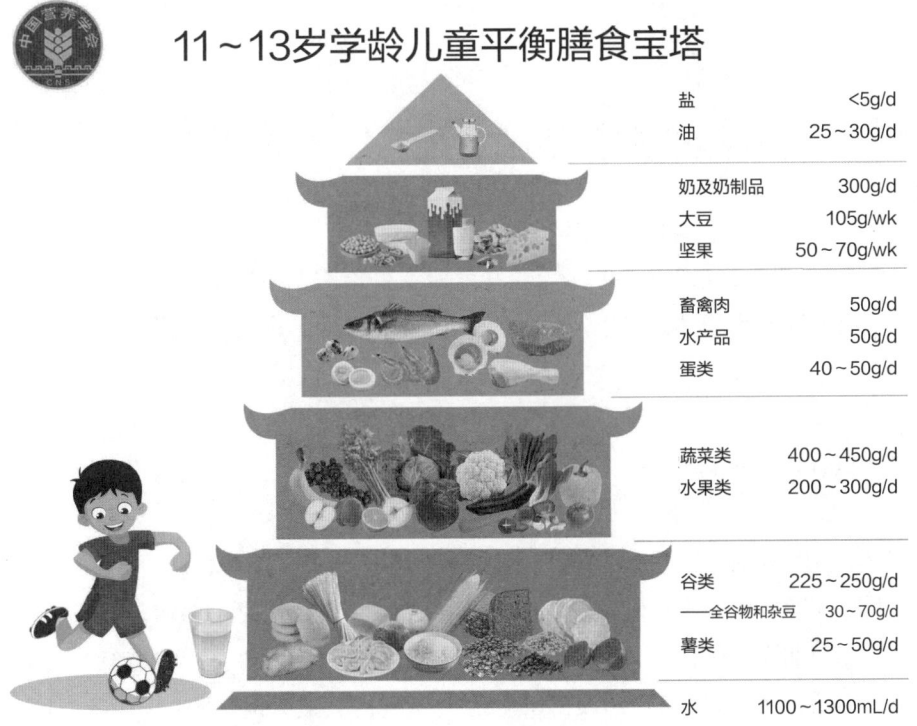

图2-8　11~13岁学龄儿童平衡膳食宝塔

表2-14　12岁学龄儿童一日食谱举例

餐次	食物	原料及重量
早餐	面包 牛奶 煮鸡蛋 香蕉	面包80g 牛奶250g 鸡蛋60g 香蕉100g
午餐	二米饭 青椒肉片 豆腐干炒芹菜 蘑菇炒菜心	大米50g、小米50g 青椒100g、瘦猪肉50g、植物油6g 豆腐干50g、芹菜100g、植物油5g 蘑菇20g、油菜心100g、植物油5g
下午点	时令水果 坚果	橘子150g 核桃20g
晚餐	红薯米饭 虾仁炒韭菜 芝麻酱拌木耳菠菜	大米60g、红薯60g 虾仁50g、韭菜100g、植物油6g 芝麻酱10g、木耳10g、菠菜100g、橄榄油3g
晚点	酸奶	酸奶150g

营养分析：能量2087.7kcal，蛋白质70.2g，脂肪72.9g，碳水化合物287.7g，钙1282.9mg。

第七节　青少年的营养与膳食配餐

青少年期是指12～18岁，包括青春发育期及少年期，相当于初中和高中阶段。此阶段身体各系统逐渐发育成熟，是人一生中最有活力的时期，也是体格发育和智力发育的关键时期。

一、青少年的生理特点

1. 身高和体重的第二次突增期

青春发育期被称为生长发育的第二高峰期，身高、体重突发性增长是其重要特征。通常女生的突增期开始于10～12岁，男生略晚，开始于12～15岁，一般持续2～3年。体重每年增加2～5kg，个别可达8～10kg，所增加的体重占其成人时体重的一半；身高每年可增高2～8cm，个别可达10～12cm，所增加的身高可占其成人时身高的15%～20%。

2. 体成分发生变化

青春期以前男生和女生的脂肪和肌肉占体重的比例是相似的，分别为15%和19%；进入青春期后，女性脂肪增加到22%，男性仍为15%，而此时男生增加的瘦体重（即去脂体重）约为女生的2倍。

3. 生长发育相关激素分泌增加

青春期各种与生长发育有关的激素的分泌量显著增加。生长激素是促进生长发育最重要的激素，可促进蛋白质的合成，对骨骼、肌肉和内脏器官的生长发挥直接作用。睾酮促进蛋白质的合成及骨骼、肌肉的发育，它既促进骨骼增长、增粗，又在青春后期促进钙在骨中沉积而使骨骺愈合。雌激素对骨骼发育的影响也十分明显，在青春早期，雌激素与生长激素密切配合，刺激成骨细胞活动，促进钙、磷的骨内沉积，使身高生长速度加快。青春期甲状腺激素与生长激素协同作用，可促进成骨细胞生长，增加骨矿物质吸收，对骨骼的发育和成熟发挥重要作用。

4. 性发育成熟

青春期在促卵泡生成激素、促黄体激素、雌激素及雄激素的作用下，生殖系统发育骤然加快并迅速成熟，出现第二性征，逐渐具备繁殖后代的能力。

5. 身体功能增强，心理发育成熟

表现为各内脏器官体积增大、重量增加，功能日趋完善。尤其是大脑的功能进入高峰。青少年的抽象思维能力加强，思维活跃，记忆力增强，心肺功能增强、运动能力、耐力明显提高。心理发育成熟，追求独立愿望强烈，心理改变可导致饮食行为改变，如盲目节食等。

二、青少年的营养需要

青少年时期对各种营养素的需要量达到最大值，随着机体发育的不断成熟，需要量逐渐有所下降。男生和女生的营养需要出现较大的差异。

1. 能量和宏量营养素

青少年期是生长发育的高峰期，生长发育消耗能量为总能量供给的25%～30%，所以能量的需要量也达到了高峰。生长发育中青少年的能量、蛋白质均处于正平衡状态，对能量、蛋白质的需要量与生长发育速率相一致。青少年期摄入蛋白质的目的主要用于合成自身蛋白质，以满足快速生长发育需要。膳食脂肪的摄入量占总能量的20%～30%，碳水化合物的摄入量占总能量的50%～65%。脂肪含量不宜过高，摄入的含碳水化合物的食物应有粗杂粮及薯类。

青少年膳食能量和蛋白质推荐摄入量见表2-15和表2-16。

表2-15 青少年膳食能量推荐摄入量

年龄	身体活动水平（低强度）/（kcal/d）		身体活动水平（中等强度）/（kcal/d）		身体活动水平（高强度）/（kcal/d）	
	男	女	男	女	男	女
12岁~	2300	1950	2600	2200	2900	2450
15岁~	2600	2100	2950	2350	3300	2650
18岁~	2150	1700	2550	2100	3000	2450

表2-16 青少年膳食蛋白质推荐摄入量

年龄	男/(g/d)	女/(g/d)
12岁~	70	60
15岁~	75	60
18岁~	65	55

2. 微量营养素

青少年骨骼生长迅速，这一时期骨量的增加量占到成年期的45%左右，青少年期需储备钙200mg/d。青少年期的钙营养状况决定成年后的峰值骨量，每天钙摄入量高的青少年的骨量和骨密度较高，进入老年期后骨质疏松症的发病风险会降低。青少年有必要增加奶制品的摄入量，如牛奶、酸奶、奶酪等。

青春期男生比女生在体内增加更多的肌肉，肌蛋白和血红蛋白需要铁来合成；而青春期女生还要从月经中丢失大量铁，膳食铁供应不足可引起青春期缺铁性贫血、身体乏力、免疫力低下及生长迟缓等一系列的生理问题。膳食铁的食物来源包括动物血、动物肝脏、红肉等食物。

由于生长发育迅速，特别是肌肉组织的迅速增加以及性发育需要，青少年体内锌的储存量增多，需要增加锌的摄入量，锌主要来源于动物性食物，如贝壳类的海产品、红肉类、动物内脏都是锌的良好来源。青春期碘缺乏所致的甲状腺肿发病率较高，故这一时期应注意保证碘的摄入。

青少年期体格发育迅速、学习紧张、各种考试的负荷及体育锻炼等，使得各种维生素的需要量也较高。青少年需要足够的维生素A来保护黏膜的完整性，也可维持视力的健康，同时还可增加身体的免疫功能。维生素A主要的食物来源是动物肝脏、鱼类、蛋黄、奶制品。维生素C具有抗氧化作用，可以还原被氧化的铁，因此对于青春期缺铁性贫血具有改善与预防的作用。

青少年膳食矿物质和维生素摄入量见表2-17和表2-18。

表2-17 青少年膳食矿物质摄入量

年龄	钙/(mg/d)		铁/(mg/d)		锌/(mg/d)		碘/(μg/d)	
	男	女	男	女	男	女	男	女
12岁~	1000	1000	16	18	8.5	7.5	110	110
15岁~	1000	1000	16	18	11.5	8.0	120	120
18岁~	800	800	12	18	12.0	8.5	120	120

表2-18 青少年膳食维生素摄入量

年龄	维生素A/(μg RAE/d)		维生素B_1/(mg/d)		维生素B_2/(mg/d)		维生素C/(mg/d)	
	男	女	男	女	男	女	男	女
12岁~	780	730	1.4	1.2	1.4	1.2	90	95
15岁~	810	670	1.6	1.3	1.6	1.2	100	100
18岁~	770	660	1.4	1.2	1.4	1.2	100	100

三、青少年的合理膳食

《中国居民膳食指南（2022）》中关于学龄儿童的膳食指南也适用于青少年期，膳食构成可参照图2-9的14～17岁学龄儿童平衡膳食宝塔。青少年的合理膳食原则包括以下几点。

1．多吃谷类，供给充足的能量

青少年能量需要量大，宜选用加工较为粗糙、保留大部分B族维生素或强化B族维生素的谷类，适当选择杂粮和豆类。主食推荐量为300～400g/d。

2．保证鱼、肉、蛋、奶、豆类和新鲜蔬菜水果的摄入

青少年每天摄入的蛋白质应有一半以上为优质蛋白质，为此膳食中应含有充足的动物性和大豆类食物。鱼、禽、肉、蛋每日供给量200～250g，奶供给量不低于300mL。每日蔬菜和水果的总供给量约为500g，其中绿色蔬菜类不低于300g，以获得充足维生素C、钙、铁等维生素、矿物质和膳食纤维。

3．平衡膳食，参加体力活动，避免盲目节食

青少年肥胖率逐年增加，对于超重或肥胖的青少年，应鼓励他们改变生活方式，如增强体育锻炼，合理控制饮食，少吃高能量的食物（肥肉、糖果和油炸食品等），逐步减轻体重。有些青春期女生盲目节食，导致新陈代谢紊乱，危害机体健康。应加强引导，树立正确的体型认知，适应青春期体型变化，保持体重的合理增长。表2-19为15岁男生的一日食谱举例。

14~17岁学龄儿童平衡膳食宝塔

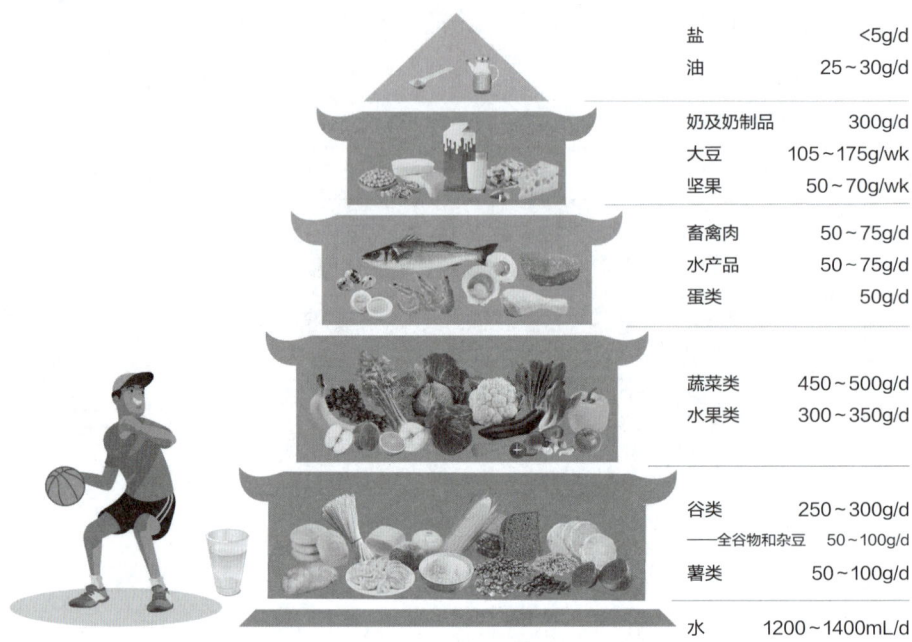

图2-9 14~17岁学龄儿童平衡膳食宝塔

表2-19 青少年（15岁，男）一日食谱举例

餐次	食物	原料及重量
早餐	全麦面包 牛奶 煎鸡蛋 拌胡萝卜丝	全麦面包100g 牛奶250g 鸡蛋50g、植物油2g 胡萝卜50g、橄榄油2g
加餐	苹果	苹果200g
午餐	红薯米饭 香菇炒鸡 木耳炒山药 虾仁菠菜汤	大米80g、红薯80g 水发香菇20g、鸡肉40g、植物油8g 山药50g、水发木耳20g、植物油5g 菠菜100g、虾仁50g
下午点	酸奶	酸奶200g
晚餐	二米饭 彩椒牛肉粒 蛤蜊豆腐炖海带 腰果西蓝花	大米60g、小米30g 牛肉30g、彩椒100g、植物油8g 蛤蜊30g、豆腐50g、海带20g 西蓝花100g、腰果25g、植物油5g
晚点	水果 酸奶	橙子200g 酸奶200g

营养分析：能量2314.4kcal，蛋白质82.2g，脂肪72.4g，碳水化合物333.5g，钙1381.5mg。

四、儿童青少年生长迟缓食养指南（2023年版）

生长迟缓是指由于膳食的蛋白质或能量、维生素、矿物质摄入不足等原因，导致身高低于筛查标准的年龄界别身高值范围，属长期性营养不良。

生长迟缓影响儿童青少年期的体格和智力发育，出现体能下降、学习表现不佳等，严重时容易导致罹患腹泻、肺炎等疾病，增加感染性疾病发病率和死亡率。此外，还可能影响其成年后的身高，增加肥胖、心血管疾病、糖尿病等慢性病发病风险，降低劳动生产能力。因此，儿童青少年生长迟缓仍是我国当前面临的重要公共卫生问题之一。

国家卫生健康委员会公布的《儿童青少年生长迟缓食养指南（2023年版）》根据儿童青少年生长迟缓的特点，给出了6条食养原则和建议。

1．食物多样，满足生长发育需要

儿童青少年正处于生长发育的重要阶段，应保证一日三餐、定时定量、饮食规律，能量和营养素摄入充足。做到食物多样，每餐的膳食应包括谷薯类、蔬菜水果、畜禽鱼蛋、奶和大豆等食物中的3类及以上；每天食物种类达到12种以上，每周达到25种以上。

2～5岁儿童做到每天3次正餐和2次加餐；选择营养素密度高的食物或者加餐，如奶类、水果、蛋类和坚果，配以少量松软面点；每天饮奶350～500mL，饮水600～800mL。

6～17岁儿童青少年要合理安排三餐，吃好早餐；每天应摄入300mL以上液态奶或者相当量的奶制品。不同年龄段儿童青少年各类食物建议摄入量见表2-20。

表2-20　2~17岁儿童青少年各类食物建议摄入量

食物类别 \ 年龄	2~3岁	4~5岁	6~10岁	11~13岁	14~17岁
谷类	75~125	100~150	150~200	225~250	250~300
薯类	适量	适量	25~50	25~50	50~100
蔬菜	100~120	150~300	300	400~450	450~500
水果	100~200	150~250	150~200	200~300	300~350
禽畜肉	50~75	50~75	40	50	50~75
水产品	50~75	50~75	40	50	50~75
蛋类	50	50	25~40	40~50	50
奶类	350~500	350~500	300	300	300
大豆	5~15	15~20	15	15	15~25
坚果	—	适量	50/wk	50~70/wk	50~70/wk
烹调油	10~20	20~25	20~25	25~30	25~30
食用盐	<2	<3	<4	<5	<5
饮用水	600~700	700~800	800~1000	1100~1300	1200~1400

非疾病原因导致的儿童青少年生长迟缓，常涉及挑食、偏食等原因，日常配餐过程中要注重同类食物互换，丰富食物品种，如可用杂粮或薯类部分替代米或面，避免长期食用一种主食，畜肉与禽肉互换，鱼与虾互换，各种蛋类互换等，并注重蔬菜的颜色和品种搭配。

对于生长迟缓儿童青少年，在平衡膳食基础上，适当增加瘦肉、水产品、禽类、蛋类、大豆等富含优质蛋白质的食物。每天食用奶及奶制品等富含钙的食物，同时注意补充富含维生素D的食物，可在医师或营养指导人员的指导下补充维生素D。吃足量的新鲜蔬菜和水果。同时增加动物肝脏、动物血等富含铁的食物，可在医师或营养指导人员的指导下补充铁剂来预防和纠正缺铁性贫血。此外，日常膳食也要满足机体对锌、碘、维生素A、维生素B_{12}、叶酸、维生素C等微量营养素的需求。

2. 因人因地因时食养，调理脾胃

在平衡膳食原则的基础上，遵循中医食养原则。合理搭配食物，体现五谷为养、五菜为充、五果为助、五畜为益的传统膳食结构特点。以健脾增食为食养总则，根据不同症状，采取不同食养方法。注意食补不能太过，以防阻滞脾胃。出现兼证时，要在调理脾胃基础上兼顾他脏。要因人制宜进行食养，针对不同证型，膳食中加入适宜的食药物质，丰富儿童青少年食谱，改善消化吸收功能。以下以8岁的学龄儿童为例，列举几种食养方以供参考。

（1）山楂麦芽消食汤

主要材料：山楂5g，麦芽15g，干山药15g，橘皮2g，猪瘦肉100g。

制作方法：将山楂、麦芽、干山药和橘皮清洗去浮尘，浸泡30min，猪瘦肉洗净后切块，将所有食材放入锅内，加适量清水，大火滚沸后改成中小火再煮30min，调味即可食用。

用法用量：可先在餐前30～60min喝1小碗汤，每周2～3次。

（2）莲子芡薏健脾粥

主要材料：干莲子15g，干芡实15g，薏苡仁15g，粳米25g。

制作方法：干莲子去芯备用，薏苡仁可稍加炒制或直接购买炒薏苡仁，将干莲子、干芡实、炒薏苡仁浸泡30min，粳米淘洗干净，将所有材料放入锅内，加入适量清水，煮熟即可食用。

用法用量：可代替部分主食食用，每周2～4次。

（3）核桃桂圆益智粥

主要材料：核桃仁5个，干桂圆5g，益智仁5g，粳米50g。

制作方法：核桃去壳留核桃仁备用。将干桂圆、益智仁冲洗。粳米淘洗后，加入适量清水，将所有材料放入，煮熟即可食用。

用法用量：可代替部分主食食用，每周2～3次。

（4）枣仁百合排骨汤

主要材料：酸枣仁5g，干百合10g，大枣2颗，猪排骨100g。

制作方法：酸枣仁轻敲砸碎，可装入小汤袋中。猪排骨洗净、斩小段、焯水、冲洗。干百合洗净，大枣去核，对半切开备用；所有材料放入锅内，加水适量，炖煮约1h，调味即可食用。

用法用量：晚餐佐餐或睡前喝1碗汤，每周2~3次。

（5）山楂鸡内金茯苓饼

主要材料：山楂10g，鸡内金20g，茯苓30g，山药粉30g，黑白芝麻各20g，面粉500g。

制作方法：将山楂、鸡内金、茯苓研磨成粉，与山药粉、面粉混合均匀，加水和面，擀成小薄面饼，撒上芝麻，放入烤箱烤熟。

用法用量：作为零食，餐后加餐，每次2~3块。

（6）麻仁杏仁猪肉汤

主要材料：火麻仁5g，甜杏仁10g，干无花果2个，猪肉100g。

制作方法：将火麻仁、甜杏仁、干无花果清洗后备用，猪肉切块、焯水、洗净，所有食材放入锅内，加入适量清水，大火煮沸后改用中小火再煮40min，调味即可食用。

用法用量：餐后1碗，连用2~3d。

（7）板栗山药粥

主要材料：鲜山药100g，板栗5颗，大枣3颗，粳米50g。

制作方法：板栗煮熟，大枣去核洗净，对半切开，鲜山药去皮洗净切块。将粳米煮开后，倒入板栗、大枣，小火煮30min。再加入鲜山药，小火煮30min即可食用。

用法用量：可代替部分主食食用，每次1碗，每周2~3次。

（8）牛奶山药麦片粥

主要材料：牛奶100mL，干山药20g，薏苡仁15g，麦片25g，大枣2颗。

制作方法：薏苡仁可稍加炒制或直接购买炒薏苡仁，大枣去核，对半切开。干山药洗净后切成小丁。锅中加适量水，放麦片和炒薏苡仁，大火煮开。加入干山药、大枣同煮至浓稠状，再倒入牛奶煮5min即可食用。

用法用量：可代替部分主食食用，每周2~3次。

（9）枸杞核桃炖羊肉

主要材料：羊肉100g，核桃仁5个，枸杞子3g，生姜5片，胡椒粉适量。

制作方法：羊肉切小块，焯水、洗净。枸杞子、核桃仁洗净备用。砂锅中放入羊肉、枸杞子、核桃仁，加入适量的水，再加入胡椒粉、生姜片，烧开去浮沫，转小火，炖至肉烂，调味即可食用。

用法用量：佐餐食用，每周1~2次。

3. 合理烹调，培养健康饮食行为

为儿童青少年提供的食物应新鲜、卫生，宜选择性质平和、易于消化、健脾开胃的食物。合理烹调，宜采用蒸、煮、炖、煨等烹饪方式，少用油炸、烧烤、腌渍等方式。儿童脾胃功能虚弱，不健康的饮食行为，如偏食、过食、贪凉等，易导致儿童胃肠运化失调，气血不足，不能满足生长发育需要，出现消化不良、食积等情况。养成健康的饮食行为习惯，是脾胃运化功能良好的重要因素。儿童青少年要做到不挑食偏食、不饥饱无常，合理选择零食，足量饮水，不喝含糖饮料。避免生冷、油腻、坚硬、不洁的食物，少吃高盐、高糖、高脂及含反式脂肪酸的食物。

2~5岁儿童膳食少用调料，经常变换食物形状或质地、食物分量、烹调方式等，提高儿童食欲。对于2~3岁幼儿，食物制作要适当细碎软烂，食用坚果类、整粒豆类食物时应避免呛入气管，不建议提供带碎骨、带刺、带核和带壳食物，避免进食意外。鼓励儿童尝试新食物并给予表扬，提高其对食物的接受度。引导儿童自主、专心进食，保证进食时不看电视、玩玩具或做游戏，尽量固定进餐时间，营造温馨进餐环境。6~17岁儿童青少年要做到不盲目节食、不暴饮暴食。禁止饮用含酒精饮品，少吃腌菜、辣条、糖果、蜜饯、人造奶油蛋糕、冰激凌、肥肉等食物。尽量在家就餐，建立进食兴趣，在外就餐也要注重食物多样、合理搭配，尤其要注意食物的新鲜卫生。

4. 开展营养教育，营造健康食物环境

营养教育是改善儿童青少年营养健康状况的有效措施，是营养改善的基础和核心。提供多种途径将营养健康和传统食养的知识及技能传授给儿童青少年及其家长，包括生长迟缓的原因、干预手段、不良影响等，逐步提高儿童青少年和家长的营养素养。家长和孩子一起设定营养目标，通过参与、言传身教等方式鼓励儿童青少年做到平衡膳食，不采用强制方式增加其食物摄入。

学校和托幼机构是营养教育的关键场所，应设置营养课程，每学期不少于2课时。传授食物营养、合理膳食、食品安全等知识，掌握看食品标签、传统食养技能。倡导以儿童青少年为中心的自主学习和同伴互助教育的健康教育模式，组织设计营养均衡的食谱，提高知食、选食、品食和食养能力。

鼓励社区提供营养支持性环境。提供讲座、入户示范、壁报、微信群等形式，宣传合理膳食和传统食养知识。鼓励食品生产企业研制营养健康食品。

5. 保持适宜的身体活动，关注睡眠和心理健康

适宜的身体活动可增强食欲，促进胃肠蠕动，改善消化功能；对于生长发育关键期的儿童青少年，可促进骨骼和肌肉的生长发育，有助于身高增长。建议生长迟缓儿童青少年通过中等强度的身体活动（如跳绳、篮球、游泳等），结合传统健身方式（如八段锦、五禽戏、武术等），促进生长发育。建议2~5岁儿童每天身体活动总时间应达到3h，每天户外活动至少2h，其中中等及以上强度身体活动时间累计不少于1h。6~17岁儿童青少年每

天累计进行不少于1h的中高强度身体活动，对于生长迟缓的儿童青少年，每周还应有3d强化肌肉力量和/或骨健康的运动（如拔河、跳远等）。随着年龄的增长，每天身体活动时间可适当延长。2～5岁儿童每天视屏（看电视、手机等电子屏幕）时间不超过1h；6～17岁儿童青少年不超过2h，越少越好。同时，应倡导规律运动和食养相结合，促进儿童青少年体格发育。

充足的睡眠是儿童青少年身体活动和生长发育的重要保证。"胃不和则卧不安"，消化功能不良会影响睡眠，进而影响生长激素的分泌，出现身材矮小。应培养儿童青少年养成良好睡眠习惯，保证睡眠时间和质量。2～5岁儿童每天睡眠时长应为10～13h，其中包括1～2h午睡时间；6～12岁儿童每天睡眠时长应为9～12h，13～17岁儿童青少年应为8～10h。

重视儿童青少年情绪和行为管理，指导其正确认识体型，保持健康体重，促进身心健康发展。关注情绪性少食、限制性进食等危害身体健康的行为，以合理膳食为基础，结合心理疏导、沟通交流等心理和情绪干预措施，改善儿童青少年生长迟缓。

6．定期监测体格发育，强化膳食评估和指导

定期监测儿童青少年体格发育，有助于及时了解儿童青少年生长发育指标的动态变化。依据儿童青少年性别、年龄和营养状况，至少动态纵向追踪观察6个月（最好12个月）以上，根据儿童青少年的生长速率或生长曲线的偏离情况，评估其生长状况，及时调整指导方案。

详细了解儿童青少年的饮食、运动、睡眠、心理状况，科学评估个体膳食营养状况，根据评估结果制定个性化指导方案，指导家长和儿童青少年制定适宜的膳食计划，避免强制进食。在数量、种类和质地方面选择适合儿童青少年生长发育阶段的食物，优化食物的营养密度。对于微量营养素缺乏的儿童青少年，必要时在医师或营养指导人员的指导下合理使用营养素补充剂。长期生长发育不理想、改善效果不明显或疾病原因导致生长迟缓的儿童青少年，应到医院就诊。

第八节　老年人的营养与膳食配餐

随着社会经济发展水平和医疗保健水平的不断提高，人类寿命正逐渐延长，老年人口比例不断增大。据国家统计局的统计，到2022年末，我国60周岁及以上人口为2.80亿，占总人口的19.8%，其中，65周岁及以上人口为2.09亿，占总人口的14.9%，而且老年人口比重持续上升。人口老龄化是社会发展的重要趋势，也是今后较长一段时期内我国的基本国情，老年人由于体力、经济收入、疾病等原因，获得和摄入适宜膳食的能力降低，加上生理功能的衰退,更容易发生营养不良而影响健康。因此,如何加强老年营养保健、延缓衰老进程、防治各种老年性常见病,已成为全社会共同关注的课题。从营养学的角度探讨老年人生理变化,研究老年期的营养和膳食非常重要。

一、老年人的生理特点

1. 代谢功能降低

(1) 基础代谢率下降　基础代谢率(BMR)随年龄的增长而降低,从20~90岁每增加10岁,BMR下降2%~3%。75岁时BMR较30岁下降26%。老年人的能量需求逐渐减少。40岁以后的能量供给每增加10岁下降5%。

(2) 细胞功能下降　老年人体内合成代谢降低,分解代谢增高,代谢失衡引起细胞功能下降。

(3) 脂质代谢能力降低　易出现血甘油三酯、总胆固醇和低密度脂蛋白胆固醇(LDL-C)升高,高密度脂蛋白胆固醇(HDL-C)下降的现象。

2. 体成分改变

由于内分泌和代谢方面的变化,老年人体内肌肉组织及其他代谢较活跃的组织逐渐减少,而脂肪组织相对增加。体成分的改变主要表现为:

(1) 细胞数量下降　突出表现为肌肉组织的重量减少而出现肌肉萎缩。

(2) 身体水分减少　主要表现为细胞内液明显减少,影响体温调节,降低老年人对环境温度改变的适应能力。

(3) 骨组织矿物质和骨基质均减少　钙缺乏引起骨密度降低、骨强度下降,易出现骨质疏松症,尤其女性更加明显。40~50岁骨质疏松发生率为15%~30%,60岁以上可达60%。

3. 消化系统功能减退

60岁左右,老年人的味觉和嗅觉就开始出现明显的下降,这种下降会减少食物对老年人的吸引力和愉悦感;多数老年人因牙齿松动、脱落和牙周病而影响食物的咀嚼和消化;胃肠黏膜萎缩变薄,消化液分泌减少,酶的数量和活性下降,使食物的消化吸收受影响。胃分泌物的减少还会降低维生素B_{12}的吸收水平,也会降低铁的溶解进而影响其吸收。胃肠扩张和蠕动能力减弱,易发生老年性便秘。

4. 免疫功能下降

老年人胸腺萎缩、重量减轻,T淋巴细胞数目明显减少,免疫功能下降,易患各种疾病。

5. 体内氧化损伤加重

人体在衰老过程中,脂褐素大量堆积于内脏及皮肤组织中。老年人心肌和脑组织中脂褐素沉着率明显高于青年人。如沉积于脑及脊髓神经细胞则可引起神经功能障碍，使老年人记忆力及思维能力下降，动作协调性变弱；如沉积于心肌，心肌收缩力会逐渐减弱，心率减慢，心脏搏出量减少，血流总循环时间延长，动脉粥样硬化患病风险升高。

二、老年人的营养需要

1．能量

由于老年人基础代谢率下降，日常活动量减少等原因，老年人对能量的需要降低。老年人的体重应维持在正常稳定水平，不应过度苛求减重，体重过高或过低都会影响健康。国内外多项研究结果显示，老年人身体过瘦会导致抵抗力下降，增加死亡风险。专家、学者们目前形成的基本共识是老年人的体重不宜过低，BMI在20.0~26.9更为适宜。

2．蛋白质

随着机体的衰老，蛋白质的生物合成逐渐缓慢，老年人容易出现负氮平衡。一方面器官蛋白质合成代谢与更新会受到更大的影响，并进一步影响其生理功能；另一方面，由于老年人肝脏和肾脏功能降低，蛋白质摄入量过高会增加肝脏和肾脏的负担。中国营养学会建议65岁以上老年人膳食蛋白质的RNI分别为男性72g/d和女性62g/d，优质蛋白质摄入量应占膳食蛋白质总量的50%。需要注意的是，老年人随年龄增加而减少能量摄入时，不宜相应减少蛋白质的摄入量。

3．脂类

由于老年人胆汁分泌减少和酯酶活性降低，对脂肪的消化功能下降。所以，老年人不宜摄入过多的膳食脂类。脂肪供能宜占膳食总能量的20%~30%。其中，亚油酸要达到总能量的4%，α-亚麻酸要达到总能量的0.6%。以富含多不饱和脂肪酸的植物油为主，饱和脂肪酸供能不宜多于总能量的10%。

4．碳水化合物

老年人糖耐量降低，对血糖的调节能力减弱，容易出现血糖增高。过多的糖在体内可转变为脂肪，引起肥胖、高脂血症等疾病。建议老年人碳水化合物的供能比为50%~65%，降低单糖、双糖等简单糖类和甜食的摄入，应多吃粗杂粮、豆类、蔬菜，增加膳食纤维的摄入，以利于增强肠蠕动，防止便秘。

5．矿物质

（1）钙　由于胃肠功能降低，肝肾功能衰退及老年人活化维生素D的功能下降，加上户外活动减少和缺乏日照，老年人对钙的吸收利用能力下降。钙长期摄入不足使老年人出现钙的负平衡，身体活动的减少又可增加骨钙的流失，以致骨质疏松症在老年人群中较常见，尤其是女性老年人。我国营养学会推荐老年人钙的RNI为800mg/d，UL为2000mg/d。

（2）铁　老年人对铁的吸收利用能力下降，加之铁来源不足，使得造血功能减退，血红蛋白合成减少，易出现缺铁性贫血。注意选择含血红素铁高的食物，还应多食用富含维生素C的蔬菜、水果，以利于铁的吸收。老年人铁的RNI男性为12mg/d，女性为10mg/d，UL为42mg/d。

（3）锌　锌与依赖胸腺免疫、癌症发生及其免疫缺陷病有关，锌也有助于改善老年人的味觉及食欲。老年人每日锌的RNI为男性12.0mg/d，女性8.5mg/d。

（4）硒　硒是构成谷胱甘肽过氧化物酶的重要成分，能够消除脂质过氧化物，保护细胞膜免受氧化损伤，并能够维护心肌的结构和功能，增强机体免疫力。老年人硒的RNI为60μg/d。

（5）钠　老年人钠盐摄入量每天少于5g为宜。

（6）铬　铬是体内葡萄糖耐量因子的重要组成部分。补充铬有助于降低血糖，增强周围组织对胰岛素的敏感性。铬还影响脂类代谢，抑制胆固醇的生物合成。老年人缺铬时易患糖尿病和动脉粥样硬化。老年人每日铬的AI为男性30μg，女性25μg。

6. 维生素

足量的维生素对增强机体抵抗力，改善机体代谢和防止衰老具有一定意义。老年人饮食量的减少以及器官功能的衰退，使老年人对维生素的利用率下降，老年人容易出现维生素A、维生素D和部分B族维生素的缺乏。

（1）维生素A　维生素A对老年人的视力和上皮组织的抵抗力有重要作用。类胡萝卜素还具有良好的抗氧化作用。维生素A和类胡萝卜素摄入充足，可以增强抵抗力，降低肺癌发生率。65～75岁老年人维生素A的RNI为男性710μg RAE/d，女性600μg RAE/d。

（2）维生素D　老年人户外活动减少，由皮肤合成的维生素D的量降低，加上老年人肝、肾功能减退导致活性维生素D减少，影响钙、磷吸收及骨骼矿化，增加了骨质疏松、髋骨骨折的发生率。故老年人维生素D的RNI为15μg/d，高于中、青年人。

（3）维生素E　维生素E是天然的脂溶性抗氧化剂，老年人摄入充足的维生素E有助于延缓衰老和预防动脉粥样硬化，老年人膳食维生素E的AI为14mg α-TE/d。

（4）维生素C　大剂量的维生素C有助于改善脂质代谢，维护血管的弹性和完整性，缓解动脉粥样硬化，增强机体抵抗力。中国营养学会提出老年人维生素C的RNI为100mg/d，PI为200mg/d。

（5）B族维生素　主要参与体内物质和能量代谢。维生素B_1还可促进食欲和维护周围神经的正常功能。维生素B_2与蛋白质代谢密切相关，高蛋白膳食需增加维生素B_2的摄入量。叶酸和维生素B_{12}能促进红细胞的生成，预防老年性贫血；叶酸、维生素B_{12}和维生素B_6一起摄入能降低血中同型半胱氨酸水平，有防治动脉粥样硬化的作用。所以老年人应摄入充足的B族维生素，需求量与成年人相同。

7. 水

人体含水量随着年龄增长逐渐下降，一般60岁以上男性身体含水量为体重的51.5%，女性为45.5%。同时，老年人身体对缺水的耐受性下降。饮水不足可对健康造成明显影响。每天饮水量要达到1500～1700mL。应少量多次，主动饮水，首选温热的白开水。

三、老年人的合理膳食

老年人合理营养有助于延缓衰老进程、促进健康和预防慢性退行性病变，提高老年生命质量。《中国居民膳食指南（2022）》中关于老年人的膳食指南是在一般人群膳食指南基础上，针对老年人特点的补充建议，包括一般老年人（65～79岁）膳食指南和高龄老年人（80岁及以上）膳食指南。

一般老年人膳食指南包括：①食物品种多样，动物性食物充足，常吃大豆制品。②鼓励共同进餐，保持良好食欲，享受食物美味。③积极户外活动，延缓肌肉衰减，保持适宜体重。④定期健康体检，测评营养状况，预防营养缺乏。

高龄老年人膳食指南包括：①食物多样，鼓励多种方式进食。②选择质地细软，能量和营养素密度高的食物。③多吃鱼禽肉蛋奶和豆，适量蔬菜配水果。④关注体重丢失，定期营养筛查评估，预防营养不良。⑤适时合理补充营养，提高生活质量。⑥坚持健身与益智活动，促进身心健康。

结合膳食指南和《老年人膳食指导》（WS/T 556—2017）标准的要求，老年人的合理膳食原则包括以下几点。

（1）食物多样、数量充足、营养搭配平衡。老年人每天应至少摄入12种及以上食物，粗细、荤素搭配要合理。采用多种方法增加食欲和进食量，吃好三餐。对于高龄老年人和身体虚弱以及体重出现明显下降的老年人，正餐摄入量可能有限，可采用三餐两点制或三餐三点制，以保证充足的食物摄入。

（2）烹制食物要适合老人咀嚼、吞咽和消化。烹饪宜选用炖、煮、蒸、烩、焖、烧等方式，要讲究色香味俱全，细软容易消化。少吃或不吃油炸、烟熏、腌制的食物。

（3）保证优质蛋白质、矿物质、维生素的供给。每天吃足量的鱼、禽、肉、蛋、奶、适量的豆制品以及充足的新鲜蔬菜和水果，从而保证优质蛋白、维生素和矿物质的摄入，预防便秘、贫血、骨质疏松和肌肉衰减等老年性疾病。

（4）饮食饥饱适中，不暴饮暴食，注意食品卫生。不吸烟，少饮酒。

（5）食物摄入无法满足需要时，合理进行营养素补充。受生理功能减退及食物摄入不足等因素影响，老年人易出现某些微量营养素如钙、铁、维生素D、维生素A、维生素B_{12}等的缺乏。合理利用营养强化食品或营养素补充剂可以弥补膳食摄入的不足。

四、老年人食谱制作要点

1. 能量摄入适宜

老年人的能量需求比成年人略有降低,能量供给与机体需要相适应,食量与身体活动保持平衡,维持健康体重,体重应维持在一个比较稳定的范围内,不宜追求体重下降,老年人的BMI维持在20.0~26.9较为适宜。

2. 蛋白质的摄入应量足质优

蛋白质摄入量以占总能量的15%~20%为宜,优质蛋白质应占食物中蛋白质总量的50%,动物性食物富含优质蛋白质,微量营养素的吸收利用率高,有利于减少老年人贫血、延缓肌肉衰减的发生。动物性食物摄入总量应争取达到平均每日120~150g,并应选择不同的种类,并在三餐中分布均匀。食用畜肉时,尽量选择瘦肉,少吃肥肉。老年人可多吃鱼,既容易消化吸收、其中的EPA和DHA又有利于控制血脂水平,$\omega-3$不饱和脂肪酸对降低炎症反应和预防肌肉衰减也有一定的意义。

3. 减少脂肪摄入

脂肪能量应占总能量的20%~30%,老年人血脂增加、机体脂肪组织增多,因而脂类的摄取以富含多不饱和脂肪酸的植物油为主,注重单不饱和脂肪酸如橄榄油、茶籽油的摄入,用核桃油、亚麻籽油增加$\omega-3$脂肪酸的供应,以维持健康的血脂状态。限制饱和脂肪酸含量多的动物脂肪如猪油、牛油、奶油等的摄入。同类食品中选择低脂肪的原料,烹调方法尽量清淡少油。

4. 主食品种多样化

主食不能太精细,要供应充足的粗粮、杂豆和薯类,以补充足量的抗氧化成分和膳食纤维,有利于预防多种慢性病,延缓血糖上升速度,预防便秘,提高食物的营养素密度。

5. 补充充足的膳食纤维

膳食中供应较多的菌类、藻类蔬菜和适当的水果,增加可溶性膳食纤维摄入,有利于预防便秘、控制血胆固醇。直接吃水果怕凉时,可以蒸煮水果或食用水果干。

6. 食用大量的新鲜蔬菜

努力做到顿顿有蔬菜,特别注意多选择深绿色叶菜,以供应充足的叶酸和植物化学物,有利于预防心血管疾病和骨质疏松。蔬菜可用水油焖的方式烹调,烹煮时间略长使蔬菜变柔软,以利于老年人咀嚼食用。

7. 多安排钙含量丰富的食物

钙含量丰富的食物有低脂奶类、酸奶、奶酪、豆制品等。奶类是一种营养成分丰富,容易消化吸收的食物,推荐老年人每日的食用量是300~400g牛奶或蛋白质含量相当的奶制品。保证摄入充足的大豆类制品,达到平均每天相当于15g大豆的量。

8. 选择适当烹调加工方法，使食物细软易消化

老年人一日食谱举例见2-21。

表2-21 老年人一日食谱举例

餐次	食物	原料及重量
早餐	鸡蛋薯泥煎饼 豆浆一杯	面粉60g、红薯泥60g、鸡蛋50g、奶粉15g、油5g 黄豆10g、黑豆5g
上午点	坚果	核桃20g
午餐	荞麦凉面 菜码	荞麦面80g、芝麻酱10g、炸酱20g 绿豆芽30g、水发木耳20g、黄瓜丝50g、菠菜50g、牛肉丝50g
下午点	水果 酸奶	橙子150g 酸奶150g
晚餐	米饭 香菇炒油菜 蒸鲈鱼	大米80g 油菜150g、水发香菇20g、植物油5g 鲈鱼100g、植物油2g、葱姜少许
夜宵	牛奶	牛奶250g

营养分析：总能量1785.8kcal，蛋白质74.5g，脂肪59.8g，碳水化合物237.4g，钙1158.5mg。

五、肌肉衰减综合征的营养与运动干预

肌肉衰减综合征是一种随着年龄增加，以骨骼肌质量下降、骨骼肌力量和功能减退为特征的综合性退行性病症，又称"骨骼肌减少症""肌力流失""少肌症"。患有肌肉衰减综合征的老年人站立困难、步履缓慢、容易跌倒骨折，增加骨质疏松的风险，引发腰椎疾病，还会影响器官功能，引发心脏和肺部衰竭，甚至死亡。

营养不良、机能衰退、活动减少是肌肉衰减综合征产生的重要因素。运动和营养治疗是防止肌肉衰减综合征的有效手段。随着我国人口老龄化的加剧，充分认识肌肉衰减综合征并开展积极治疗，对改善老年人生活质量、降低并发症具有重要意义。

1. 肌肉衰减综合征的营养干预

（1）蛋白质 蛋白质摄入量与肌肉的质量和力量呈正相关。机体从食物中吸收的蛋白质可促进其自身肌肉蛋白质合成。许多老年人由于蛋白质摄入不足，导致肌肉质量和力量明显下降，四肢肌肉组织甚至内脏组织消耗使机体多系统功能衰退。充足的食物蛋白质能促进肌肉蛋白质的合成，有助于预防肌肉衰减综合征。

老年人蛋白质摄入量应在1.0~1.5g/（kg·d），优质蛋白质最好能达到50%，将蛋白质均衡分配到一日三餐比集中在一餐能获得最高的肌肉蛋白质合成率。富含亮氨酸等支链氨基酸的优质蛋白质，存在于乳清蛋白及其他动物蛋白中，对肌肉生长非常重要，有益于

预防肌肉衰减综合征。

（2）ω-3脂肪酸　长链多不饱和脂肪酸通过增加抗阻运动及与其他营养物质联合使用可延缓肌肉衰减综合征的发生。对于肌肉量丢失和肌肉功能减弱的老年人，在控制总脂肪摄入量的前提下，应增加深海鱼油、海产品等富含ω-3多不饱和脂肪酸的食物摄入。研究表明，在力量训练中补充鱼油能使老年人肌力和肌肉蛋白的合成能力显著提高。推荐EPA+DHA的宏量营养素可接受范围（ADMR）为0.25~2.00g/d。

（3）维生素D和钙　增加户外活动有助于提高老年人血清维生素D水平，预防肌肉衰减综合征。适当增加海鱼、动物肝脏和蛋黄等维生素D含量较高食物的摄入。建议维生素D的补充剂量为15~20μg/d。钙可以减缓骨质流失，预防肌肉萎缩。

（4）抗氧化营养素　鼓励增加深色蔬菜和水果以及豆类等富含抗氧化营养素食物的摄入，以减少肌肉有关的氧化应激损伤。适当补充含多种抗氧化营养素（维生素C、维生素E、类胡萝卜素、硒）的膳食补充剂。

（5）口服营养补充　①口服营养补充有助预防虚弱老年人的肌肉衰减和改善肌肉衰减综合征患者的肌肉量、强度和身体组分。②每天在餐间或锻炼后额外补充2次营养制剂，每次摄入15~20g富含必需氨基酸或亮氨酸的蛋白质及200kcal左右能量，有助于克服增龄相关的肌肉蛋白质合成抗性。

2．运动

运动对增加肌肉力量和改善身体功能有显著的作用，抗阻运动和包括抗阻运动的综合运动有益于肌肉衰减综合征的防治。中-高强度抗阻运动可以增加肌肉质量和力量，改善身体功能。当抗阻运动结合营养补充时，效果更佳。

（1）以抗阻运动为基础的运动（如坐位抬腿、静力靠墙蹲、举哑铃、拉弹力带等）能有效改善肌肉力量和身体功能；同时补充必需氨基酸或优质蛋白效果更好。

（2）每天进行累计40~60分钟中强度运动（如快走、慢跑），其中抗阻运动20~30min，每周≥3d，肌肉衰减综合征患者需要更多的运动量。

（3）减少静坐/卧，增加日常身体活动量。

第九节　素食人群的营养与膳食配餐

在健康人群中，有一部分由于宗教信仰、饮食习惯、环保理念的原因，或是出于对自身的身体状况考虑，采取素食饮食。饮食搭配合理的素食对人体有一定的益处，如增强免疫力，维持肠道健康，有利于控制体重，降低血糖和血脂，对预防和控制2型糖尿病和心脑血管疾病甚至癌症都有积极作用。

一、素食人群的分类及营养素供应情况

素食人群是指以不食用畜、禽、鱼、虾等动物性食物为饮食方式的人群。根据不同的膳食组成，素食人群分为两大类：一类为可以喝牛奶吃鸡蛋或至少吃其中一种的蛋奶素人群；一类是完全不吃任何动物来源食物的全素人群。

一般来说，蛋奶素人群由于可以食用牛奶、鸡蛋，所以不会明显影响营养素供应，但血红素铁和ω-3脂肪酸的供应会减少；而全素人群由于不食用任何动物性食物，则容易缺乏维生素B_{12}和维生素A、维生素D，以及钙、铁、锌元素等矿物质，所以需要非常仔细地安排膳食营养，避免营养素的缺乏。素食人群易缺乏的营养素及其主要食物来源见表2-22。

表2-22 素食人群易缺乏的营养素及其主要食物来源

容易缺乏的营养素	主要食物来源
ω-3多不饱和脂肪酸	亚麻籽油、紫苏油、核桃油、大豆油、菜籽油、奇亚籽油、部分藻类
维生素B_{12}	发酵豆制品、菌菇类，必要时服用维生素B_{12}制剂
维生素D	强化维生素D的食物，多晒太阳
钙	大豆、芝麻、海带、黑木耳、绿色蔬菜；奶和奶制品（蛋奶素人群）
铁	黑木耳、黑芝麻、扁豆、大豆、坚果、苋菜、豌豆苗、菠菜等
锌	全谷物、大豆、坚果、菌菇类

1．蛋白质供应情况

蛋奶素人群只要每天食用豆子、豆制品、鸡蛋、牛奶、酸奶以及各种粮食，可以获得足够的蛋白质。而不吃鸡蛋和牛奶的全素人群，则需要在主食中运用豆子并多吃麦类主食，在菜肴中摄入相当多的豆制品，才能保证充足的蛋白质供应。

2．矿物质供应情况

蛋奶素及全素人群较容易缺乏铁和锌，因为肉类、内脏和动物血是铁的最佳来源，而一般素食中的铁较难被人体吸收；锌在动物性食物中比较丰富，而且吸收率高。与男性相比，妇女因每月月经来潮损失数十毫克的铁，缺铁的危险性也更大，膳食中要特别注意铁的供应。如果膳食中缺乏锌，将会降低人体抵抗力和伤病后的恢复能力；还会影响人的味觉功能，发生味觉减退甚至异常的问题。

蛋奶素人群不容易缺乏钾、镁、钙、维生素C以及膳食纤维等营养成分，因这些成分在素食中较多。比如，豆腐和牛奶是钙的最好来源，豆类、蔬菜和水果是钾和镁的良好来源。对全素人群来说，不接受牛奶制品，可能会影响钙的供应。但如果注意摄入豆制品、各种坚果，在蔬菜方面摄入更大比例的绿叶蔬菜，再加上适量运动，也可以避免钙缺乏。

3. 维生素供应

全素人群可能缺乏维生素B_{12}。维生素B_{12}只存在于动物性食品（包括蛋和奶）、菌类食品和发酵食品中，纯天然植物性食品中不含有这种成分。如果同时缺乏铁和维生素B_{12}，造血功能更容易出现异常，使人身体衰弱。

全素食人群还可能缺乏维生素A和维生素D，这就需要从绿叶蔬菜和橙黄色蔬菜中获得更多的胡萝卜素，烹调时加一些油脂，以促进人体吸收。获取维生素D可通过增加室外活动、接受阳光照射来实现。蛋奶素人群可以从蛋黄和乳脂中获得维生素A和维生素D。

二、素食人群易缺乏营养素的补充

1. 铁

（1）经常吃富含维生素C的蔬菜，如青椒、菜花、绿叶蔬菜、番茄等，因为维生素C可以促进人体对铁的吸收利用。

（2）烹调时用铁锅，炒菜、拌菜时加点醋，以帮助铁的溶解和吸收。

（3）适当吃些富含维生素C的水果，如枣、柑橘、山楂、猕猴桃等都是维生素C的极好来源；苹果、梨、桃等含维生素C很少。

（4）吃同类素食中富含铁的品种，如主食可经常选用黑米、黑燕麦、小米等粮食，加入黑芝麻、黑豆、红豆等配合。

（5）大枣、桂圆、葡萄干等水果干里的铁吸收率比较高，各种坚果、种子比如芝麻、榛子、西瓜子、葵花子等也是铁的密集来源，但种子中有含量较高的植酸，有些还有含量较高的草酸，它们都会妨碍铁吸收，所以还需要水果蔬菜中的维生素C帮助吸收。

2. 锌

（1）经常吃坚果类、油籽类食品，如葵花子、榛子、黑芝麻等。这些食品富含锌和微量元素。

（2）烹调涩味蔬菜时，要适当焯水，去除草酸，这样既有利于补钙，也有利于锌和铁的吸收。

（3）选择发酵食品，如馒头、包子、发面饼等发酵主食，也可将发酵豆制品做成小菜。这是因为发酵后植物性食品中的锌吸收率会大大提高。

3. 维生素B_{12}

（1）多吃菌类食品，包括各种蘑菇、香菇、木耳等，这些食物都含有维生素B_{12}。

（2）经常食用发酵食品，如豆酱、酱豆腐、豆豉、醪糟、酸豆乳等，因微生物在发酵过程中会产生不少维生素B_{12}。

（3）蛋奶素食者最好每天摄入牛奶和奶制品。尤其值得推荐的是酸奶，酸奶保存了牛奶中的所有养分，又增加了乳酸菌产生的B族维生素，对健康特别有益。

> **拓展阅读**

维生素 B_{12}——营养神经的维生素

维生素B_{12}只存在于动物性食品当中。如果长时间的纯素食，有可能会缺乏这种维生素。严重缺乏B_{12}会引起神经纤维变性，症状包括精神不振、淡漠、抑郁、健忘、记忆力下降，身体麻木感、空间定位混乱、神经质、脾气古怪、偏执等，以及多种认知功能障碍，甚至增加老年痴呆的危险。

发酵食品、菌藻类食品如香菇、海带、紫菜、螺旋藻能够供应少量的维生素B_{12}，对素食者来说是个补充，但利用率较低，所以纯素食人群一定要主动补充维生素B_{12}。

由于维生素B_{12}的吸收受许多因素的影响，胃酸不足者、特别是萎缩性胃炎患者以及消化不良、营养不良者也容易导致维生素B_{12}的缺乏。另外，随着年龄的增长，大部分人的消化吸收功能会逐渐下降，吸收利用维生素B_{12}的能力也将随之下降。故而，一些并非素食的老年人，也可能出现维生素B_{12}缺乏的症状。

三、素食人群膳食指南

《中国居民膳食指南（2022）》建议素食人群更加认真地对待和设计饮食搭配，以确保满足营养需要。《中国居民膳食指南（2022）》中素食人群膳食指南的具体内容如下。

1．食物多样、谷类为主，适量增加全谷物

素食人群每天要选用粮谷类、大豆及其制品、蔬菜水果类和坚果，做到搭配得当、营养互补，每天摄入的食物种类至少为12种，每周至少为25种，满足人体对各种营养素的需求。谷物是人体能量、蛋白质、B族维生素、矿物质、膳食纤维的主要来源，每餐都要保证谷物的摄入；全谷物保留了天然谷物全部成分，营养素含量更丰富，所以提倡多吃全谷物食物，如燕麦米、黑米、小米、糙米等，每日三餐应保证至少有一次全谷类或杂豆类，还可以多吃麦类主食，以保证充足的蛋白质供应。建议全素人群每天摄入谷类250～400g，其中全谷类为120～200g。蛋奶素人群每天摄入谷类225～350g，全谷类为100～150g。

2．增加大豆及其制品（每天50～80g）的摄入，特别是发酵豆制品

大豆含有丰富的优质蛋白质、不饱和脂肪酸、钙、B族维生素以及多种有益健康的生物活性物质，如大豆异黄酮、大豆甾醇、大豆卵磷脂等，是素食人群的重要食物，应每日足量摄入；大豆蛋白质含有较多的赖氨酸，与谷类食物搭配食用，可发挥蛋白质互补作用，显著提高蛋白质的营养价值。发酵类豆制品如腐乳、纳豆、豆豉、臭豆腐、豆瓣酱等还含有维生素B_{12}，发酵食品的铁、锌元素利用率也比较高，素食人群特别要注意选用发酵豆制品。建议全素人群每天摄入大豆50~80g或等量豆制品，其中包括5~10g发酵豆制品。蛋奶素人群每天摄入大豆25~60g或等量豆制品。

3．常吃坚果、海藻、菌菇

坚果不仅可作为素食人群蛋白质的补充来源，还可作为不饱和脂肪酸、B族维生素和矿物质的良好补充，建议全素人群每天摄入坚果20~30g，蛋奶素人群每天摄入坚果15~25g。海藻中常见的有海带、紫菜、鹿角菜、裙带菜等，藻类富集微量元素能力极强，因而含有十分丰富的矿物质，藻类富含长链ω-3多不饱和脂肪酸，可作为素食人群ω-3不饱和脂肪酸的来源之一；菌菇类品种繁多，如香菇、平菇、牛肝菌、木耳、银耳等，菌菇含有丰富的营养成分和有益于人体健康的植物化学物，如蛋白质、维生素、矿物质、膳食纤维和菌类多糖，还可作为素食人群维生素B_{12}来源，这些成分大大提升了菌菇的食用价值。建议素食人群每日摄入藻类或菌菇（干重）5~10g。

4．蔬菜、水果应充足

新鲜的蔬菜、水果富含维生素、矿物质、膳食纤维和植物化学物，对素食者尤其重要，所以供给量应充足，蔬菜、水果中的维生素C还有利于铁的吸收利用，建议每日摄入300~500g蔬菜，应尽量选择营养素丰富的绿叶蔬菜；每日摄入200~350g水果，果汁不能替代鲜果。

5．合理选择烹调油

素食人群容易缺乏ω-3多不饱和脂肪酸，建议在选择食用油时，应注意选择含ω-3多不饱和脂肪酸的油脂，如亚麻籽油、紫苏油、菜籽油、核桃油、大豆油等。不饱和脂肪酸的含量越高，食用油越不耐热，也就越易氧化，烹饪时根据所需温度和耐热性来正确选择食用油，可很好地避免食用油的氧化。建议素食人群用菜籽油或大豆油烹炒，亚麻籽油、紫苏油和核桃油凉拌。

6．定期检测营养状况

素食人群、特别是全素人群应定期进行营养状况检测，及时发现和纠正营养缺乏，合理设计和安排膳食，有效避免营养素缺乏。

素食人群每日食物构成见表2-23。

表2-23 素食人群食物构成

全素人群		蛋奶素人群	
食物名称	摄入量/（g/d）	食物名称	摄入量/（g/d）
谷类	250~400	谷类	225~350
-全谷类	120~200	-全谷类	100~150
薯类	50~125	薯类	50~125
蔬菜	300~500	蔬菜	300~500

续表

全素人群		蛋奶素人群	
食物名称	摄入量/（g/d）	食物名称	摄入量/（g/d）
—菌藻类	5~10	—菌藻类	5~10
水果	200~350	水果	200~350
大豆及其制品	50~80	大豆及其制品	25~60
—发酵豆制品	5~10	—	—
坚果	20~30	坚果	15~25
食用油	20~30	食用油	20~30
—	—	奶类	300
—	—	蛋类	40~50
食盐	5	食盐	5

四、素食人群食谱制作要点

（1）增加植物性蛋白质的供应，每餐都有豆类、豆制品、坚果。对蛋奶素食者来说，每天应至少吃1个鸡蛋，以及300~500g牛奶。

（2）主食食材多样化，每日主食中应至少有一半是全谷和杂豆。全谷物食物如燕麦米、黑米、小米、糙米等营养素含量更丰富，血糖反应低；红小豆、绿豆、芸豆、鹰嘴豆等淀粉豆类的蛋白质含量大约为大米的3倍，且与谷类食物蛋白质营养互补。

（3）经常使用富含ω-3多不饱和脂肪酸的亚麻籽油和核桃油做凉拌菜和焖煮菜，部分使用富含单不饱和脂肪酸的植物油，如橄榄油和茶籽油，适度使用高亚油酸的烹调油，如玉米油、葵花籽油等。

（4）每天食用发酵豆制品，如豆酱、腐乳、豆豉等调味品，常用蘑菇等菌类食材，以补充维生素B_{12}。但这些食材中的维生素B_{12}利用率仍然较低，宜定期服用维生素B_{12}片剂。

（5）充足供应绿叶蔬菜和富含维生素C的水果。每日蔬菜达到500g，其中一半为绿叶蔬菜和橙黄色蔬菜，每日水果200~350g，优先选择柑橘类、猕猴桃、鲜枣等维生素C含量高的水果。

（6）日常使用碘盐，或每周使用1~2次海带、紫菜等海藻。

（7）如存在微量营养素缺乏情况建议使用营养强化食品，并服用复合营养素补充剂。

全素食及蛋奶素食者一日食谱举例分别见表2-24和表2-25。

表2-24 全素食者一日食谱举例

餐次	食物	原料及重量
早餐	全麦面包三明治 坚果豆浆 蒸山药	全麦面包80g、调味豆腐干30g、生菜50g、黄瓜50g、素沙拉酱10g 黄豆10g、核桃10g、杏仁5g 山药60g
午餐	芝麻花生紫米饭 红烧素什锦 木耳炒芥蓝	紫米40g、糯米40g、花生20g、葡萄干10g、芝麻10g 素鸡30g、黄花菜30g、香菇20g、竹笋50g、荸荠30g、玉米油6g 水发木耳20g、芥蓝150g、玉米油5g
晚餐	豆沙馅小窝头 八宝粥 香干炒油菜 拌三丝	面粉40g、黄豆粉20g、小米粉20g、红豆馅30g 大米10g、玉米10g、大麦10g、燕麦10g、绿豆10g、芸豆10g、枣10g 豆腐干30g、油菜150g、葵花籽油5g 海带丝20g、莴笋丝100g、胡萝卜丝50g、亚麻籽油2g
全日零食	橘子1个 草莓1碗	橘子150g 草莓100g

营养分析：总能量2090.4kcal，蛋白质75.5g，脂肪62.8g，碳水化合物305.8g，钙1168.5mg。

表2-25 蛋奶素食者一日食谱举例

餐次	食物	原料及重量
早餐	全麦面包 杂豆豆浆 煮鸡蛋 纯牛奶 小番茄	全麦面包60g 黄豆5g、黑豆5g、红豆5g、核桃10g 鸡蛋60g 全脂牛奶250g 小番茄60g
午餐	大米紫米花生饭 木耳拌菠菜 番茄炒豆腐 煮毛豆	大米40g、紫米40g、花生20g 水发木耳20g、菠菜150g、芝麻酱10g 豆腐50g、番茄100g、小葱5g、玉米油5g 青毛豆50g
晚餐	杂粮饭 香菇白菜汤 香干炒芹菜 凉拌藕	大米30g、玉米20g、小米20g、绿豆10g 水发香菇20g、小白菜100g 豆腐干30g、芹菜100g、菜籽油5g 鲜藕100g、亚麻籽油2g
全日零食	水果2个 酸奶1杯	猕猴桃120g、葡萄130g 酸奶150g

营养分析：总能量1926.6kcal，蛋白质70.5g，脂肪63.0g，碳水化合物269.4g，钙1207.8mg。

· 本章小结 ·

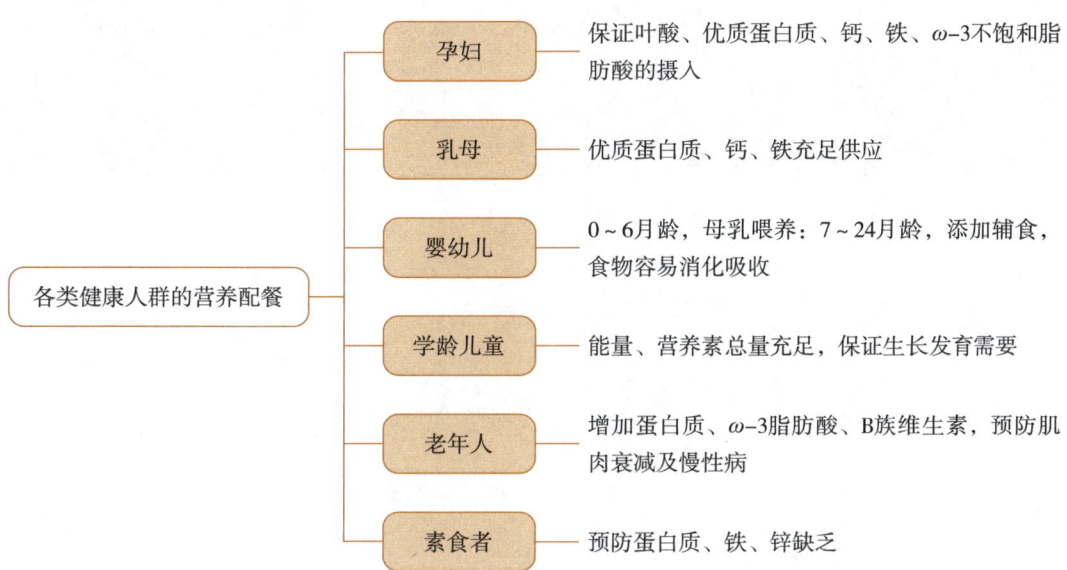

· 本章参考阅读 ·

1. 妊娠期妇女体重增长推荐值标准（WS/T 801—2022）
2. 妊娠期糖尿病患者膳食指导（WS/T 601—2018）
3. 学龄儿童青少年超重与肥胖筛查（WS/T 586—2018）
4. 学生餐营养指南（WS/T 554—2017）
5. 老年人营养不良快速评估指南（T/LXLY 0003—2020）
6. 中国老年糖尿病诊疗指南（2021）

· 本章练习题 ·

扫描二维码获取
本章练习题

第三章 慢性病患者的营养与配餐设计

CHAPTER 3

学习目标

- 知识目标
  1. 熟悉各类慢性病的疾病原因及与膳食的关系。
  2. 熟练掌握各类慢性病患者的食谱设计要点和食谱编制方法。
- 能力目标
  1. 能对慢性病患者进行膳食营养指导。
  2. 能编制肥胖患者、糖尿病患者、高血压患者等慢性病患者的营养食谱。
  3. 具备对公众进行营养教育的能力。
- 素质目标
  1. 引导学生对当前营养健康热点问题进行思考与辨析,培养学生的科学素养和创新意识。
  2. 培养学生形成健康的饮食行为和运动习惯。
  3. 培养学生的语言表达和团队合作能力。

引导案例

糖尿病患者个体化膳食指导实例

目前,我国糖尿病的患病率急剧升高,原因主要和生活水平提高、生活方式现代化、身体活动减少、营养过剩及人口老龄化有关。糖尿病患者的日常饮食则以饮食不规律、膳食结构不均衡为主。部分患者自行控制饮食时,常出现过分控制主食,却不注意副食搭配的问题。营养师在医院临床营养工作中,需要根据每个糖尿病患者的饮食习惯来制定针对性饮食指导方案。

患者基本情况：男性，46岁，身高168cm，体重83.6kg，患有高血压、高脂血症、糖尿病、脑血管狭窄。

一、膳食调查

对患者进行膳食调查的内容需要包括以下几方面：一日三餐的大致食物种类；日常对于各类食物的大致食用量；饮食嗜好；自行控制饮食的方式；日常运动量等。

经调查，该患者日常饮食行为及运动情况如下：

1. 每日规律进食三餐

①早餐约2块烙饼或烧饼、1个鸡蛋、1袋牛奶。

②午餐米饭约50g、少量青菜、偶尔会有肉类50g。

③晚餐以青菜为主，经常不进食主食，以豆腐丝、肉类代替。

2. 日常运动量以力量训练为主，每次1h

饮食总体情况：对各类食物的进食量不均衡，主食摄入量不足，蛋、奶类摄入量可以满足日常需要，但肉类进食量较多，为150～200g。豆制品以豆腐为主，每天150～200g。蔬菜每天进食500g左右，基本不进食水果。没有烟、酒嗜好，对于甜食、甜饮料、坚果类食物摄入较少。

二、膳食评价

通过膳食调查可知，该患者有自行控制饮食的行为，同时还保证了一定的运动量，但该患者的血糖水平仍控制不佳，时常有饥饿感，并且血脂依旧偏高。所以，从营养学的角度来看，该患者的饮食控制是有问题的。

1. 主食摄入量不足，种类单一

该患者的日常饮食中，主食量不足，晚餐还经常不吃主食；同时进食的主食种类也不合理，经常用烙饼、烧饼来代替日常主食。

营养师分析：参考食物交换份表可知，1个正常大小的烧饼（约70g）相当于1碗米饭的能量，而且和米饭相比，烙饼或烧饼中含有油脂，制作成分又多是精细面粉。而精细面粉属于高血糖生成指数（GI）的食物，进入消化道之后，消化快、吸收完全，可导致葡萄糖迅速进入血液，从而使餐后血糖峰值较高，但来得比较快，同样血糖下降也比较快。因此，致使该患者进食时饱腹感不明显、餐后血糖升高过快、餐后容易饥饿。

2. 烹调用油量过多

该患者每天进食500g蔬菜，已经达到人体对于蔬菜的基本需求，且以绿叶蔬菜为主，所以其蔬菜的搭配结构和进食量均达到健康膳食要求，但他的烹调方式却以炒、炖为主。询问用油量发现，患者每天的烹调用油达到50～100g。

营养师分析：20g油脂提供的能量相当于1碗米饭，与米饭相比，烹调用油中仅含有脂肪，除提供人体必需脂肪酸、帮助脂溶性维生素吸收之外，没有其他的营养价值；而且油脂的这两个营养方面的作用也可以被肉类替代，所以我们通常建议患者日常膳食中烹调用油的量保证在15～25g即可。此外，长期摄入高脂肪膳食，容易导致胆固醇偏高、血脂异常。这可能就是该患者虽然控制饮食、增加运动量，但血脂仍然较高的膳食原因之一。

3. 肉类进食较多，种类不足；晚餐搭配不合理，进食时间晚

从患者一日三餐的描述可以看出，患者的早餐、晚餐进食量较多；早餐的食物搭配较为合理，有主食、蛋奶类食物及蔬菜；而晚餐搭配十分不合理，以蔬菜、肉类、大豆类食物为主，基本没有主食。仔细询问后发现，因为患者不进食主食，故肉类、大豆类食物的进食量均较多，尤其是肉类，可以达到150～200g。同时由于晚间有力量训练，所以晚餐时间较晚。

营养师分析：肉类中含有较多的饱和脂肪和胆固醇，容易导致高脂血症和动脉粥样硬化。而且胆固醇的体内合成在夜间相对活跃，所以晚餐进食较多、进食时间较晚都是会影响到血脂的不良膳食因素，这也是该患者血脂较高的膳食原因。

三、膳食建议

1. 改变主食种类

减少烧饼、烙饼的进食次数，以粗杂粮米饭、红薯、山药、芋头、马铃薯等食物来充当主食。晚餐一定要进食主食。

2. 控制油脂摄入

减少烹调用油的食用量，可以改炒菜为拌菜；或者用油较多时，在进食前先用温水将蔬菜涮一下。

3. 适当减少肉类

将全天食用的肉类总量减少，并将晚餐的部分肉类挪到中午来食用。如果暂时无法减少肉类的食用量，那么可以尽量选择兔肉、鱼、虾、瘦肉来食用，必须避免进食肥肉。

第一节　肥胖患者的营养与膳食配餐

肥胖是一种由多因素引起的慢性代谢性疾病，是指人体体内脂肪堆积过多和（或）分布异常并达到危害健康的程度。大量研究表明，肥胖与糖尿病、高血压、高脂血症、高尿酸血症、缺血性心脑疾患、癌症等很多疾病有明显关系，且肥胖增加这些疾病死亡的危险性。目前，肥胖在全球范围内快速增长、蔓延，肥胖的发生及防治已经引起各国政府和学者的关注和高度重视。我国改革开放以来，随着居民膳食结构和生活方式的改变，肥胖率

也在以惊人的速度增长。《中国居民营养与慢性病状况报告（2020年）》显示，我国18岁及以上居民超重率和肥胖率分别为34.3%和16.4%，6至17岁儿童青少年超重率和肥胖率分别为11.1%和7.9%，6岁以下儿童超重率和肥胖率分别为6.8%和3.6%。超重和肥胖会引发一系列健康、社会和心理问题，控制体重成为一种社会需求，消除肥胖需要个人和社会的长期努力。

一、肥胖的分类

肥胖按发生原因可分为三类。

1. 遗传性肥胖

遗传性肥胖主要指遗传物质变异（如染色体缺失、单基因突变）导致的肥胖，这种肥胖比较罕见，常有家族性肥胖趋向。

2. 继发性肥胖

继发性肥胖主要指下丘脑-脑垂体-肾上腺轴发生病变、内分泌紊乱或其他疾病、外伤引起的内分泌障碍而导致的肥胖，例如：甲状腺功能减退症、皮质醇增多症、女性更年期综合征及少数多囊卵巢综合征等。

3. 单纯性肥胖

单纯性肥胖主要是指单纯由于营养过剩所造成的全身性脂肪过量堆积的肥胖。

二、判断肥胖的方法

1. 身高标准体重法（Standard Body Weight Determined by Height）

这是世界卫生组织（WHO）推荐的传统上常用的衡量肥胖的方法，肥胖度判断标准见表3-1，肥胖度计算公式为：

身高标准体重（kg）=身高（cm）-105

肥胖度=（实际体重-身高标准体重）÷身高标准体重×100%

表3-1　身高标准体重法的肥胖度判断标准

体型	肥胖度
消瘦	<-10%
正常	±10%
超重	≥10%
肥胖	20%~29%轻度肥胖，30%~49%中度肥胖，≥50%重度肥胖，≥100%病态肥胖

2. 体质指数法（Body Mass Index，BMI）

BMI是目前评价营养状况最常用的方法之一，近年来国内外学者多数主张使用BMI，认为BMI更能反映体脂增加的百分含量，可用于衡量肥胖程度，评价标准见表3-2。

计算公式为：BMI=体重（kg）/身高（m）^{2}

表3-2 体质指数法肥胖度评价标准

标准	消瘦	正常	超重	肥胖
中国	<18.5	18.5~23.9	≥24	≥28
亚洲	<18.5	18.5~22.9	≥23	≥25
WHO	<18.5	18.5~24.9	≥25	≥30

身高标准体重法和BMI法评价指标存在一定缺陷，如果肌肉组织和（或）骨骼组织特别发达者，也可能超过理想体重或肥胖评价指标。这时要结合腰围和腰臀比进行评价。

3. 腰围和臀围比（WHR）

肥胖者体内脂肪分布部位的不同，对健康的影响有着明显的不同。上身性肥胖或中心性肥胖（以腹部或内脏脂肪增多为主），患心血管疾病和糖尿病的危险性显著增加，同时死亡率也明显增加。而下身性肥胖（以臀部和大腿脂肪增多为主）患上述疾病的危险性相对较低。因此肥胖者身体脂肪分布类型是比肥胖本身对患病率和死亡率更重要的危险因素。虽然在男性和女性肥胖者中均可见到以上两种类型的肥胖，但是一般来讲，上身性肥胖常见于男性，而下身性肥胖常见于女性。

关于腹部脂肪分布的测定指标，世界卫生组织（WHO）建议采用腰围和臀围比，并且规定将男性腰围≥102cm、女性腰围≥88cm作为上身性肥胖的标准；将腰臀比男性≥0.9、女性≥0.8作为上身性肥胖的标准。我国针对上身性肥胖提出的标准为，男性腰围≥85cm、女性腰围≥80cm。

三、肥胖对健康的危害

研究表明，中度肥胖死亡率明显上升。肥胖症患者往往患有高血压、高脂血症和葡萄糖耐量异常；肥胖是影响冠心病发病和死亡的一个独立危险因素。值得警惕的是，中心性肥胖症患者要比全身性肥胖者具有更高的疾病风险。防治超重和肥胖症的目的不仅在于控制体重本身，更重要的是肥胖与许多慢性病有关，控制肥胖症是减少慢性病发病率和病死率的一个关键因素。

1. 代谢并发症

肥胖可引起脂类及糖代谢紊乱，表现为血脂（包括游离脂肪酸）升高和胰岛素敏感度降低；肥胖可促进氧化应激、低度慢性炎症的发生，并可导致一些激素代谢紊乱和脂肪组织分泌的一些细胞因子紊乱。因此，肥胖者易患高脂血症、胰岛素抵抗和糖尿病、痛风及高尿酸血症。

2. 心血管疾病

肥胖是心脑血管疾病重要的独立危险因素，肥胖能够增加罹患高血压、冠心病、充血性心力衰竭、脑卒中以及静脉血栓的风险，肥胖患者心脑血管疾病患病率和死亡率均显著增加。

3. 呼吸系统疾病

肥胖患者胸壁和腹部脂肪堆积，使膈肌运动受限和胸腔顺应性下降，进而影响肺部的功能，表现为明显的贮备容积减少和动脉氧饱和度降低。肥胖患者最严重的肺部问题是阻塞性睡眠呼吸暂停和肥胖性低通气量综合征，其原因可能与咽部脂肪增多有关。另外，肥胖还能增加哮喘的发病率、增加哮喘的严重程度，并导致难治性哮喘以及降低哮喘治疗的反应性。

4. 肿瘤

肥胖也是肿瘤的一个重要的危险因素，肥胖能够增加食管癌、直肠癌、结肠癌、肝癌、胆囊癌、胰腺癌、宫颈癌、肾癌、白血病、多发性骨髓瘤和淋巴瘤等多种癌症的发病风险。在女性中，肥胖患者子宫内膜癌、宫颈癌、卵巢癌以及绝经后的乳腺癌发病率增加；在男性中，肥胖患者前列腺癌的发病率增加。

5. 骨关节疾病

肥胖患者躯体重量大，加重了脊柱、骨盆及下肢所承受的重量，加之循环功能减退，对末梢循环供应不足，关节易出现各种退行性病变。尤其是膝关节承受的负荷更明显，运动系统的活动引起步态、姿势等发生改变，导致关节表面受力不均，关节机能紊乱，加速软骨磨损、老化、丢失、骨赘形成，最终导致骨性关节炎的发生。肥胖是骨性关节炎的高危因素，且与骨性关节炎的严重程度有关。

6. 消化系统疾病

肥胖患者由于大量脂肪在肝脏组织内堆积，可发生非酒精性脂肪肝病。肥胖者常伴有高胰岛素血症，可加剧脂肪肝的发生。肥胖还与胆囊疾病的发生有关，60岁以上肥胖妇女中几乎有三分之一发生胆囊病，其原因可能是由于肥胖者胆固醇合成增加，从而导致胆汁排出的胆固醇增加。肥胖还容易引起胃食管反流疾病及食道裂孔疝等。

7. 生殖系统疾病

肥胖可导致女性月经失调、不育症、女性多毛症以及多囊卵巢综合征等，增加孕妇妊娠糖尿病、子痫和先兆子痫的风险，引发流产、难产、巨大胎儿、新生儿窘迫综合征和畸胎等问题。

8. 其他疾病

除了上述疾病，肥胖还能引起一系列其他的健康问题，主要包括特发性颅内压增高、蛋白尿、皮肤感染、淋巴水肿、麻醉并发症和牙周病等。

9. 精神、心理问题和社会适应能力

肥胖往往容易导致自卑、焦虑和抑郁等精神和心理问题，人际关系敏感，社会适应性和活动能力降低，影响正常的工作和生活。

四、影响肥胖发生的主要因素

超重和肥胖症是能量的摄入超过能量消耗以致体内脂肪蓄积过多的结果。因此，减少由膳食摄入的能量、加强身体活动以增加能量消耗、控制能量平衡是保持健康的基本条件。科学研究发现，不同个体对能量摄入、食物的生热作用和体重调节反应不同，受遗传特点（如生理、代谢）和生活方式（如社会、行为、文化、膳食、活动量和心理因素）影响。即使存在遗传因素影响，肥胖的发生发展也是环境因素及生活方式等多种因素间相互作用的结果。也就是说，肥胖症是一种多因子引起的复杂疾病，不能简单地用单一因素来解释肥胖的病因。

1. 遗传因素的影响

多项研究表明单纯性肥胖具有遗传倾向，肥胖者的基因可能存在多种变化或缺陷。一些对双胞胎、领养子女家庭和家系的调查发现，肥胖有一定的家族聚集性。双亲均为肥胖者，子女中有70%~80%的人表现为肥胖，双亲之一（特别是母亲）为肥胖者，子女中有40%的人较胖。人群的种族、性别不同和年龄差别对致肥胖因子的易感性不同。研究表明遗传因素对肥胖形成的作用占20%~40%。众所周知，遗传变异是非常缓慢的过程，但是在20世纪后期，肥胖却已成为全球最受关注的疾病之一，从另一个角度说明肥胖症发生率的快速增长主要不是遗传基因发生显著变化的结果，而是生活环境转变所致。因此，改变环境和生活方式应该是预防肥胖的关键，它不仅是可能的，也被证明是有效的。

2. 生命早期营养对成年后肥胖发生的影响

生命早期是指胎儿期、哺乳期和断乳后的一段时间（一般指3岁以内，亦称"窗口期"）。此时机体处于旺盛的细胞分裂、增殖、分化和组织器官形成阶段，对外界各种刺激非常敏感，并且会产生记忆，这种记忆会持续到成年，对成年后的肥胖及相关慢性病的发生、发展有重要影响。膳食营养因素是生命早期机体接触最早、刺激频率最高、刺激时间最长的外界因素。生命早期不良的膳食因素，包括妊娠期孕妇营养缺乏或过剩、完全人工喂养、过早断乳、过早添加辅食以及婴幼儿期营养过剩等，不仅可直接影响婴幼儿体重及健康，还会增加成年后肥胖及相关慢性病的发病风险。相反，母乳喂养则有益于预防成年后肥胖的发生。

3．环境和社会因素的影响

（1）进食过量　发达国家的肥胖症患病率远远高于不发达国家，其原因之一是发达国家人群的能量和脂肪摄入（尤其是饱和脂肪的摄入量）大大高于不发达国家。随着我国的经济发展和食物供应丰富，人们对食物能量的基本需求满足以后，膳食模式发生了很大变化，高蛋白质、高脂肪食物的消费量大增，能量的总摄入往往超过能量消耗。大城市的人们摄入富含高能量的动物性脂肪和蛋白质增多，而谷类食物摄入量减少，富含膳食纤维和微量营养素的新鲜蔬菜和水果的摄入量也偏低。已有研究证明，含脂肪多而其他营养素密度低的膳食，引起肥胖的可能性最大。因此限制总能量和脂肪摄入量是控制体重的基本措施。

进食行为也是影响肥胖症发生的重要因素。不吃早餐常常导致午餐和晚餐时摄入的食物较多，而且一日的食物总量增加。中国居民膳食指南提出，三餐的食物能量分配及间隔时间要合理，一般早、晚餐各占30%，午餐占40%。晚上吃得过多而运动相对较少，会使多余的能量在体内转化为脂肪而储存起来。现在很多快餐食品因其方便、快捷而受人们青睐，但快餐食品往往含有高脂肪和高能量，而其构成却比较单调，经常食用会导致肥胖，并有引起某些营养素缺乏的可能。胖人的进食速度一般较快；而慢慢进食时，传入大脑摄食中枢的信号可使大脑做出相应调节，较早出现饱足感而减少进食。此外，进食行为不良，如经常性的暴饮暴食、夜间加餐、喜欢零食，尤其是在看电视时进食过多零食，是许多人发生肥胖的重要原因。

（2）身体活动过少　随着现代交通工具的日渐完善，职业性体力劳动和家务劳动量减轻，人们处于静态生活的时间增加。大多数肥胖者相对不爱活动；坐着看电视、玩手机是许多人在业余时间的主要休闲消遣方式，成为发生肥胖的主要原因之一。

经常性身体活动或运动不仅可增加能量消耗，而且可使身体的代谢率增加，有利于维持机体的能量平衡，还可以增强心血管系统和呼吸系统功能。因高强度剧烈运动不易长时间坚持，而且在此高强度运动的短期内，主要以消耗体内碳水化合物（肌糖原、肝糖原等）提供的能量为主，而不是首先消耗脂肪。在进行中、低强度身体活动时，更多动员体内脂肪分解以提供能量。由于中、低强度的身体活动可坚持的时间长，被氧化的脂肪总量比高强度剧烈运动多。因此，应强调多进行有氧的中、低强度身体活动，如走路、慢跑、扫雪、打羽毛球等。另外，经常参加锻炼者比不经常锻炼者的基础代谢率高；在进行同等能量消耗的运动时，经常锻炼能更多地动员和利用体内储存的脂肪，更有利于预防超重和肥胖。

（3）社会因素　全球肥胖症患病率的普遍上升与社会环境因素的改变有关。经济发展和现代化生活方式对进食模式有很大影响。在中国，随着家庭成员减少、经济收入增加和购买力提高，食品生产、加工、运输及贮藏技术有改善，可选择的食物品种更为丰富。加上家庭收入增加，在外就餐和购买现成的加工食品及快餐食品的情况增多，其中不少食品的脂肪含量过多。特别是经常在外参加宴会和聚餐者，常常进食过量。

> **实践应用**
>
> **节食减肥的危害**
>
> 极低能量饮食（不吃饭、少吃饭）、极低蛋白质饮食（如只吃蔬菜、水果）等不健康的饥饿减肥方式，确实会让人的体重快速下降，但在减少的体重当中，有很大一部分是身体的有用组织，特别是富含蛋白质的肌肉。因为人在饥饿减肥的时候，身体不仅会分解脂肪，而且会分解身体里的蛋白质，身体中的蛋白质减少了，身体中的水分也会丢失，所以体重下降会很快，但体脂肪率会上升。
>
> 节食减肥对人体造成很多危害：营养不良、抵抗力下降、体能下降；消化吸收功能下降；月经不调甚至闭经；易患骨质疏松；基础代谢下降、形成易胖体质；身体怕冷、出现贫血和浮肿；皮肤松弛、掉头发、指甲发脆、易便秘等等。

五、肥胖患者的食谱设计

1. 膳食营养目标

能量摄入大于消耗是肥胖的根本原因，因此减肥食谱的目标是控制总能量的摄入，使饮食供给能量低于机体实际消耗能量，使机体处于能量的负平衡，促使以脂肪形式储存的多余能量被代谢，直至体重恢复到正常水平。由于蛋白质是人体代谢所必需的重要营养素，因此降低能量供应的主要途径是降低脂肪和碳水化合物的摄入量。

减少脂肪的方法，是尽量减少烹调油，鱼肉类食物都要选择脂肪含量较低的类型，不吃油炸食品、饼干点心、膨化食品之类脂肪含量高的食物。减少碳水化合物的方法，是尽量远离含糖量高的点心、饼干、糖果、零食、饮料，并减少淀粉类食物的摄入量。

减肥期间，脂肪摄入量需要大幅度削减，既能减少能量，又能减少食物的诱人口味，避免食欲过强，但每天最少也需要20g脂肪维持健康。根据能量水平不同，减肥食谱中以每天供应30~50g脂肪为宜。一则保证饮食口味有最基本的愉悦感；二则保证脂溶性维生素能正常吸收；三则有必需脂肪酸的供应；四则避免胆汁长期储存于胆囊中没机会排出，造成胆结石的风险。一般来说，减肥越快的方法，造成胆结石的危险也越大。

碳水化合物是能量的重要来源，而且是"清洁能源"。减肥期间每天最好能吃到至少

150g碳水化合物，能够避免因为脂肪的大量分解而产生过多的酮体（酮体是有毒的，严重时会导致酸中毒甚至死亡），也能够避免身体蛋白质过度分解，否则容易造成负氮平衡，降低代谢率。

节食减肥需要长期限制饮食，坚持足够长的时间，同时持之以恒地改变原有生活方式和饮食习惯，长期地控制能量的摄入和增加能量消耗，并且在较低的能量水平上保证充足的维生素、矿物质的供应，这对于减肥成功和维持健康状态非常重要。想要健康减肥，不能盲目迷信减肥速度，一般来说，一个月体重减少1.5~2kg就是合理的。

2．减肥食谱的设计要点

（1）控制总能量　减肥期间能量通常在每日5020~7000kJ（1200~1600kcal），不宜过低，否则会影响或损害身体健康，而且难以长期坚持。一日能量供应值应当至少达到减肥者的基础代谢值，再加上足够的运动，就可以保证有相当大的能量负平衡，从而逐渐减脂瘦身，达到减肥目的。

（2）提高蛋白质　采用低能量膳食的肥胖者，来自蛋白质的能量比例应提高到占总能量15%~20%为宜，在减肥情况下身体不仅分解脂肪，蛋白质也很容易分解。食物蛋白质若供应不足，会导致肌肉大量流失。蛋白质来源应优先选择低脂品种，如鱼虾、鸡肉、鸡蛋、里脊肉、奶类、豆腐和豆腐干等。国内外研究发现，三餐当中蛋白质分布较均匀的时候，最有利于蛋白质的利用效率。所以，对肌肉本来不太充实的女性来说，不建议晚上只吃水果蔬菜，晚餐最好也能供应相当于一天30%左右的蛋白质。

（3）限制脂肪　脂肪能量比仍保持在总能量的20%~30%，使脂肪摄入量随着能量的降低而下降。可选用含单不饱和脂肪酸或多不饱和脂肪酸丰富的油脂和食物，少食用富含饱和脂肪酸的动物油脂和食物。注意避免食用油腻食品，选择低脂肪原料，但仍应提供充足的必需脂肪酸。

（4）降低碳水化合物　碳水化合物供给应控制在占总能量50%~55%为宜。多选择富含膳食纤维的复杂碳水化合物作为主食，如粗粮、豆类、薯类等，既能提高饱腹感，提供一定量的膳食纤维，又能供应更多的B族维生素和钾、镁、钙等矿物质。严格限制糖、巧克力、含糖饮料及甜点、零食。

（5）食物种类多样化　选择食物的时候，以新鲜、天然、多样化为原则，一天中的食物类别要足够丰富，最好能达到15种，从粮食、豆类、薯类、坚果、肉鱼蛋奶、水果、蔬菜等类别中选择，尽量种类全一些，以保证营养均衡，避免偏食。

（6）增加蔬菜摄入量　每日摄入500~600g的蔬菜，其中至少250g为绿叶蔬菜。蔬菜不仅能提供多种维生素和矿物质，还能增加饱腹感，帮助控制餐后血糖。

（7）适量食用水果　优先选择糖分不高的水果，如苹果、橙子、柚子、草莓、樱桃和番茄等。水果不宜榨汁而应整食，以保持饱腹感，水果宜餐前、用餐时或两餐之间食用。水果摄入较多时应酌情减少主食。

（8）调味清淡 少用增鲜调味料，减少油、盐、糖的用量，每日烹调油不超过25g。食盐能引起食欲增加，导致进食量增多。宜采用蒸、煮、烧、氽、烤等烹调方法，忌用油煎、炸的方法。所有菜肴烹调时不放糖。

（9）餐次安排 进食餐次应因人而异，以三餐为基础，在总能量不变的前提下可增加至4~5餐。在分配一日三餐比例时，应体现两点：一是将动物性食物和脂肪含量多的食物尽量安排在早餐和午餐吃，晚餐以清淡为主，利于消化；二是三餐的能量摄入应该是午餐>早餐>晚餐。

（10）调整进餐顺序 进餐前半小时先喝1杯水，就餐时先吃少油的蔬菜，再吃蛋白质类食物，然后再吃主食，同时配上蔬菜，这样有利于控制进食量，预防能量摄入过多。进餐时要细嚼慢咽，每一口食物都充分咀嚼，最好每口食物能咀嚼20下，使人有饱腹感。

3. 运动

任何肥胖的膳食治疗方案都应配合运动，以便取得更好的减肥效果。因为单从能量代谢角度来讲，控制能量摄入和增加能量消耗是调节能量负平衡的两个主要途径。大量流行病学资料和实验研究结果表明，运动不仅能够增加能量消耗和减少脂肪，还有下列益处：①有助于维持减肥状态，防止反弹；②改善代谢紊乱；③改善心情和健康状态；④预防多种慢性疾病，如心脏疾病、糖尿病、癌症等，甚至降低死亡率。因此，不管是否进行膳食减肥，都应该把运动作为减肥计划的一个有机组成部分。

表3-3为减肥者的一日食谱举例。

表3-3 减肥者一日食谱举例

餐次	食物	原料及重量
早餐	牛奶燕麦粥 拌双笋丁 煮鸡蛋	牛奶250g、燕麦片50g 莴笋丁25g、春笋丁25g、芝麻油3g 鸡蛋50g
上午点	水果 坚果	草莓150g 榛子15g
午餐	红豆米饭 凉拌芝麻菠菜 酱牛肉 紫菜蘑菇汤	红豆30g、大米50g 菠菜200g、胡萝卜丝30g、芝麻5g、芝麻油3g 酱牛肉50g 紫菜1g、蘑菇20g、芝麻油3g
下午点	苹果1个	苹果150g
晚餐	紫米小米粥 凉拌杂菜	紫米20g、小米15g、大米15g 生菜、甜椒、紫甘蓝、豆腐干各50g、芝麻油3g

营养分析：总能量1536kcal，蛋白质74.8g，脂肪50g，碳水化合物208.1g。

> **拓展阅读**
>
> **钙与体重控制**
>
> 　　一些研究发现，钙与正常体重的维持可能有关。对美国全国营养与健康普查的数据进行分析表明，在同等的能量和蛋白质摄入量下，钙摄入较少的人肥胖程度较大，而钙摄入量高的人较不容易发生肥胖。而从钙的来源方面来说，来自奶制品的钙预防肥胖的效应最强。也有流行病学研究发现，用富含钙的奶制品替代部分肉类食物作为蛋白质来源，有利于预防随着年龄增加而出现的体重上升。动物实验表明，钙有利于脂肪的分解和机体的散热功能。
>
> 　　对于有减肥需求的人群来说，选择用牛奶、酸奶来替代提供高热量的饼干、薯片、蛋糕等零食，长胖的风险会减小，因为牛奶提供的综合营养价值要远远优于这些零食。
>
> 　　虽然奶制品中的钙有利于控制体重，但前提是不能增加一日总能量和蛋白质摄入量。也就是说，若增加乳制品的摄入量，必须同时减少能量和其他蛋白质食物的摄入量。

第二节　糖尿病患者的营养与膳食配餐

一、糖尿病概述

　　糖尿病（Diabetes Mellitus，DM）是一组由于胰岛素分泌缺陷和（或）胰岛素作用障碍所致的以高血糖为特征的代谢性疾病。机体胰岛细胞损伤或功能下降均可导致胰岛素分泌减少，而胰岛素抵抗是指胰岛素作用的靶器官对胰岛素作用的敏感性下降，即正常剂量的胰岛素产生低于正常生物学效应的一种状态，被认为是2型糖尿病的发病基础。

　　1．糖尿病分型

　　根据不同病因，糖尿病可分为：

　　（1）1型糖尿病（T1DM）　胰岛素依赖型糖尿病，血浆胰岛素水平低于正常低限，体内胰岛素绝对不足，容易发生酮症酸中毒，必须依赖外源性胰岛素治疗。发病人群多见儿童和青少年，也可发生于其他年龄，多有糖尿病家族史，起病急，出现症状较重。

　　（2）2型糖尿病（T2DM）　非胰岛素依赖型糖尿病，是最常见的糖尿病类型，占全世界糖尿病患者总数90%，在我国占95%。发病年龄多见于中、老年人，患者中肥胖或超重者多见。起病隐匿，症状较轻或没有症状，不一定依赖胰岛素治疗。

（3）妊娠期糖尿病（GDM） 一般在妊娠后期发生，占妊娠妇女的2%~3%，发病与妊娠期进食过多以及胎盘分泌的激素抵抗胰岛素的作用有关，大部分患者分娩后血糖可恢复正常，但成为此后发生糖尿病的高危人群。

（4）其他类型糖尿病 如感染性糖尿病、药物及化学制剂所致糖尿病、胰腺疾病、内分泌疾病伴发糖尿病等。

2．糖尿病诊断标准

成人正常空腹血糖为3.9~6.1mmol/L，餐后2h血糖值<7.8mmol/L。糖尿病是以高血糖为特征的代谢综合征。为与世界卫生组织诊断标准接轨，《中国2型糖尿病防治指南（2021年版）》推荐，在有严格质量控制的实验室，采用标准化检测方法测定的糖化血红蛋白（HbA1c）纳入糖尿病的补充诊断标准。根据《中国2型糖尿病防治指南（2021年版）》，糖尿病的诊断标准见表3-4。

表3-4 糖尿病的诊断标准

诊断标准	静脉血浆葡萄糖或HbA1c
典型糖尿病症状（烦渴、多饮、多尿、多食、不明原因的体重下降）	
加上随机血糖	≥11.1mmol/L
或加上空腹血糖	≥7.0mmol/L
或加上葡萄糖负荷后2h血糖	≥11.1mmol/L
或加上HbA1c	≥6.5%
无糖尿病典型症状者，需改日复查确认	

注：空腹状态指至少8h没有进食热量；随机血糖指不考虑上次用餐时间、一天中任意时间的血糖，不能用来诊断空腹血糖受损或糖耐量降低。

二、糖尿病的危险因素

糖尿病的危险因素比较复杂，一般认为其发病与遗传和环境等多种因素有关，归纳起来主要有以下六个方面的因素。

1．遗传因素

糖尿病具有家族遗传易感性。国外研究报道25%~50%的糖尿病患者有阳性家族史，孪生儿研究发现2型糖尿病中共显性达90%以上。糖尿病亲属的发病率比非糖尿病亲属高17倍。

2．肥胖

研究发现，超过理想体重50%者比正常体重者糖尿病发病率高12倍。一些大型前瞻性研究表明，若将体质指数（BMI）控制在24以下，77%的糖尿病新发女性病例和64%的新发男性病例是可以预防的。

3．体力活动缺乏

除肥胖外，缺乏身体活动是2型糖尿病发生的另一重要危险因素；英国研究发现与缺乏身体活动的人相比，坚持中等强度身体活动的人发生糖尿病的危险性明显降低。适当的身体活动可促进血糖的利用，减轻胰岛负担，增强胰岛素敏感性，从而使血糖紊乱的风险下降。

4．生理病理因素

年龄增大、妊娠、感染、高脂血症、原发性高血压病、肥胖症等因素都会使糖尿病的发病率上升。

5．社会环境因素

不良生活方式，如吸烟、过量饮酒，生活节奏加快、竞争激烈、精神压力大、应激增加以及焦虑、熬夜、失眠、过度疲劳等成为血糖异常甚至糖尿病发生发展的促进因素。

6．营养因素

高脂肪、高蛋白、高热量的膳食可造成身体脂肪的过度堆积，因而需要更多的胰岛素来调节细胞对糖的吸收，再加上此类人群机体胰岛素促进糖分解代谢功能下降，由此出现血糖异常升高或发展为糖尿病。微量元素铬、镁、锌等缺乏，可导致或加重糖尿病。缺锌会引起胰岛素分泌减少，组织对胰岛素作用的抵抗力增强；低镁血症会引起2型糖尿病患者组织对胰岛素不敏感；三价铬是葡萄糖耐量因子的组成成分，是胰岛素的辅助因子，有增强葡萄糖的利用和促进葡萄糖转变为脂肪的作用。

三、糖尿病的危害

糖尿病的典型症状是多饮、多尿、多食、体重减轻及易疲劳。糖尿病患者血糖升高，超过肾糖阈时（正常肾小管对葡萄糖重吸收的最高血糖水平称为肾糖阈，正常人肾糖阈值为8.9～10mmol/L），大量糖从尿中排出，同时带着大量水分，造成体内脱水，刺激口渴中枢形成多饮、多尿。由于胰岛素分泌绝对或相对不足，能量不能很好地被利用，且大量葡萄糖从尿中丢失，体内细胞处于饥饿状态，患者出现饥饿感明显、进食量增加等。糖尿病患者不能充分利用葡萄糖，身体就需要用蛋白质和脂肪来补充能量，使体内蛋白质和脂肪消耗增多，加上因多尿失去大量的水分和糖，病人体重减轻，消瘦乏力。

1型糖尿病患者多为青少年，一般体型较瘦，久病者影响发育而身材矮小。2型糖尿病患者发病前一般为肥胖型，发病后虽仍较肥胖，但与病前相比体重已有所减轻，甚至出现消瘦。全身症状有消瘦、四肢酸痛、手足蚁感、麻木、视力减弱及高脂血症；妇女有外阴瘙痒、性欲减退、月经失调、闭经；男性阳痿、儿童遗尿等。除此之外，糖尿病患者常出现多种并发症或伴随症状，对患者健康造成严重危害。

1．感染

糖尿病患者若血糖控制不好容易发生感染，且难以控制。如皮肤感染、肺结核、泌尿生殖系统感染等。高血糖使创口愈合缓慢，糖尿病患者感染后血糖更高，形成恶性循环。

2．急性并发症

（1）糖尿病酮症酸中毒　糖尿病患者不能有效利用葡萄糖提供能量，机体将动用脂肪供能，而由于葡萄糖利用障碍，脂肪不能彻底氧化，从而产生大量酮体（乙酰乙酸、β-羟丁酸和丙酮），并在血中聚集，造成酮症酸中毒。患者出现脱水、呼吸深快、呼气带烂苹果味，严重者可出现昏迷，危及生命。

（2）糖尿病非酮症性高渗昏迷　多发生于年老的2型糖尿病患者，发病多有诱因，如感染、暴饮暴食、应激等。患者"三多"症状逐渐加重，表情淡漠，后期严重脱水、神志不清、嗜睡甚至昏迷，病死率较高。

（3）低血糖　糖尿病患者在治疗过程中，若用药时间、剂量与进餐不配合等，容易发生低血糖（血糖低于2.8mmol/L）。表现为出汗、乏力、头晕、心悸、面色苍白、血压降低等，严重者出现昏迷。

3．血管病变

（1）心脏病变　包括冠心病和糖尿病心肌病，后者也可由微血管病变引起。

（2）下肢血管病变　当同时合并神经病变时，易引起感染，导致下肢坏疽或发生溃疡，严重者需截肢。

（3）微血管病变　可发生糖尿病肾病及糖尿病眼病。糖尿病肾病渐进性发展，可出现蛋白尿、水肿、高血压，最终可导致尿毒症。糖尿病眼病常表现为视网膜病变、白内障等，是非创伤性致盲的最主要原因之一。

此外，糖尿病还可引起中枢及神经系统病变，影响运动及感觉系统。

四、糖尿病的治疗措施

糖尿病目前还不能根治，但可以控制。结合国内外实际经验，目前糖尿病的综合治疗措施包括五个方面，俗称"五驾马车"制度。如果糖尿病患者能坚持综合治疗，认真执行这五个原则，控制血糖，良好控制病情，就可推迟或避免急性或慢性并发症的发生和发展，可以像正常人一样生活、工作和长寿。

1．糖尿病教育

让糖尿病患者了解糖尿病的病因、症状、并发症及其防治，提高保健能力，学会治疗过程中所需的基本技能，经常自我检测血糖、血压、体重，定期去医院检测尿常规、眼底、肾功能等，并能以乐观积极的心态接受治疗。

2．营养治疗

控制饮食是治疗糖尿病最基本的方法，也是预防、控制并发症的重要措施。营养治疗的总目标是帮助糖尿患者制定饮食计划和形成良好的饮食习惯，通过良好的饮食供应改进患者的健康状况，减少急性和慢性并发症发生的危险。合理地控制饮食有利于控制糖尿病的病情发展，尤其是轻型患者（空腹血糖≤11.1mmol/L）单纯采用营养治疗即可达到控制血糖的目的。

3．运动疗法

适当的运动可使肌肉组织内的葡萄糖得到充分的消耗，使血液中的葡萄糖迅速到达肌肉及其他组织，使血糖降低。另外，运动可降低血脂、减轻体重、改善血液循环，有助于防治糖尿病的血管并发症。糖尿病患者可根据自己的身体状况，选择合适的运动方式，运动强度以接近靶心率（能获得较好运动效果并能保证安全的运动心率）为准，靶心率=170-年龄（岁）。运动时间以达到靶心率的累计时间20~30min为佳。运动应遵循循序渐进的原则，运动量由小到大，时间由短到长，动作由易到难。

4．药物治疗

药物治疗是控制糖尿病的主要手段。包括口服降糖药、胰岛素治疗、中药治疗等，但必须在专业医师的指导下进行。

5．自我监测

增加患者对糖尿病知识的了解，是实施糖尿病自我管理的重要手段。高血糖是引起糖尿病症状和导致并发症的主要原因，为了解糖尿病患者血糖是否达到良好控制，必须经常监测血糖等项目，以便及时调整治疗方案，早期发现和防治并发症。自我检测应做到：①每天测血糖、血压；②每月测体重、尿常规、腰围、腰臀比值；③每季度测血脂、糖化血红蛋白、肾功能，查眼底及心电图。

五、糖尿病患者的食谱设计

1．膳食营养目标

（1）合理营养，改善血糖、尿糖和血脂水平，使其达到或接近正常值。

（2）控制病情，延缓和预防并发症的发生与发展。

（3）合理供给热能，维持正常体重；对于特殊人群如孕妇、乳母、儿童等，还要满足其特殊的生理需求。

（4）提供均衡营养的膳食，全面提高体内营养水平，得到更多的抗氧化成分，增强机体抵抗力，保持身心健康，从事正常活动，提高生活质量。

2．糖尿病患者食谱的设计要点

以往用低碳水化合物、低能量、高脂肪饮食治疗糖尿病，实践证明饮食治疗并非碳水化合物越低越好，而是要适当限制能量和脂肪，增加碳水化合物和蛋白质。总能量和食物成分须适应生理需要，保证营养。饮食调控是各种类型糖尿病最基本的治疗方法，糖尿病患者必须长期坚持下去。

（1）控制总能量　合理控制总能量是糖尿病营养管理的首要原则。每日能量供给量应根据患者的体型、病情、血糖、年龄、性别、理想体重、生理特点、身体活动及有无并发症来确定。体重是检验总能量摄入是否合理的简便有效指标，建议每周称1次体重，并根据体重不断调整食物摄入量和运动量。肥胖或超重的患者应控制热能摄入和增加热能消耗，逐步减轻体重。消瘦患者应通过均衡的营养计划恢复并长期维持理想体重。在总能量不变的前提下，少食多餐有利于改善糖耐量和预防低血糖的发生。

糖尿病患者每天能量供给量的计算方法参见表3-5。年龄超过50岁者，每增加10岁，能量比规定值酌情减少10%左右。

表3-5　糖尿病患者每日能量供给量　　　　　　　　　　　　　单位：kcal/kg

体型 \ 身体活动水平	卧床	低强度	中等强度	高强度
消瘦	25~30	35	40	45~50
正常	20	30	35	40
肥胖	15	25	30	35

（2）充足的碳水化合物　糖尿病患者必须摄入一定比例的碳水化合物，供给量一般占总热能的50%~60%为宜，低强度身体活动水平的成人每天碳水化合物摄入量为200~300g，相当于主食300~400g；肥胖患者可控制在150~250g。如果碳水化合物摄入量低于100g可能发生酮症酸中毒。提倡用粗粮代替精制粮，如果碳水化合物的来源为低血糖指数食物，其供能比可达60%。血糖指数较低的食物有豆类、大麦、莜麦、燕麦、玉米面、黄豆面及小麦粉制成的混合面包和全麦面包等。如果吃了红薯、马铃薯、山药、芋头、藕、甜玉米、嫩豌豆之类含有淀粉的食物，都要相应扣除主食的数量，保证一餐当中碳水化合物总量不过多。要少吃精、白、细、软、黏的主食，避免甜食和甜饮料，以降低血糖的波动。如食用水果，应适当减掉部分主食，时间要妥善安排，最好放在两餐之间。在控制好总量的前提下，碳水化合物要均匀地分配到三餐中去，帮助维持血糖平稳。碳水化合物摄入量太低会发生低血糖状况，低血糖会引起大脑损害，甚至因大脑功能下降而发生意外事故，危及生命。

（3）减少脂肪摄入量和控制胆固醇　长期摄入高脂膳食可损害糖耐量，导致肥胖、高脂血症和心血管病的发生。为防止或延缓糖尿病患者的心脑血管并发症，必须限制膳食脂肪尤其是饱和脂肪酸的摄入量。脂肪摄入量占总能量的比例为20%~30%，要少用肥肉、畜类脂肪、禽类皮下脂肪、黄油、奶油、椰子油、棕榈油等富含饱和脂肪酸的食物，尽量避免反式脂肪酸。胆固醇的摄入量<300mg/d，应少用动物内脏、脑、肝、肾、鱼子、蛋黄以及墨鱼、鱿鱼等，以预防心血管并发症。可以用适量的坚果碎、坚果酱来代替烹调油脂，能够在提供美味的同时增加多种维生素和矿物质元素的供应。

（4）适量的蛋白质　糖尿病患者糖原异生作用增强，蛋白质消耗增加，常呈负氮平衡，要适当增加蛋白质供给。蛋白质占总热能的15%~20%，或成人按1~1.2g/(kg·d)摄入，动物蛋白质应占1/3~1/2。糖尿病合并肾脏病变者，应限制蛋白质摄入量，一般为0.5~0.8g/(kg·d)。豆制品和坚果油籽类食物既能供应优质蛋白，又能提供丰富的钾、钙、镁、膳食纤维、植物固醇，以及多种不饱和脂肪酸。适当的低脂白肉（鸡肉、鸭肉等）有利于优质蛋白质的供应，鱼类水产品能提供ω-3脂肪酸，这些对于血脂控制都是非常有帮助的。低脂奶类和酸奶对高血压和脑卒中的预防有益。所以，高脂血症和糖尿病的食谱，应当有多样化的蛋白质来源。

（5）丰富的膳食纤维　膳食纤维可帮助增大食物体积，降低能量密度，降低血糖上升速度，并改善糖耐量，还有降血压、降血脂、降胆固醇和预防便秘的作用。无论是主食还是蔬菜水果，尽量摄入富含膳食纤维的天然形态食品。国内外资料的研究表明，在降低血清胆固醇及控制餐后血糖上升幅度方面，可溶性纤维（如半纤维素、果胶）的效果优于非可溶性纤维，可溶性膳食纤维在水果、豆类、海带等食物中含量较多。对糖尿病患者建议每日摄入膳食纤维25~30g，富含膳食纤维的食物有麸皮、干豆、魔芋精粉以及海带、木耳、菌类、蔬菜等。

（6）合适的矿物质　矿物质与胰岛功能有相关关系：①三价铬是葡萄糖耐量因子的组成成分，胰岛素的辅助因子，补充铬对胰岛功能恢复有利。铬含量高的食物有酵母、牛肉、蘑菇、啤酒等；②锌参与胰岛素的合成，还有稳定胰岛素结构的作用，并与胰岛素的生物活性有关，要注意补锌；③糖尿病患者的钙排泄量往往高于健康人，应适当增加钾、镁、钙等含量丰富的食物的供给，包括豆制品、豆类、蔬菜、水果、薯类等；④应适当限制钠盐，每天盐的摄入量应控制在5g以下，以预防或减轻高血压、冠心病、高脂血症及肾功能不全等并发症；限制钠盐还可稳定餐后血糖。

（7）充足的维生素　维生素与糖尿病关系密切，有研究表明糖尿病患者尿中丢失的水溶性维生素远超过健康人。维生素的缺乏还与某些并发症的发生有关，应引起重视。增加B族维生素有利于减少神经系统的损害，增加维生素C可防止微血管病变，有利于改善脂代谢；充足的维生素E、维生素C和β-胡萝卜素能加强患者体内已减弱的抗氧化能力。

（8）饮食烹调原则　烹调清淡，少油少盐，不加糖、不用糖醋烹调法，葱、姜等调料不加限制。烹调中多用醋，少用盐，因为有机酸能够降低餐后的血糖反应。在食物中加入醋、含醋酸的小菜、含乳酸的泡菜、柠檬酸等配料，都有一定的延缓餐后血糖上升的作用。

（9）进食顺序　近年来的研究发现，进餐时的顺序和食物之间的配合对控制血糖也很重要。如果先吃升血糖慢的食物，后吃淀粉类主食，就能延缓葡萄糖进入血液的速度。比如先吃蔬菜、再吃蛋白质类食物如豆腐、鱼虾或瘦肉，然后再吃主食的吃法，餐后血糖的波动会明显更小。而用来平衡血糖的蔬菜，以需要充分咀嚼的绿叶菜和菌藻类蔬菜效果较好。还有很多研究证明，用牛奶、豆浆、坚果等配合主食一起吃，也能有效地降低餐后血糖的波动。

（10）身体活动　身体活动在2型糖尿病的管理中占有重要的地位。运动可以强化肌肉，增加胰岛素敏感性，有助于血糖控制，有利于减轻体重，还有利于炎症控制、疾病预防和心理健康等。坚持规律运动12～14年的糖尿病患者死亡率显著降低。

六、糖尿病患者的食谱编制方法

糖尿病食谱的编制常用的方法有两种，即计算法和食物交换份法，也可用电脑进行编制。

1．计算法

糖尿病饮食是一种需要计算能量和称重量的饮食。在制定食谱和计算营养素时必须认真细致。计算法编制食谱的步骤如下：

步骤1：根据糖尿病患者的身高计算其标准体重及体质指数（BMI），判断其体型，了解身体活动情况，确定能量供给。

全日能量供给量（kcal）=标准体重（kg）×能量需要量［kcal/（kg·d）］

步骤2：计算全天蛋白质、脂肪、碳水化合物总量。

全日蛋白质供给量（g）=全日能量供给量×15%÷蛋白质能量系数

全日脂肪供给量（g）=全日能量供给量×25%÷脂肪能量系数

全日碳水化合物供给量（g）=全日能量供给量×60%÷碳水化合物能量系数

步骤3：确定全天主食数量和种类，并进行食物分配。主食应粗细搭配，尽量选择低GI食物。

步骤4：确定全天副食蛋白质需要量。①计算主食中含有的蛋白质数量；②副食提供的蛋白质数量=全日蛋白质供给量-主食中蛋白质数量。

步骤5：计算全天副食的需要量和确定原料品种。根据副食应提供的蛋白质数量确定副食的原料品种和数量。

步骤6：确定烹调用油的量。烹调用油应以植物油为主。烹调用油=全日脂肪供给量-主副食中脂肪的数量。

步骤7：根据以上步骤确定的主副食的品种和数量，形成一日食谱，并按照比例分配到一日三餐中。

2. 食物交换份法

计算法虽然可以较为准确地进行糖尿病患者的食谱编制，但操作时比较麻烦，而用食物交换份法可以快速、简便地制定食谱，已为国内外广泛应用。

食物交换份法中每1个食物交换份的任何食物所含能量相似，都为90kcal，1个交换份同类食物中蛋白质、脂肪、碳水化合物等营养素含量相似，故在制订食谱时，同类食物中各种食物可以互相交换。

计算举例：某女性，65岁，身高160cm，体重60kg，低强度身体活动水平，空腹血糖7.5mmol/L，餐后2h血糖12mmol/L，血脂正常，用单纯饮食控制治疗。

（1）确定全日能量供给量

①求出理想体重：理想体重（kg）=身高（cm）-105=160-105=55kg

②体型评价：BMI=$60/1.6^2$=23.4，属正常

③计算全日能量供给量：

查表3-2，低强度身体活动水平、体型正常者，能量供给量为30kcal/（kg·d）

能量供给量为55kg×30kcal/（kg·d）=1650kcal/d

（2）粗配食谱

①计算交换份：1650÷90=18份

②分配交换份：查本书第一章表1-15（不同能量所需的各类食品交换份数），得到各类食物交换份数：

谷薯类9份-1份（蔬菜、水果中的碳水化合物算1份）=8份（200g）

蔬菜1份（500g）

水果1份（200g）

乳类1.5份（250g）

豆制品1份（100g豆腐）

肉、鱼、蛋3份（肉类100g、鸡蛋1个）

油脂2份（18g）

坚果0.5份（7.5g）

（3）三餐食物份数分配

早餐：主食2份、乳类1.5份、蛋类1份、蔬菜0.2份

上午点：坚果0.5份、水果0.5份

午餐：主食3份、肉类1份、豆制品1份、蔬菜类0.5份

下午加餐：水果0.5份

晚餐：主食3份、肉类1份、蔬菜类0.3份

（4）制订食谱

根据计算出的食物品种和数量，按烹调要求定出具体食谱供厨师烹调。

食谱举例见表3-6。

表3-6 食物交换份法制定食谱举例

餐次	食物	原料及重量
早餐	杂粮馒头 煮鸡蛋 牛奶 豆腐丝拌芹菜	面粉40g、燕麦片10g 鸡蛋60g 牛奶250g 豆腐丝25g、芹菜100g、芝麻油2g
上午点	坚果 水果	杏仁7.5g 小番茄100g
午餐	荞麦米饭 红烧带鱼 番茄炒豆腐 小白菜汤	荞麦25g、大米50g 带鱼80g、油6g 番茄100g、豆腐50g、花生油4g 小白菜150g
下午点	水果	柚子100g
晚餐	二米饭 莴苣炒鸡丁 凉拌菠菜	大米40g、小米35g 鸡胸肉50g、莴苣50g、黄瓜50g、水发木耳20g、油6g 菠菜50g、芝麻油2g

（5）注意事项

①称重治疗饮食：糖尿病饮食是称重治疗饮食，除盐不称重外，对其他一切食品，包括主食、副食、蔬菜和烹调油，均应在烹调前将皮、根、骨等不能食用部分去除后称重、加工，然后进行烹调。

②禁止加糖：糖尿病饮食烹调时不加糖、不用糖醋烹调法，葱、姜等调料不加限制。

③饮食禁忌：禁用含碳水化合物过高的甜食，如葡萄糖、蔗糖、麦芽糖、蜂蜜、甜点心、红糖、冰糖、冰激凌、甜饮料、糖果、甜糕点、蜜饯、杏仁茶等含纯糖食品。凡含淀粉高的食品，如红薯、马铃薯、山芋、芋艿、慈姑、粉丝等原则上不用，如需食用，应减去部分主食。如患者想吃甜味食品，可用木糖醇或糖精或甜叶菊酯调味，如想吃藕粉、马铃薯、芋艿、胡萝卜，则须从主粮中相应减量。

④不得随意加量：糖尿病患者按规定数量摄入食品，不得任意添加其他食品。如饥饿难忍，且病情许可时，征得医护人员同意后，可以添加体积大、能量低的食品，如青菜、白菜、黄瓜、冬瓜、番茄等。

⑤终身控制饮食：糖尿病需终身饮食治疗，平时既要按治疗饮食要求摄取营养素，又要照顾患者饮食习惯，尽可能做到花色品种丰富，美味可口。病情稳定后，可根据身体活动强度水平，适当放宽限制，以保证正常工作和活动开展。

⑥限制高脂高胆固醇食品：限制含脂肪或是胆固醇多的食品，如蛋黄、动物内脏、鱼子、肥肉、猪牛羊油等。少吃油炸食品，因高温可破坏不饱和脂肪酸并增加摄入食物的热量。

⑦限制水果：水果、干果原则上不宜食用，如病情较轻，控制较好，可以选择含糖量较低或甜度不高，含糖10%以下的水果和干果（水果含糖量见表3-7），每天摄入量不超过200g。食用前后要自我监测血糖或尿糖，根据血糖或尿糖变化调整。食用水果时间宜安排在两餐间，不要在餐后马上食用水果。必要时应减少主食用量。水果含有丰富维生素、矿物质、膳食纤维和多种抗氧化成分，对维持机体健康、预防糖尿病并发症具有重要作用。但水果含有一定的糖分，消化与吸收均较快，升高血糖作用比复合碳水化合物如粮食要快，故血糖较高、尿糖呈现阳性患者，最好不要食用，空腹血糖最好在7.8mmol/L以下，并稳定后方可食用。

表3-7 常见水果含糖量

选用级别	含糖量/(g/100g)	水果举例
推荐选用	<10	草莓、蓝莓、柠檬、橙子、柚子、苹果、樱桃、桑葚、桃、梨、杏、李子、木瓜、枇杷、猕猴桃、小番茄、西瓜等
慎重选用	11~20	香蕉、葡萄、桂圆、荔枝、火龙果、人参果、芒果、石榴
不宜选用	>20	无花果、冬枣、红枣、红果、柿饼、哈密瓜

糖尿病患者一日食谱举例见表3-8。

表3-8 糖尿病患者一日食谱举例

餐次	食物	原料及重量
早餐	牛奶燕麦粥 凉拌紫甘蓝 卤鹌鹑蛋	低脂奶300g、燕麦片60g 紫甘蓝100g、芝麻油3g 鹌鹑蛋6个
上午点	蓝莓、大杏仁	蓝莓100g、杏仁10g
午餐	红豆米饭 小白菜炖豆腐 香菇蒸平鱼 小番茄拌菜	红豆30g、大米50g 小白菜150g、豆腐100g、油3g 平鱼肉50g、水发香菇30g、油5g 小番茄50g、生菜30g、洋葱30g、甜椒30g、芝麻油5g
下午点	猕猴桃	猕猴桃120g
晚餐	茄子鸡丝拌莜面 木耳炒西蓝花	莜面80g、鸡胸肉50g、茄子100g、芝麻油3g、芝麻酱10g 西蓝花150g、水发木耳30g、油5g
夜宵	无糖酸奶或豆浆	无糖酸奶150g

营养分析：能量1657kcal，蛋白质80.3g，脂肪53.6g，碳水化合物215.6g。

> **实践应用**

薯类替代主食的好处

薯类如马铃薯、红薯、山药、芋头等含有较高的淀粉，一般为鲜重的8%~30%，所以可以作为主食食用。如果用薯类替代部分大米和面粉，可以达到同样的饱腹感，不会增加膳食中的总能量摄入，还可以增加维生素C、钾和膳食纤维的摄入量，有益于身体健康。

薯类中还含有多种保健成分。红薯、山药和芋头中含有黏蛋白，对预防慢性病有一定的作用。红薯和山药中所含的脱氢表雄酮类物质对抗衰老有一定的意义，还含有皂苷、多糖等生理活性成分，对于预防心脏病、糖尿病等多种慢性病均有益处。高脂血症和高血糖患者用薯类替代一部分精白米面是有益健康的，不必因为害怕淀粉而远离薯类。

七、成人糖尿病食养指南（2023版）

2023年1月12日国家卫健委发布《成人糖尿病食养指南（2023版）》，对糖尿病患者的日常食养提出8条原则和建议，要点如下。

1. 食物多样，养成和建立合理膳食习惯

膳食治疗和管理是糖尿病患者血糖控制的核心，应遵循平衡膳食的原则，做到食物多样、主食定量、蔬果奶豆丰富、少油、少盐、少糖，在控制血糖的同时，保证每日能量适宜和营养素摄入充足。

食物多样是实现合理膳食均衡营养的基础。糖尿病患者同样应该保持食物多样，膳食丰富多彩，保证营养素摄入全面和充足，少油少盐，限糖限酒。

合理膳食是指在平衡膳食基础上，以控制血糖为目标，调整优化食物种类和质量，满足自身健康要求。主食要定量，碳水化合物来源主要以全谷物、各种豆类、蔬菜等为好，水果要限量；餐餐都应有蔬菜，每天应达500g，其中深色蔬菜占一半以上；天天有奶类和大豆，常吃鱼、禽，适量蛋和畜肉，这些是蛋白质的良好来源。减少肥肉摄入，少吃烟熏、烘烤、腌制等加工肉类制品，控制盐、糖和油的使用量。

2. 能量适宜，控制超重肥胖和预防消瘦

体重是反映一段时间内膳食状况和人体健康状况评价的客观指标，也是影响糖尿病发生发展的重要指标。

膳食能量是体重管理也是血糖控制的核心。推荐糖尿病患者膳食能量的宏量营养素占总能量比分别为：蛋白质15%~20%、碳水化合物45%~60%、脂肪20%~35%。膳食能量来自谷物、油脂、肉类、蛋类、奶类、坚果、水果、蔬菜等食物。糖尿病患者能量需求水平因人因血糖调节而异，应咨询营养指导人员来帮助确定全天的能量摄入量和运动量，制定个性化的膳食管理、血糖和体重控制方案。

糖尿病患者要特别注重保持体重在理想范围，提高机体免疫力，降低疾病的发生发展风险。我国成人健康体重的体质指数（BMI）应保持在18.5～23.9之间。从年龄和降低死亡风险考虑，65岁以上老年人可适当增加体重。

肥胖患者减重后可以改善胰岛素抵抗、改善血糖控制。超重和肥胖的2型糖尿病患者减重3%～5%，即能产生有临床意义的健康获益。建议超重肥胖患者按照每个月减少1～2kg的速度，3～6个月减少体重5%～10%。糖尿病患者由于机体的胰岛素绝对或相对缺乏，不能充分发挥促进糖原、蛋白质和脂肪合成、抑制其分解的作用，血糖控制不佳的同时也容易出现体内脂肪和蛋白质分解过多，体重下降，甚至出现消瘦。合并消瘦或营养不良的患者，应在营养指导人员的指导下，通过增加膳食能量、蛋白质的供给，结合抗阻运动，增加体重，达到和维持理想体重。老龄患者应特别注意预防肌肉衰减并保持健康体重。

3. 主食定量，优选全谷物和低血糖生成指数食物

主食多富含碳水化合物，是影响餐后血糖水平的核心因素，糖尿病患者应该学习选择主食类食物和计量。血糖生成指数（GI）是衡量食物对血糖影响的相对指标，选择低GI食物有利于餐后血糖控制。

主食定量，不宜过多，多选全谷物和低GI食物，其中全谷物和杂豆类等低GI食物，应占主食的1/3以上。建议糖尿病患者碳水化合物提供的能量占总能量比例为45%～60%，略低于一般健康人。

血糖水平是碳水化合物、运动量、膳食结构、空腹时间等的综合反映，碳水化合物供能比例过低，并不能得到更好的长久效应。应经常监测血糖来确定机体对膳食，特别是主食类食物的反应，并及时规划调整。对零食中的谷类食物、水果、坚果等，也应该查看营养成分表中碳水化合物的含量，并计入全天摄入量。调整进餐顺序对控制血糖有利，养成先吃菜，最后吃主食的习惯。

建议记录膳食、运动和血糖水平，提高血糖控制和自我管理的科学规划水平。全谷物、杂豆类、蔬菜等富含膳食纤维、植物化学物，GI较低，含有丰富的维生素B_1、维生素B_2以及钾、镁等矿物质，更耐饥饿，可有效减缓餐后血糖波动。胃肠功能弱的老年糖尿病患者，在富含膳食纤维的全谷物选择上，要注意烹饪方法和用量，降低消化道负担。

碳水化合物的种类和数量，是影响餐后血糖最重要的营养因素。学习食物碳水化合物含量和互换，规律进餐，是糖尿病患者认识和掌握食物、药物和血糖反应关系的关键措施，是整体膳食合理规划和调整的重点。

4. 积极运动，改善体质和胰岛素敏感性

运动可以消耗能量，抗阻运动有助于增加肌肉量，运动还可以增加骨骼肌细胞膜上葡萄糖转运蛋白（GLUT-4）的数量，增加骨骼肌细胞对葡萄糖的摄取，改善骨骼肌细胞的胰岛素敏感性，平稳血糖。目前有充足的证据表明，身体活动不足可导致体重过度增加，多进行身体活动不仅有利于维持健康体重，调节心情愉悦，还能降低肥胖、2型糖尿病、心血管疾病和某些癌症等疾病发生风险和全因死亡风险。

糖尿病患者可在餐后运动，每周至少5d，每次30~45min，中等强度运动要占50%以上，循序渐进，持之以恒。中等强度运动包括快走、骑车、乒乓球、羽毛球、慢跑、游泳等。如无禁忌，最好一周2次抗阻运动，如哑铃、俯卧撑、器械类运动等，提高肌肉力量和耐力。将日常活动和运动融入生活计划中。运动前后要加强血糖监测，避免低血糖。

5. 清淡饮食，限制饮酒，预防和延缓并发症

预防和延缓相关并发症的发生，重点是强化生活方式的改变。首先要控制油、盐、糖，不饮酒，控制血糖、血脂、血压在理想水平。

所有人都应该清淡饮食，控制油、盐、糖用量，包括糖尿病前期和所有糖尿病患者。烹调油或肥肉摄入过多，会导致膳食总能量过高，从而引起超重及肥胖，对血糖、血脂、血压等代谢指标的控制均不利。研究证据表明，食盐摄入过多可增加高血压、脑卒中等疾病的发生风险。饮酒会扰乱糖尿病患者的正常膳食和用药，导致血糖波动，如可能会使患者发生低血糖的风险增加，尤其是在服用胰岛素或胰岛素促泌剂时。此外，患者在饮酒时往往伴随大量食物摄入，导致总能量摄入过多，从而引起血糖升高。过量酒精摄入还可损害人体胰腺，引起肝损伤，也是痛风、癌症和心血管疾病等发生的重要危险因素。

培养清淡口味，每日烹调油使用量宜控制在25g以内，少吃动物脂肪，适当控制富含胆固醇的食物，预防血脂异常。食盐用量每日不宜超过5g。同时，注意限制酱油、鸡精、味精、咸菜、咸肉、酱菜等含盐量较高的调味品和食物的使用。足量饮用白水，也可适量饮用淡茶或咖啡，不喝含糖饮料。

糖尿病患者应当在医师和营养指导人员的指导下，积极开展合理膳食和适量运动，维持血糖稳定，防治糖尿病并发症的发生发展。

6. 食养有道，合理选择应用食药物质

中医食养是以中医理论为基本指导，以性味较为平和的食物以及食药物质，通过"扶正"与"纠偏"，使人体达到"阴平阳秘"的健康状态。坚持辨证施膳的原则，因人、因时、因地制宜。

中医学自古以来就有"药食同源"的理论。按照中医辨证论治原则，阴虚热盛证采用具有养阴清热作用的食药物质，如桑叶、决明子、莲子等；气阴两虚证采用具有益气养阴作用的食药物质，如桑椹、枸杞子、葛根等；阴阳两虚证可选用山药、茯苓、肉桂等。把日常膳食和传统中医养生食谱相结合。中医辨证表现如下：

①阴虚热盛证：表现为烦渴多饮，咽干舌燥，多食善饥，溲赤便秘，舌红少津苔黄，脉滑数或弦数。

②气阴两虚证：表现为倦怠乏力、心慌气短、盗汗、自汗，口干舌燥，多饮多尿，五心烦热，大便秘结，腰酸膝软，舌淡或舌红暗，舌边有齿痕，苔薄白少津，或少苔，脉细弱。

③阴阳两虚证：表现为乏力自汗，形寒肢冷，腰酸膝软，耳轮焦干，多饮多尿，或浮肿少尿，或五更泻，阳痿早泄，舌淡苔白，脉沉细无力。

7．规律进餐，合理加餐，促进餐后血糖稳定

进餐规律，定时定量，是维持血糖平稳的基础。规律进餐指一日三餐及加餐的时间相对固定，定时定量进餐，可避免过度饥饿引起的饱食中枢反应迟钝而导致的进食过量。不暴饮暴食，不随意进食零食、饮料，不过多聚餐，减少餐次。不论在家或在外就餐，根据个人的生理条件和身体活动量，应该饮食有节、科学配置，进行标准化、定量的营养配餐，合理计划餐次和能量分配来安排全天膳食，吃饭宜细嚼慢咽，形成良好饮食习惯。

是否需要加餐、什么时间加餐，以及选择何种零食，应根据患者具体血糖波动的特点来决定。对于病程长、血糖控制不佳、注射胰岛素的2型糖尿病患者和1型糖尿病患者，应进行血糖监测，可根据实际情况适当加餐，以预防低血糖的发生。对于消瘦的糖尿病患者以及妊娠糖尿病患者，也可适当安排加餐或零食，以预防低血糖的发生，增加能量摄入，增加体重。

8．自我管理，定期营养咨询，提供血糖控制能力

有效管理和控制血糖平稳，很大程度上取决于患者的自我管理能力。糖尿病管理需要采取综合性措施，结合患者的病程、病情和行为改变特点等，兼具个性化和多样性。糖尿病患者需要切实重视、学习糖尿病知识和自我管理技能，包括膳食调理、规律运动、监测血糖、遵医嘱用药、胰岛素注射技术，以及低血糖预防和处理等。

糖尿病患者应将营养配餐、合理烹饪、运动管理和血糖监测作为基本技能。了解食物中碳水化合物含量和GI值，学习食物交换份的使用，把自我行为管理融入到日常生活中。应建立与临床经验丰富的营养师等营养指导人员、医师团队的咨询和随访服务关系，主动进行定期的咨询，接受个性化营养教育、膳食指导，以促进技能获取和营养治疗方案有效实施，并改善自我健康状况和临床结局。特别是在初诊、年度检查和/或未达到治疗目标、疾病或环境变化时，应及时就诊或咨询。

营养咨询应包括膳食评估和膳食调整、营养状况评估和营养诊断，以及营养处方、运动处方的制定等。在医师和营养指导人员的帮助下，适时调整膳食、运动和行为，以及用药量等方案，保持健康的生活方式，并控制血糖，预防并发症发生。

第三节 高血压患者的营养与膳食配餐

高血压是一种以体循环动脉收缩期和（或）舒张期血压持续升高为主要特点的心血管疾病。高血压可并发心肌、脑、肾等主要脏器血管的损害，致死率和致残率都很高，属于全球范围内的常见病，也是需要特别关注的严重公共卫生问题。高血压分为原发性（以血压升高为特征，原因不明的独立疾病，占高血压的95%以上）和继发性（高血压升高系某些疾病的一部分表现）。原发性高血压病因复杂，已知的发病相关因素有：遗传、肥胖、胰岛素抵抗、某些营养素的过量或不足、过量饮酒、人口老龄化等。高血压是脑卒中、冠心病、心功能衰竭、肾衰竭等的危险因素。

按照2023年国家卫生健康委发布的《成人高血压食养指南（2023）》，我国成人高血压的诊断界值与分级见表3-9。

表3-9 高血压诊断与分级

类别	收缩压（SBP）/mmHg	舒张压（DBP）/mmHg
正常血压	<120	<80
正常高值	120~139和（或）	80~89
高血压	≥140和（或）	≥90
1级高血压（轻度）	140~159和（或）	90~99
2级高血压（中度）	160~179和（或）	100~109
3级高血压（重度）	≥180和（或）	≥110
单纯收缩期高血压	≥140和	<90

注：（1）当SBP和DBP分属于不同级别时，以较高的级别为准。
（2）1mmHg=133.322Pa，全书同。

一、高血压流行的一般规律

根据《中国居民营养与慢性病状况报告（2020年）》，我国18岁及以上居民高血压患病率为27.5%，每4个成人中就有1人患高血压，在我国高血压人群中，绝大多数是轻、中度高血压（占90%），轻度高血压占60%以上，血压水平处于正常高值的人群占总成年人群的比例不断增长，中青年是我国高血压患病率持续升高和患病人数剧增的主要来源。但是，我国高血压患者的知晓率、治疗率和控制率与发达国家相比仍非常低，特别是经济文化发展水平较低的农村或边远地区情况尤为严重。脑卒中死亡率在农村地区已超过城市。

目前我国约有1.3亿高血压患者不知道自己患有高血压，在已知自己患有高血压的人群中，也有约3000万人没有接受治疗；在接受降压治疗的患者中，有75%血压没有达到目标水平。高血压防治任务仍十分艰巨。

通常高血压患病率随年龄增长而升高；女性在更年期前患病率略低于男性，但在更年期后迅速升高，甚至高于男性；高纬度寒冷地区患病率高于低纬度温暖地区，高海拔地区高于低海拔地区；与饮食习惯有关，盐和饱和脂肪摄入越高，平均血压水平和患病率也越高。

我国高血压流行有两个比较显著的特点：从南方到北方，高血压患病率呈递增趋势，可能与北方年平均气温较低以及北方人群盐摄入量较高有关；不同民族之间高血压患病率也有一些差异，生活在北方或高原地区的藏族、蒙古族和朝鲜族人民等患病率较高，而生活在南方或非高原地区的壮族、苗族和彝族等少数民族人民患病率则较低，这种差异可能与地理环境、生活方式等有关，尚未发现各民族之间有明显的遗传背景差异。

二、高血压的危害

高血压起病缓慢，早期多无症状，部分患者可出现头痛、头晕、耳鸣、失眠、注意力不集中、脾气急躁等症状。随着病情进展，血压持续升高，引起全身小动脉病变，表现为小动脉中层平滑肌细胞增殖和纤维化，管壁增厚和管腔狭窄，导致重要靶器官心、脑、肾组织缺血，长期高血压及伴随的危险因素可促进动脉粥样硬化的形成，该病变主要累及中、大动脉。总之高血压的危害是致命的，高血压是心脑血管病的首要危险因素，其引起的脑卒中、心肌梗死等心脑血管病已成为我国的第一杀手。我国人群监测数据显示，心脑血管疾病的死亡率为271.8万人/10万人，该病死亡人数占总死亡人数的40%以上，其中高血压是首位因素，每年300万心脑血管病死亡人数中至少一半与高血压有关，所以控制高血压可遏制心脑血管病发病及死亡人数的增长态势。

三、高血压发病的重要危险因素

高血压是一种遗传多基因与环境多危险因素相互作用使正常血压调节机制失去代偿而形成的慢性全身性疾病，通常认为遗传因素与环境因素分别占40%和60%，而环境因素中，膳食因素起重要作用。另外，人在长期精神紧张、压力、焦虑或长期噪声、视觉刺激下也可引起高血压。

1. 高钠低钾膳食

人群资料显示，钠盐（氯化钠）摄入量与血压水平和高血压患病率呈正相关，而钾盐摄入量与血压水平呈负相关。膳食钠/钾比值与血压的相关性甚至更强，高钠、低钾膳食是我国大多数高血压患者发病的主要危险因素之一。我国14组人群研究表明，膳食钠盐摄入量平均每天增加2g，收缩压和舒张压分别增高2.0mmHg和1.2mmHg。我国大部分地区，人均每天盐摄入量12~15g以上。在盐与血压的国际协作研究中，反映膳食钠/钾量的24h尿钠/钾比值，我国人群在6以上，而西方人群仅为2~3。

2．超重和肥胖

大量数据显示，肥胖或超重是血压升高的重要危险因素，尤其是中心性肥胖。身体脂肪含量与血压水平呈正相关。人群中体质指数（BMI）与血压水平呈正相关，BMI每增加3，4年内发生高血压的风险，男性增加50%，女性增加57%。我国24万成人随访资料的汇总分析显示，BMI≥24者发生高血压的风险是体重正常者的3~4倍。身体脂肪的分布与高血压发生也有关。腹部脂肪聚集越多，血压水平就越高。腰围男性≥90cm或女性≥85cm，发生高血压的风险是腰围正常者的4倍以上。

随着我国社会经济发展和生活水平提高，人群中超重和肥胖的比例与人数均明显增加。根据《中国居民营养与慢性病状况报告（2020年）》，我国成年居民超重肥胖率超过50%。超重和肥胖将成为我国高血压患病率增长的又一重要危险因素。

3．饮酒

过量饮酒也是高血压发病的危险因素，人群高血压患病率随饮酒量增加而升高。虽然少量饮酒后短时间内血压会有所下降，但长期少量饮酒可使血压轻度升高；过量饮酒则使血压明显升高。如果每天平均饮酒>3个标准杯（1个标准杯相当于12g酒精，约合360mL啤酒，或100mL葡萄酒，或30mL白酒），收缩压与舒张压分别平均升高3.5mmHg与2.1mmHg，且血压上升幅度随着饮酒量增加而增大。

我国饮酒的人数众多，部分男性高血压患者有长期饮酒嗜好和饮烈度酒的习惯，应重视长期过量饮酒对血压和高血压发生的影响。饮酒还会降低降压治疗的疗效，而过量饮酒可诱发急性脑出血或心肌梗死。干预实验显示，减少饮酒有确切的降压效果。

4．吸烟

吸烟可导致血压升高、心率加快，吸烟者的收缩压和舒张压明显高于不吸烟者，有高血压家族史、肥胖、血脂异常的吸烟者患高血压的风险更高。吸二手烟也可导致血压升高、高血压患病率增加，且对女性影响尤甚。

5．精神心理因素

高血压发病与长期精神紧张、焦虑、高负荷压力等因素显著相关。在应激状态下，心率、血压、体温、肌肉紧张度、代谢水平等均可能发生显著变化。长期或慢性、反复出现、不可预期的应激因素往往是导致高血压的重要因素。

6．其他危险因素

高血压发病的其他危险因素包括年龄、高血压家族史、缺乏身体活动等。除了高血压外，心血管病危险因素还包括吸烟、血脂异常、糖尿病、肥胖等。

四、高血压患者的食谱设计

高血压的一级预防在于广泛的健康宣传教育，使大众对高血压有明确的认识，对与其密切相关的生活习惯、膳食行为等有充分的了解。生活方式改变包括：减重、低盐低饱和脂肪酸低胆固醇饮食、有氧运动、足够的膳食镁钾钙的摄入、戒烟限酒等。

1．膳食营养目标

高血压膳食的首要任务是控制总热量，控制体重，避免肥胖。同时调整矿物质的平衡和比例，增加钾、钙、镁元素的摄入，减少钠的摄入量，控制膳食脂肪和胆固醇的摄入水平，限制饮酒。其营养目标是控制血压在正常范围内，同时供应充足的各种营养成分，预防各器官的损害，降低脑卒中和心脏病的危险。

2．高血压食谱的设计要点

（1）控制能量和体重　减轻体重已成为降低血压的重要措施，控制体重可使高血压的发生率降低28%～40%，主要通过限制能量摄入和增加身体活动来实现。对超重的患者，总能量可根据患者的理想体重，每日每千克体重84～105kJ（20～25kcal），或每日能量摄入比平时减少2092～4184kJ（500～1000kcal），能量减少可采取循序渐进的方式。在限制能量的基础上，应做到营养平衡，合理安排蛋白质、脂肪、碳水化合物的比例，三大营养素中蛋白质供能占总能量的15%～20%，脂肪占20%～25%，碳水化合物占50%～60%。矿物质和维生素摄入量达到DRIs标准。适量的体育活动既能增加能量的消耗，又能改善葡萄糖耐量，增加胰岛素的敏感性，还能提高高密度脂蛋白（HDL）的水平，对控制高血压有利。

（2）低盐饮食　因为钠盐在某些激素作用下，能使血管对各种提升血压物质的敏感性加强。钠盐还能吸附水分，体内钠盐积聚过多，水分滞留增加，血容量也相应增多，给心脏加重负担，诱发或加重心力衰竭等。建议正常人每天食盐的摄入量应控制在5g以内，高血压患者的食盐摄入量控制在3～4g为宜。除减少烹调用盐外，还要减少味精、酱油等含钠盐的调味品用量，少食或不食含钠盐较高的各类加工食品，如咸菜、火腿、香肠、咸鱼、咸肉以及各类炒货，最好能使用含钾的低钠盐。肉类加工食品中添加的有食盐、防腐剂和发色剂，以及亚硝酸钠、三聚磷酸钠等磷酸盐类保水剂的钠盐，谷氨酸钠和核苷酸钠等增鲜剂的钠盐，总钠含量非常高。

（3）补充富含钾的食物　限钠时应注意补钾，钾钠比例至少为1.5∶1，最好为2∶1。钾可以保护心肌细胞，能对抗钠的不利作用，高血压患者和心脏病患者应选择含钾高的食物如绿色叶菜、豆类和根茎类等，芋头、慈姑、山药、赤豆、扁豆、冬菇、竹笋、紫菜、香蕉、葡萄、梅和杏等食物中钾的含量都较高。中国营养学会提出成人钾的降低膳食相关非传染性疾病风险的建议摄入量（PI）为3600mg/d。有流行病学研究发现，蔬菜和水果的摄入总量越大，高血压风险就越低，因为蔬菜、水果都是高钾低钠食物，伴随着高钾低钠饮食，还会摄入更多的钙、镁、维生素C和多种抗氧化物质，这些对于高血压患者都是非常有益的。

（4）多摄入富含钙、镁的食物　钙对高血压病治疗有一定作用，镁盐可通过舒张血管达到降压作用，所以要多摄入富含钙、镁的食物，以帮助调节血压。建议高血压患者每天摄入充足的绿叶蔬菜、奶和奶制品、豆制品以及适量的坚果，鼓励摄入低脂奶和酸奶。低脂奶类对预防高血压的益处已经得到广泛认可，在其他条件相同的情况下，膳食中奶制品摄入量较高的人，和很少摄入奶制品的人相比，长期而言患高血压的风险较小。

（5）控制脂肪摄入量　高血压和心脏病患者也应注意控制膳食脂肪摄入量，使其占总能量的25%以下，降低动物脂肪比例，使用富含单不饱和脂肪酸和ω-3脂肪酸的植物油，如茶籽油、橄榄油、亚麻籽油、核桃油、麦胚油等。目前美国和我国都不再限制膳食中的胆固醇摄入量，每天吃一个鸡蛋对血压无害，对预防脑卒中也是有益无害的。不过，吃鸡蛋时要注意尽量减少煎炸和油炒，避免摄入过多脂肪。

（6）供给适量蛋白质　蛋白质供给量占总能量的15%左右，应选高生物价的优质蛋白，其中植物蛋白质可占50%，可经常食用豆制品，豆腐是膳食中钙和镁的良好来源，钙和镁对控制血压十分重要。同时豆制品含有大豆异黄酮和大豆皂苷，还有丰富的膳食纤维，这些都是有益于预防心脑血管疾病的因素。动物蛋白可选用鱼类、禽类、牛肉、鸡蛋、牛奶等，尽量清淡烹饪，少放盐和酱油。

（7）多选用复合碳水化合物　选用富含膳食纤维的主食，如粗粮、淀粉豆类和薯类，可促进肠蠕动，加速胆固醇排出，对防治高血压特别有益。葡萄糖、果糖及蔗糖等均可升高血脂，故应少用，不吃甜食，不饮甜饮料。有研究发现，全谷杂粮的摄入量较多的人，患高血压的风险较低，因为全谷物中不仅有丰富的膳食纤维，以及丰富的镁、锌等矿物元素，还有阿魏酸、植酸等抗氧化成分。和糙米、黑米、全麦之类全谷类食物相比，薯类（马铃薯、芋头、山药、包括红薯、白薯、紫薯在内的各种甘薯）和淀粉豆类（红小豆、绿豆、芸豆、鹰嘴豆等）对控制血压有更大的营养优势。这是因为按同样的淀粉含量来比较，它们的钾含量远远高于各种粮食；同时，按同样的淀粉含量来比较，它们的膳食纤维含量也同样高于大米和面粉，甚至也远高于糙米、小米等全谷物。

（8）限制饮酒　过量饮酒会增加高血压、脑卒中等心脑血管疾病的危险，而且会增加对降压药的抗性，故提倡高血压患者应戒酒。可饮用淡茶或花果茶，以增加钾和抗氧化成分的摄入。

高血压患者一日食谱举例见表3-10。

表3-10 高血压患者一日食谱举例

餐次	食物	原料及重量
早餐	蒸山药、芋头 牛奶煮燕麦 煮鸡蛋 葡萄干 蒸西蓝花	山药50g、芋头50g 脱脂牛奶250g、燕麦30g 鸡蛋60g 葡萄干20g 西蓝花150g、调味汁（生抽、蚝油、蒜泥、鸡精）
上午点	苹果1个	苹果200g
午餐	豌豆糙米饭 绿豆汤一碗 虾仁豆腐 炒拌红芥菜 拌三丝	鲜豌豆30g、大米30g、糙米30g 绿豆10g 虾仁50g、豆腐80g、植物油6g 红芥菜150g、植物油5g 海带丝、胡萝卜丝、金针菇各30g、橄榄油2g
下午点	荸荠/菊花茶	荸荠连皮150g
晚餐	全麦馒头、玉米糊 芹菜炒鸡丝 核桃拌木耳	全麦粉80g、玉米面30g 芹菜150g、鸡丝50g、植物油5g 核桃仁20g、水发木耳50g、橄榄油2g
夜宵	酸奶1杯	酸奶150g

营养分析：能量1936.6kcal，蛋白质80.3g，脂肪50.6g，碳水化合物290.0g，钙1308.7mg，钾3663.0mg，镁542.5mg，维生素C173.1mg，膳食纤维31.2g。

五、成人高血压食养指南（2023年版）

2023年1月12日国家卫生健康委发布《成人高血压食养指南（2023年版）》，根据高血压的疾病特点和分型，给出了食养原则和建议，详细描述了成人高血压人群的食物选择，旨在指导高血压人群科学食养。

（一）成人高血压食养原则

1．减钠增钾，饮食清淡

每人每日食盐摄入量逐步降至5g以下；增加富钾食物摄入。清淡饮食，少吃含高脂肪、高胆固醇的食物。所有高血压人群均应采取各种措施，限制来源于各类食物的钠盐摄入。钠盐摄入过多可增加高血压风险。我国居民膳食中75%以上的钠来自家庭烹调盐，其次为高盐调味品。随着膳食模式的改变，加工食品也成为重要的钠盐摄入途径。所有高血压患者均应采取各种措施，限制来源于各类食物的钠盐摄入。

增加膳食中钾摄入量可降低血压。建议增加富钾食物（如新鲜蔬菜、水果和豆类等）的摄入量；肾功能良好者可选择高钾低钠盐。不建议服用钾补充剂（包括药物）来降低血压。肾功能不全者补钾前应咨询医生。

适当选择富含钙、镁的食物。膳食钙摄入不足是我国居民的普遍问题，建议高血压人群适当增加钙的摄入。镁对周围血管系统可以起到血管扩张作用，可对抗钠的升压作用。

膳食中的饱和脂肪酸可以升高血脂和血清胆固醇水平，从而增加高血压患者发生冠心病、脑卒中等风险。因此，高血压人群要注意限制膳食脂肪和胆固醇摄入量，包括油炸食品和动物内脏。少吃加工红肉制品，如培根、香肠、腊肠等。

2．合理膳食，科学食养

（1）合理膳食 高血压人群应该遵循合理膳食原则，丰富食物品种，合理安排一日三餐。推荐高血压人群多吃含膳食纤维丰富的蔬果，且深色蔬菜要占到总蔬菜量的一半以上，蔬菜和水果不能相互替代；摄入适量的谷类、薯类，其中全谷物或杂豆占谷类的 1/4～1/2；适当补充蛋白质，可多选择奶类、鱼类、大豆及其制品作为蛋白质来源；限制添加糖摄入；减少摄入食盐及含钠调味品（酱油、酱类、蚝油、鸡精、味精等）。

（2）科学食养 饮食贵在"不伤其脏腑"，采取有效合理的中医食养对高血压有辅助预防和改善的作用。"辨证施膳""辨体施膳"是中医食养的基本原则，应针对高血压的不同证型给予相应的饮食。

3．吃动平衡，健康体重

推荐将体重维持在健康范围内：体质指数（BMI）在18.5～23.9（65岁以上老年人可适当增加）；男性腰围<85cm，女性腰围<80cm。建议所有超重和肥胖高血压人群减重。控制体重，包括控制能量摄入和增加身体活动。

能量摄入过多易导致超重和肥胖，超重和肥胖者应减少能量摄入，每天能量摄入比原来减少300～500kcal，同时限制高能量食物（高脂肪食物、含糖饮料和酒类）的摄入。

提倡进行规律的中等强度有氧身体运动，减少静态行为时间。一般成年人应每周累计进行2.5～5h中等强度有氧活动，或1.25～2.5h高强度有氧活动。运动可以改善血压水平。建议非高血压人群（为降低高血压发生风险）或高血压人群（为降低血压），除日常活动外，应有每周4～7d、每天累计30～60min的中等强度身体活动。

4．戒烟限酒，心理平衡

不吸烟，彻底戒烟，避免被动吸烟。戒烟可降低心血管疾病风险，强烈建议高血压人群戒烟。

不饮或限制饮酒。即使少量饮酒也会对健康造成不良影响。过量饮酒可显著增加高血压的发病风险，且风险随着饮酒量的增加而增加。建议高血压人群不饮酒，饮酒者尽量戒酒。

减轻精神压力，保持心理平衡。精神紧张可激活交感神经从而使血压升高，高血压人群应进行压力管理，可进行认知行为干预，如必要可到专业医疗机构就诊，避免由于精神压力导致的血压波动。规律作息，保证充足睡眠，不熬夜。

5．监测血压，自我管理

定期监测血压，了解血压数值及达标状态，遵医嘱进行生活方式干预，坚持长期治疗，自我管理。根据患者的心血管总体风险及血压水平进行随诊。

可根据自身健康状况选择适宜的膳食模式。

（1）得舒饮食（DASH） 富含新鲜蔬菜、水果、低脂（或脱脂）奶制品、禽肉、鱼、大豆和坚果以及全谷物，限制含糖饮料和红肉的摄入，饱和脂肪酸和胆固醇水平低，富含钾、镁、钙等矿物质、优质蛋白质和膳食纤维。

（2）东方健康膳食模式 我国东南沿海地区居民高血压、脑卒中的风险较低，预期寿命也较高，东南沿海一带的代表性膳食统称为东方健康膳食模式。其主要特点是清淡少盐、食物多样、谷物为主，蔬菜水果充足，鱼虾等水产品丰富，奶类、豆类丰富等，并且具有较高的身体活动量。

（3）中国心脏健康膳食（CHH-Diet） 与中国城市人群普通膳食相比，本膳食模式减少钠摄入，同时减少了脂肪摄入，增加了蛋白质、碳水化合物、钾、镁、钙和膳食纤维的摄入。

（二）成人高血压患者的食物选择

1．谷类和薯类

增加全谷物和薯类食物摄入，粗细搭配。推荐成年居民每天摄入谷类食物（大米、小麦、玉米、小米等）200~300g（其中包含全谷物和杂豆类50~150g），薯类（红薯、山药等）50~100g；少食用或不食用加入钠盐的谷类制品，如咸味面包、方便面、挂面等。

2．动物性食物

选择鱼、禽、蛋和瘦肉，平均每天120~200g，少食用或不食用高盐、高脂肪、高胆固醇的动物性食物。推荐吃各种各样的奶制品，摄入量相当于每天300mL以上液态奶。

3．大豆及其制品

每日食用适量的大豆及其制品，例如大豆、青豆、豆腐、豆浆、豆腐干等。推荐每日摄入大豆15~25g，相当于豆浆220~360g或者南豆腐84~140g，其他豆制品按蛋白质含量折算。少食豆豉、豆瓣酱、腐乳等。

4．蔬菜和水果

每日新鲜蔬菜摄入不少于300g，至少3种，最好5种以上，且深色蔬菜要占到总蔬菜量的一半以上；推荐富钾蔬菜，例如菠菜、芥蓝、莴笋叶、空心菜、苋菜、口蘑等；水果每日摄入200~350g，至少1种，最好2种以上。

5．坚果

推荐食用原味坚果，每周50~70g，食用坚果时应注意控制摄入的总能量，合并超重和肥胖者应注意避免脂肪摄入过多。

6. 油脂

优先选择富含不饱和脂肪酸的菜籽油、亚麻籽油、橄榄油、葵花籽油、玉米油等。推荐交替使用不同种类的植物油，每天控制在25~30g。少食用或不食用油炸和含反式脂肪酸的食品。

7. 酒

不宜饮酒，饮酒者尽量戒酒。即使少量饮酒也会对健康造成不良影响。

8. 水、饮料

不宜饮用含糖饮料，推荐白水，保证摄入充足水分。在温和气候条件下，低强度身体活动水平成年人每天喝水1500~1700mL。

9. 调味品

减少摄入食盐及含钠调味品（酱油、酱类、蚝油、鸡精、味精等），每日钠摄入量不超过2000mg（相当于食盐5g）。

10. 其他

少食用或不食用特别辛辣和刺激性的食物，不推荐饮用浓茶和浓咖啡。

拓展阅读

DASH饮食

DASH饮食是由1997年美国国立卫生研究院的一项大型高血压防治研究（Dietary Approaches to Stop Hypertension，DASH）中提出的有利于控制高血压的饮食。DASH饮食特点是要求摄取足量的全谷物、蔬菜、水果、低脂（或脱脂）奶，以保证钾、镁、钙等矿物质的摄取，并尽量减少饮食中的油脂（特别是富含饱和脂肪酸的动物性油脂），从而有效降低血压。因此，常以DASH饮食来作为预防及控制高血压的饮食模式。

DASH食物组成包括200g全谷类食物，100g淀粉豆类，500g蔬菜（一半是深绿叶菜），500g水果，30g果仁，600g奶类（一半是酸奶），85g鱼肉类，25g液态油。这个饮食方案中，蛋白质供能为18%，碳水化合物供能为56%，脂肪供能为26%（饱和脂肪6%），钠2300mg，钾4700mg，钙1250mg，镁500mg，膳食纤维30g。这个膳食模式的特点是总脂肪、饱和脂肪酸、胆固醇含量较低，富含蛋白质和钾、钙、镁等矿物质，膳食纤维丰富，硝酸盐和抗氧化物质多，对控制血压和预防心脏病非常有好处。

第四节　高脂血症患者的营养与膳食配餐

高脂血症是指机体血浆中胆固醇和（或）甘油三酯水平升高，可表现为高胆固醇血症、高甘油三酯血症，或两者兼有。胆固醇和甘油三酯在血浆中都是以脂蛋白的形式存在，严格地说，高脂血症应称为高脂蛋白血症。此外，血浆中高密度脂蛋白水平降低也是一种血脂代谢紊乱，并多与高胆固醇和甘油三酯水平升高同时存在，称血脂异常更能全面反映血脂代谢紊乱状态。

《中国居民营养与慢性病状况报告（2020年）》显示，我国18岁及以上居民高脂血症总体患病率高达35.6%，造成严重的经济负担。高脂血症患者，由于血浆中脂蛋白水平升高，血液黏稠度增加，血流速度减缓，血液氧饱和度降低，可表现为倦怠、易困，肢体末端麻木、感觉障碍，记忆力减退，反应迟钝等，出现动脉硬化或原有动脉硬化加重、细小动脉阻塞时，出现相应靶器官功能障碍。目前已知高脂血症是代谢综合征的表现之一，是冠心病、高血压、脑卒中等心脑血管病的危险因素，其发病原因除了人类自身遗传基因缺陷外，主要与饮食因素有关，肥胖、年龄、性别等也是重要因素。

一、膳食营养目标

以平衡膳食为基础，控制能量摄入，增强运动，减轻体脂肪，维持正常体重。通过控制总能量摄入，限制膳食脂肪尤其是饱和脂肪和胆固醇的摄入，调整脂肪类型，以多不饱和脂肪酸替代饱和脂肪酸，多摄入富含膳食纤维的植物性食物，提高植物固醇和抗氧化植物化学物的摄入量，缓解血脂异常，预防发生心血管和脑血管意外。

二、高脂血症患者食谱的设计要点

1．控制总能量

超重不利于高脂血症的控制，对于超重患者摄入能量不能超过需要量，应当使体重逐步回归正常体脂肪状态，对于血脂指标改善具有明显效应。研究证实，减肥4.5kg可使低密度脂蛋白（LDL）下降5%~8%。

2．限制脂肪和胆固醇摄入

脂肪供能占总能量的20%~25%为宜，饱和脂肪酸占总能量的比例限制在7%以下。坚果有益于心脏健康，还可以增加维生素E的摄入量，防止不饱和脂肪酸的氧化，但应限量摄入。胆固醇限制在200mg以下。一般宜少吃猪肉，可适当吃些鸡肉、牛肉等瘦肉，海鱼类适当多吃。烹调选择植物油如大豆油、花生油、玉米油。动物内脏、脑和蛋黄的胆固醇含量高，尽量不吃。

3. 供应适量的蛋白质

蛋白质摄入量占总能量的15%~20%，其中一半以上来自植物蛋白质，动物蛋白质摄入过多时，往往动物脂肪和胆固醇也会增加，使血浆胆固醇水平升高，所以要降低肉类蛋白比例。大豆中的豆固醇、大豆异黄酮和大豆皂苷，以及谷胚中的谷固醇有利于控制心血管疾病，因此可选用各种豆制品，特别是豆浆。

4. 供给充足的碳水化合物

碳水化合物占总能量的55%~65%，但应优先选择粗杂粮、豆类、薯类等原料，蔗糖、果糖等比淀粉更容易转化成甘油三酯，故要少吃甜食和含糖的饮料。

5. 供给充足的蔬菜、水果和薯类

提倡多吃蔬菜、水果和薯类，增加膳食纤维、多种维生素和矿物质供应，提供充足的抗氧化成分。富含抗氧化成分的果蔬通常颜色浓重，如深绿色、橙黄色、红紫色、蓝黑色等。可适当吃些脱脂奶和豆制品以供给充足的钙。

6. 增加可溶性膳食纤维的供应

可溶性膳食纤维可以帮助控制血脂，并预防血糖快速上升。可优先选用燕麦、大麦等富含β-葡聚糖的主食，富含果胶的山楂、柑橘、苹果、蓝莓、菜花、茄子、南瓜等蔬菜水果，以及菌类、藻类、魔芋等食材。

7. 烹调清淡

每日食盐摄入量不超过5g，伴有高血压者应限盐，尽量不用刺激性调味品。

8. 少饮酒，多喝茶

少饮酒，如饮酒应饮低度酒。茶叶含有茶多酚等成分，有降低胆固醇在动脉壁的沉积、抑制血小板凝集、促进纤溶酶活性和抗血栓的作用，故建议适量饮茶。

高脂血症患者一日食谱举例见表3-11。

表3-11 高脂血症患者一日食谱举例

餐次	食物	原料及重量
早餐	豆浆燕麦粥 凉拌海带 烤红薯 坚果	豆浆250g、燕麦30g 海带30g、芝麻油2g 红薯60g 核桃10g
上午点	柑橘1个 酸奶1杯	柑橘150g 酸奶150g

续表

餐次	食物	原料及重量
午餐	南瓜小米饭 清蒸鱼 香菇炒油菜 凉拌茄子	小米40g、大米50g、南瓜50g 鲈鱼100g 油菜150g、香菇30g、植物油5g 茄子100g、芝麻油2g、蒜泥3g
下午点	苹果	苹果150g
晚餐	全麦馒头 鸡块烧木耳胡萝卜 白菜豆腐汤	全麦粉100g 鸡肉50g、胡萝卜50g、木耳20g、植物油5g 小白菜150g、豆腐30g、植物油2g

营养分析：能量1608kcal，蛋白质76.8g，脂肪43.7g，碳水化合物233.6g。

拓展阅读

饮酒与慢性病

大量饮酒对于糖尿病、痛风、高血压、高脂血症、脂肪肝等疾病均有重要危害。大量研究表明，过量饮酒促进肝脏脂肪沉积，增加肝损伤的风险。酒精妨碍尿酸排泄，增加高尿酸血症发生风险。酒精提高血脂，升高血压，可增加心血管疾病发生风险。大量饮酒可增加结直肠癌发病风险。即使是人们认为有益健康的红葡萄酒，饮用过量时也同样不利于慢性病的预防。

《中国居民膳食指南（2022）》建议，成年人如饮酒，一天最大饮酒的酒精量不超过15g，任何形式的酒精对人体健康都无益处。15g的酒精量相当于啤酒450mL，葡萄酒150mL，低度白酒50mL，高度白酒30mL。

三、成人高脂血症食养指南（2023年版）

2023年1月12日，国家卫健委发布了《成人高脂血症食养指南（2023年版）》，就高脂血症人群的饮食给出了几点建议。

1. 吃动平衡，保持健康体重

高脂血症人群在满足每日必需营养需要的基础上，通过改善膳食结构，控制能量摄入，维持健康体重，减少体脂含量，有利于血脂控制；尤其对于超重和肥胖人群应通过控制能量摄入以减重，每天可减少300～500kcal的能量摄入。

体重正常的人群，保持能量摄入和消耗平衡，预防超重和肥胖。超重和肥胖人群，通过改善膳食结构和增加运动，实现能量摄入小于能量消耗，使体重减少10%以上。高脂血症人群，除部分不宜进行运动人群外，无论是否肥胖，建议每周5~7次体育锻炼或身体活动，每次30min中等及以上强度身体运动，包括快走、跑步、游泳、爬山和球类运动等，每天锻炼至少消耗200kcal。对于稳定性动脉粥样硬化性心血管疾病患者应先进行运动负荷试验，充分评估其安全性后，再进行身体活动。运动强度宜循序渐进、量力而行，以运动后第2天感觉精力充沛、无不适感为宜。

2. 调控脂肪，少油烹饪

限制总脂肪、饱和脂肪、胆固醇和反式脂肪酸的摄入，是防治高脂血症和动脉粥样硬化性心血管病的重要措施。脂肪摄入量以占总能量20%~25%为宜，高甘油三酯血症者更应尽可能减少每日脂肪摄入总量。以成年人每日能量摄入1800~2000kcal为例，相当于全天各种食物来源的脂肪摄入量（包括烹调油、动物性食品及坚果等食物中的油脂）在40~55g之间，每日烹调油应不超过25g。

其中，一是饱和脂肪摄入量应少于总能量的10%。高胆固醇血症者应降低饱和脂肪摄入量，使其低于总能量的7%。二是高脂血症人群胆固醇每日摄入量应少于300mg，而高胆固醇血症者每日胆固醇摄入量应少于200mg。少吃富含胆固醇的食物，如动物脑和动物内脏等。三是反式脂肪酸摄入量应低于总能量的1%，即每天不宜超过2g，减少或避免食用部分氢化植物油等含有反式脂肪酸的食物。四是适当增加不饱和脂肪酸的摄入，特别是富含$\omega-3$系列多不饱和脂肪酸的食物。

高脂血症人群食物制作应选择少油烹饪方式，减少食品过度加工，少用油炸、油煎等多油烹饪方法，多选择蒸、煮等方式。

3. 食物多样，蛋白质和膳食纤维摄入充足

在控制总能量及脂肪的基础上，选择食物多样的平衡膳食模式，食物每天应不少于12种，每周不少于25种。

碳水化合物摄入量应占总能量的50%~60%，以成年人每日能量摄入1800~2000kcal为例，相当于全天碳水化合物摄入量在225~300g之间。在主食中应适当控制精白米面的摄入，适量多吃含膳食纤维丰富的食物，如全谷物、杂豆类、蔬菜等。膳食纤维在肠道与胆酸结合，可减少脂类的吸收，从而降低血胆固醇水平。同时，高膳食纤维可降低血胰岛素水平，提高人体胰岛素敏感性，有利于脂代谢的调节。推荐每日膳食中包含25~40g膳食纤维（其中7~13g水溶性膳食纤维）。多食新鲜蔬菜，推荐每日摄入500g，深色蔬菜应当占一半以上。新鲜水果每日推荐摄入200~350g。

蛋白质摄入应充足。动物蛋白摄入可适当选择脂肪含量较低的鱼虾类、去皮禽肉、瘦肉等；奶类可选择脱脂或低脂牛奶等。应提高大豆蛋白等植物性蛋白质的摄入，每天摄入含25g大豆蛋白的食品，可降低发生心血管疾病的风险。

4. 少盐控糖，戒烟限酒

高脂血症是高血压、糖尿病、冠心病、脑卒中的重要危险因素，为预防相关并发症的发生，要将血脂、血压、血糖控制在理想水平。高脂血症人群膳食除了控制脂肪摄入量，还要控制盐和糖的摄入量。培养清淡口味，食盐用量每日不宜超过5g。同时，少吃酱油、鸡精、味精、咸菜、咸肉、酱菜等高盐食品。限制单糖和双糖的摄入，少吃甜食，添加糖摄入不应超过总能量的10%，肥胖和高甘油三酯血症患者添加糖摄入量应更低。

高脂血症人群生活作息应规律，保持乐观、愉快的情绪，劳逸结合，睡眠充足，戒烟限酒，培养健康生活习惯。完全戒烟和有效避免吸入二手烟，有利于预防动脉粥样硬化性心血管疾病，并改善高密度脂蛋白胆固醇水平。研究证明即使少量饮酒也可使高甘油三酯血症人群甘油三酯水平进一步升高，因此提倡限制饮酒。

5. 因人制宜，辨证施膳

高脂血症病因多是过食油腻甘甜、醇酒厚味，导致痰浊内生，脏腑功能失调，气不化津，痰浊阻滞，或气机不畅，脉络瘀阻，常常有虚有实，虚实相兼。食药物质是指传统作为食品，且列入《中华人民共和国药典》的物质。中医食养总则为"实则泻之，虚则补之"，即虚者用具有补虚作用的食药物质与食养方，实者选用具有祛邪作用的食药物质与食养方。

根据高脂血症人群年龄、性别、体质、生活习惯、职业等不同特点，辨别不同证型，综合考虑膳食搭配的原则，给予个性化食养方案，以达到精准施膳的目的。长期过量食用油腻和甘甜的食物能够使人产生内热、胸腹胀满，导致肥胖，引发各种疾病，高脂血症人群尤应注意。饮食不可过烫、过凉，要做到寒温适中，规律进食，勿饥饱不均。

6. 因时制宜，分季调理

人与自然是一个有机整体，在四时节律影响下，人体血脂水平亦会存在一定差异，针对不同季节的特点，食养有不同的要求。

春季，阳气上升，万物萌发，膳食应当以护阳保肝为主，多食时令蔬菜（如芹菜、芦笋等），可适当食用具有疏肝理气、养肝清肝作用的食药物质，如佛手、生麦芽、菊花等。注意忌过食寒凉、黏滞、肥腻之物。

初夏，天气渐热，阳气旺盛，膳食当以益气清心为主。可适当食用鸭肉、鱼类、兔肉、小麦、绿豆、豆腐及时令蔬菜瓜果。长夏乃夏秋之交，地气升腾，气候潮湿，故长夏主湿。膳食应以清利湿热、健运脾胃为主。长夏所食之物应清淡，少油腻，要以温食为主。适当食用健脾化湿作用的食药物质，如橘皮、薏苡仁、白扁豆、赤小豆、莱菔子等。

秋季，气候萧条，燥胜地干。秋季膳食当以滋阴润肺为主，可适当食用具有滋阴作用的食药物质，如桑椹、黑芝麻、乌梅、百合等。秋燥易伤津耗液，故秋天应少吃辛辣、煎炸、油腻及热性食物。

冬季，天寒地冻，万物收藏。冬月食养重在散寒邪，补肾阳，可适当食用羊肉等性质偏温的食物，以及具有滋阴补肾作用的食药物质，如枸杞子、黄精、山茱萸等。冬天应忌食生冷之物，以防阳伤而生寒。

7. 因地制宜，合理搭配

受不同地区气候、环境影响，居民膳食习惯、生理特征存在差异，根据地域调整膳食，对人体健康具有重要作用。

北方地区（温带季风气候）主要指东北地区、华北地区、华中大部分地区，此地区高脂血症人群中医体质主要涉及痰湿质、湿热质、血瘀质。建议北方地区高脂血症人群多食新鲜蔬果、鱼虾类、奶类、豆类，控制油、盐摄入量，减少腌制蔬菜的摄入；同时可适当食用具有祛湿、化痰的食药物质，如橘皮、薏苡仁、白扁豆、赤小豆、莱菔子、山楂、桃仁、沙棘等。

南方地区（亚热带季风气候）包括长江中下游，南部沿海和西南大部分地区，此地区高脂血症人群中医体质主要涉及痰湿质、湿热质、气虚质。建议该地区高脂血症人群控制油、盐摄入量，适量增加粗粮摄入，如紫薯、玉米、黑米、大麦、青稞等；同时可适当食用具有祛湿化痰、益气健脾作用的食药物质，如人参、白扁豆、薏苡仁、山药、大枣、麦芽、茯苓等。

西北地区（温带大陆性气候）高脂血症人群中医体质主要涉及阴虚质和痰湿质。建议西北地区高脂血症人群在蛋白质摄入充足的条件下，适当减少牛羊肉的食用（可由去皮禽肉、鱼、虾、蛋等代替）；多食蔬菜和水果；同时可适当食用具有滋养肝肾阴津作用的食药物质，如枸杞子、桑椹、菊花、黑芝麻、百合、乌梅、决明子等。

青藏地区（高原山地气候）高脂血症人群中医体质主要涉及阴虚质、瘀血质、痰湿质，该地区居民日常膳食的主要构成有糌粑、大米、面粉、青稞、肉类和奶类。建议该地区高脂血症人群多食用去皮禽肉、鱼等动物蛋白，并补充优质的植物蛋白，如大豆蛋白等，同时增加蔬菜水果的摄入。

8. 会看会选，科学食养，适量食用食药物质

对于高脂血症人群，可通过看标签来选择适合的食品，满足营养需求，例如通过看营养标签选择脂肪含量低的食品，同时了解食品中能量和相关营养成分的含量，包括碳水化合物、蛋白质、膳食纤维以及钠等，做到科学合理选择。

可适当多吃富含植物甾醇、多糖等植物化学物的食物，如大豆、洋葱、香菇以及深色蔬果等，每日可摄入2g左右植物甾醇。一些食药物质能调节血脂水平，高脂血症人群适量食用，可以起到辅助降低血脂的作用。《成人高脂血症食养指南（2023版）》对成人高脂血症人群的食物选择的建议见表3-12。

表3-12　成人高脂血症人群的食物选择

食物类别	宜选择的品种	减少、限制的品种
谷薯类	糙米、全麦面粉、玉米、青稞、荞麦、黄米、燕麦、小米、高粱、藜麦、红薯、紫薯等	黄油面包、糕点等高能量加工食品，以及油条、油饼等油煎、油炸食品
肉类	鱼虾类、瘦肉、去皮禽肉等	肥肉、加工肉制品、咸肉、鱼子、蟹黄、鱿鱼、动物内脏等
蛋类	鸡蛋、鸭蛋等	咸蛋等
奶类	脱脂奶、低脂奶、鲜牛奶、低糖酸奶等	奶油、黄油等
大豆及制品类	黄豆、黑豆、青豆、豆腐、豆腐干等	油豆腐皮、豆腐泡等油炸豆制品
蔬菜类	新鲜蔬菜	腌制蔬菜
水果类	新鲜水果	添加糖高的水果制品
食用油	紫苏油、亚麻籽油、核桃油、橄榄油、茶籽油、菜籽油、葵花籽油、玉米油、芝麻油、豆油、花生油、青稞胚芽油等	棕榈油、椰子油，猪油、牛油、羊油及其他动物油
调味品	低钠盐（每日不超过5g）	酱类、腐乳等高盐调味品；红糖、白糖、糖浆等

第五节　冠心病患者的营养与膳食配餐

冠状动脉粥样硬化性心脏病，是指由于冠状动脉硬化使管腔狭窄或阻塞导致心肌缺血、缺氧而引起的心脏病，与冠状动脉功能性改变统称为冠状动脉性心脏病，简称冠心病，也称缺血性心脏病。冠心病分成隐匿型、心绞痛型、心肌梗死型、心力衰竭和心律失常型、猝死型。冠心病是一种严重危害人类健康的心血管疾病，在工业化国家，冠心病死亡人数占全部死亡人数的三分之一左右。近10年来我国冠心病死亡率继续呈上升趋势，冠心病的危险因素包括吸烟、血脂紊乱（总胆固醇、甘油三酯和低密度脂蛋白胆固醇水平升高、高密度脂蛋白胆固醇水平降低）、超重和肥胖、高血压、糖尿病、久坐少动的生活方式。其中许多可以通过膳食和生活方式进行调控，膳食营养因素在冠心病的预防和治疗方面都具有重要作用。

一、膳食营养目标

在平衡膳食的基础上，控制总能量和总脂肪的摄入，限制膳食中饱和脂肪和胆固醇的摄入，保证充足的膳食纤维、维生素、矿物质和抗氧化营养素的摄入，以增加营养，调节脂质代谢。

二、冠心病患者的食谱设计要点

1. **限制总能量摄入，保持理想体重**

能量摄入过多是肥胖的重要原因，而肥胖又是冠心病的重要危险因素，故应控制总能量的摄入。保持能量摄入与消耗平衡，适当增加运动，保持理想体重，预防超重与肥胖。对于已经超重者应通过控制能量来减重。

2. **食物多样，谷类为主**

碳水化合物应占总能量的60%左右，多选用复杂碳水化合物，多吃粗粮，粗细搭配，限制含单糖和双糖高的食品，如甜食、各种糖果、冰激凌、巧克力、蜂蜜等。

3. **限制脂肪和胆固醇摄入**

限制总脂肪、饱和脂肪和胆固醇的摄入量是防治冠心病的重要措施。脂肪摄入量以占总能量的20%~25%为宜，饱和脂肪酸摄入量应少于总能量的10%，适当增加单不饱和脂肪酸和多不饱和脂肪酸的摄入。鱼类富含ω-3多不饱和脂肪酸，对心血管有保护作用，可适当多吃。少吃富含胆固醇的食物，如猪脑和动物内脏等，但吃鸡蛋时不必弃去蛋黄。

4. **适宜蛋白质的摄入**

蛋白质摄入量应占总能量的15%~20%，提高植物性食物的摄入，动物蛋白和植物蛋白两者比例1∶1。经常吃奶类、豆类及其制品，奶类除含丰富的优质蛋白质和维生素外，含钙量较高，且利用率也较高，是天然钙质的极好来源，缺钙可以加重高钠引起的血压升高，因此冠心病患者要常吃奶类，且以脱脂奶为宜。大豆蛋白含有丰富的异黄酮，多吃大豆蛋白有利于调节血脂，从而达到防治冠心病的目的。有资料显示，每天摄入25g含异黄酮的大豆蛋白，可降低心血管疾病的危险性。

5. **多吃蔬菜、水果**

蔬菜水果中含大量的植物化学物、多种维生素、矿物质和膳食纤维，具有抗氧化和改善心血管功能的作用，故冠心病患者应多食用新鲜蔬菜和水果，每日摄入400~500g，以提高膳食中钾及抗氧化成分的含量，降低血压和预防心律失常。

6. **摄入充足的膳食纤维**

膳食纤维在肠道与胆汁酸结合，可减少脂类的吸收，从而降低血胆固醇水平。同时，高膳食纤维可降低血胰岛素水平，提高人体胰岛素敏感性，有利于脂代谢的调节。因此，要多摄入含膳食纤维的食物，如燕麦、玉米、豆类、蔬菜、水果等。

第六节 高尿酸血症和痛风患者的营养与膳食配餐

痛风是嘌呤代谢紊乱和尿酸排泄障碍所致血尿酸增高的一类疾病,其临床特点包括高尿酸血症、痛风性急性关节炎反复发作,形成痛风石、痛风石性慢性关节炎及关节畸形,引起间质性肾炎及尿酸肾结石。

高尿酸血症是痛风的发病原因。尿酸是嘌呤代谢的最终产物,主要由细胞代谢分解的核酸和其他嘌呤类化合物以及食物中的嘌呤分解产生。嘌呤经过氧化代谢产生的尿酸主要是由肾脏和肠道排出,每天的尿酸产生量和排泄量应维持一定的平衡,正常人体尿酸值平均为1200mg,每天产生750mg,其中约75%经肾脏清除,25%由肠道排出体外。如果尿酸生成增多或排泄减少均可使体内尿酸聚集,发生高尿酸血症或痛风。

近年来,随着我国经济的迅速发展,居民的饮食结构发生了改变,由传统的高碳水化合物、高膳食纤维、低蛋白质、低脂肪的膳食结构逐渐转变为高能量、高蛋白、高脂肪的膳食结构,加上生活方式的改变,日常生活中身体活动消耗的能量大幅下降,超重、肥胖、痛风的发病率呈直线上升,特别是沿海城市居民痛风的患病率明显高于内陆城市。高尿酸血症与痛风有着密切的关系,如不注意饮食控制,约有5%~12%高尿酸血症可发展为痛风。男性痛风的患病率明显高于女性,可能与男性喜欢饮酒、暴饮暴食、喜食富含嘌呤的食物有关,使体内尿酸产生量增加。目前,男性发病有逐渐年轻化的倾向。女性机体内雌激素水平较高,具有促进肾脏排泄尿酸的作用,并可抑制关节炎发作,但是绝经期后体内雌激素水平急剧下降,易发生高尿酸血症或痛风。

一、病因病理

(一)尿酸生成

尿酸的生成主要来自细胞的分解代谢,核酸为细胞的重要成分,主要包括脱氧核糖核酸(DNA)与核糖核酸(RNA)。食物中的嘌呤成分也是尿酸的来源之一。

(二)尿酸生成增多的原因

(1)尿酸生成时酶的异常,即促进尿酸合成的酶的活性增高,原发性痛风及高尿酸血症中,20%~25%的患者是由尿酸生成增多所致。

(2)细胞分解代谢增加,主要见于继发性痛风,尤其是血液病。

(3)摄入高嘌呤饮食,是致高尿酸血症的外界因素之一。

(三)尿酸排泄

尿酸排泄的主要器官是肾。健康成人每天体内代谢分解产生尿酸量为600~700mg,而痛风患者每天尿酸生成量可高达2000~3000mg。尿酸生成不增加而肾脏排泄障碍时,同样可致高尿酸血症。当血尿酸超过420μmol/L（7mg/dL）时，已达超饱和状态，极易在组织器官中沉积，尤其是关节及其周围皮下组织、耳廓等部位，导致痛风性关节炎发作和痛风性结节肿。尿酸沉积于肾则可引发尿酸性肾结石和肾间质炎症，即尿酸性肾病。

二、临床分类

（一）按病因分类

1．原发性痛风及高尿酸血症

原发性痛风占痛风中大多数，其发病率受年龄、性别、生活水平、遗传等多种因素影响。95%为40岁以上男性，青少年患者不到1%。女性患者绝大多数为绝经期后的妇女。肥胖与超重患者概率明显大于正常体重或消瘦者。据统计，70%以上痛风患者的体重均超过其标准体重。原发性痛风可表现为痛风性关节炎、痛风性肾病变、痛风性结节肿三大主症，部分患者仅表现为高尿酸血症，而无临床症状。

2．继发性痛风及高尿酸血症

（1）遗传性疾病伴痛风　多为先天性酶缺乏所致的痛风。

（2）核酸分解代谢增加　骨骼增生性疾病如各型白血病、多发性骨髓瘤、淋巴瘤、真性红细胞增多症、溶血性贫血、癌症及化疗、放疗、长期饥饿等原因。

（3）肾清除尿酸减少　各种肾病变所致的肾功能减退，药物、乳酸中毒，酒精中毒。慢性铍中毒及铅中毒。

（二）按症状分期

1．无症状期

在此期间通常仅有高尿酸血症，无其他症状。实验室检查男性和女性血尿酸含量分别为>420μmol/L和>357μmol/L。

2．急性期

以急性关节炎为主要体征，常于暴饮暴食、酗酒、精神紧张、过度疲劳或关节损伤后发作。发作前有局部不适感，或头痛、失眠、性格改变，或消化系统前期症状。此时如用秋水仙碱等药物治疗，1～3d完全缓解。如任其发展，则病情延长，但多数可逐步痊愈，仅有少数患者病情加重。

3．间歇期

主要表现为慢性关节炎、尿路结石及痛风症性肾炎，还可有痛风石。痛风石常在耳轮、手、足、肘及关节处，且逐渐增大变硬。久之则造成关节僵硬、强直、畸形及活动受限，甚至功能完全丧失。痛风石表面溃烂，形成瘘管，可见有乳白色的尿酸钠结晶流出。

（三）诊断依据

（1）反复发作的非对称性、非游走性之跖趾关节尤其是拇指关节、距小腿关节或四肢其他关节红、肿、热、痛，可自行终止，用秋水仙碱治疗有特效。

（2）有高尿酸血症，且能排斥其他因素所致之继发性高尿酸血症。

（3）痛风结节或关节积液中证实有尿酸盐结晶存在。

凡具有上列3项中任何2项即可确诊。

三、营养与痛风的关系

（一）高嘌呤食物摄入过多

嘌呤是细胞核的组成元素，几乎所有的动植物细胞中都含有嘌呤成分。机体代谢产生的嘌呤在多种酶的作用下，经过复杂的代谢过程大部分合成核酸，被组织细胞重新利用，少部分可分解成尿酸；而食物来源的嘌呤绝大部分生成尿酸，很少被机体利用。因此，从食物中摄取嘌呤的多少，对机体尿酸的浓度影响较大，当嘌呤摄入过多时，可使肾脏功能减退及尿酸排泄障碍的患者血液中尿酸水平明显升高，诱发痛风的急性发作。

对于正常人来说，摄入较多嘌呤时机体可通过肾脏和肠道在短时间内将其清除，但对高尿酸血症或痛风患者，摄入过多的嘌呤只会进一步加重病情。食物中嘌呤的含量规律为：内脏>肉>鱼>干豆>坚果>叶菜>谷类>水果。

（二）过量饮酒

血尿酸值与饮酒量有密切关系。流行病学研究认为，血清尿酸值与饮酒量呈高度正相关，可能是由于乙醇在代谢过程中快速消耗供能物质三磷酸腺苷（ATP），产生大量腺嘌呤，使尿酸浓度增加；乙醇代谢产生的乳酸可抑制肾脏对尿酸的排泄；此外，酒精性饮料中也含有嘌呤，在体内代谢生成尿酸等。嘌呤含量依酒精饮料种类不同而各异，一般规律为：陈年黄酒>啤酒>普通黄酒>白酒。

（三）产能营养素

蛋白质食物摄入的增加即意味着嘌呤摄入增加，动物性食物所含的嘌呤比植物性食物高，因此，蛋白质的摄入应以植物蛋白为主。高脂饮食易导致能量过剩，脂肪在体内聚集，最终可引起高血压、脂代谢紊乱、糖代谢异常，其共同特征就是胰岛素抵抗，容易继发引起痛风。碳水化合物是痛风患者能量的主要来源，但因高尿酸血症患者多超重，应适当控制碳水化合物的摄入量。体重控制应循序渐进，以防能量不足导致脂肪分解产生酮体等酸性代谢产物，抑制尿酸排泄，诱发痛风发作。蜂蜜等果糖含量较高的食物，也能增加尿酸生成。

（四）维生素与矿物质

当B族维生素、维生素C、维生素E缺乏时，容易导致尿酸排出减少，诱发痛风发作；矿物质的严重缺乏，如钙、锌、碘、铁等缺乏可引起核酸代谢障碍，嘌呤生成增加，诱发痛风发作；但是铁摄入过量或铁在体内积蓄过多也可影响尿酸合成与排泄，诱发痛风。

（五）超重与肥胖

肥胖者易发生高尿酸血症和痛风，体重与高尿酸血症呈明显正相关。肥胖者体内内分泌系统紊乱，如雄激素和促肾上腺皮质激素水平下降，酮体生成过多，从而抑制尿酸的排泄，可能是肥胖易并发高尿酸血症的原因。

四、高尿酸血症和痛风患者的食谱设计

（一）膳食营养目标

保持适宜体重，避免超重或肥胖；避免高嘌呤食物，减少尿酸形成；多食用素食为主的碱性食物，保证液体摄入量充足，以促进尿酸排出，预防尿酸肾结石；避免饮酒及乙醇饮料和甜饮料；建立良好的饮食习惯，忌暴饮暴食，以免诱发痛风性关节炎发作。

（二）高尿酸血症和痛风患者的食谱设计要点

1．限制能量摄入

痛风患者中大约有50%患者超重或肥胖，应适当减轻体重，总热量摄入应较正常体重者低10%～15%，根据身体活动水平一般以每日每千克体重25～30kcal计算为宜。切忌减重过快，应循序渐进。减重过快促进脂肪分解，易诱发痛风症急性发作。肥胖的痛风患者在缓慢稳定降低体重后，不仅血尿酸水平下降，尿酸清除率和尿酸转换率也会升高，并可减少痛风急性发作。

2．低脂肪低蛋白饮食

痛风患者中约有70%伴有高脂血症，而且高脂饮食可使尿酸排泄减少，致使血尿酸增高，所以应低脂饮食，每日脂肪的摄入量应限制在40～50g之内，占总能量的20%～25%。痛风患者应限制蛋白质的摄入量，从而控制嘌呤的摄取，每日蛋白质摄入量在50～65g之内，鱼类、肉类要限量，最好不吃动物内脏，以选择牛奶、鸡蛋、植物蛋白为主。奶类中的蛋白质、钙、乳清酸等多种成分均有利于降低尿酸含量，故每天低脂奶可食用500g。蛋黄可食用1个，蛋清2个。

3．保证碳水化合物摄入

充足的碳水化合物可防止组织分解及产生酮体，所以杂粮主食可以正常吃，富含淀粉的蔬菜如马铃薯、甘薯、芋头、山药、藕、荸荠等均富含钾元素，还是维生素C的来源，用来替代部分白米饭对促进尿酸排出有好处。

4．增加蔬菜、水果的摄入量

每天摄入蔬菜500～750g，其中一半应为绿叶蔬菜，水果200～350g。蔬菜、水果中含有较多的钾、钙、镁等碱性元素，可以提高尿液pH，有利于尿酸盐的溶解，促进尿酸排出。在各类蔬菜当中，冬瓜、黄瓜、番茄、莴笋等富含水分，热量很低，又有利尿作用，对痛风治疗有利。一些含有草酸的绿叶蔬菜可以焯水降低其草酸含量，避免草酸干扰尿酸

排泄和形成肾结石的问题。

5．保证足量饮水

高尿酸血症和痛风患者应多饮水以利于尿酸的排出，这是饮食治疗中较为重要的环节。因尿酸的水溶性较低，肾脏排泄尿酸必须保证有足够的尿量，每日饮水量在2000mL以上时可维持一定的尿量，促进尿酸排泄，防止尿酸盐的形成和沉积。为防止尿液浓缩，患者可在睡前或半夜适量饮水，确保尿量，有利于预防痛风及高尿酸血症患者尿路结石的形成。不加糖的鲜椰子水，以及不加糖的淡柠檬水，都是非常适合痛风患者饮用的饮料，它们含有钾和维生素C，有利于降低血尿酸水平。如果要经常饮用苏打水，则建议日常饮食限制盐量，保证一天当中的总钠量不超标，因为苏打水中的钠盐会增加肾脏的负担，并有升高血压的作用。高尿酸血症和痛风患者不要喝久煮的鱼汤、肉汤、火锅汤，因为浓汤中嘌呤含量相当高，汤中最好也不要添加鸡精，鸡精中不仅有谷氨酸钠，还添加了肌苷酸钠和鸟苷酸钠，它们会参与核酸代谢而转变为尿酸。

6．低盐饮食

痛风患者多伴有高血压，宜采用少盐饮食。食盐摄入过多导致钠增加，在肾脏与尿酸结合为尿酸钠易沉积于肾脏，造成肾脏损害。

7．避免酒精饮料和甜饮料

酒精有促进内源性尿酸生成的作用，而且会导致乳酸和酮体的积累，竞争性抑制尿酸排出。故而，大量喝酒往往导致血尿酸突然升高，如果再同时食用高嘌呤高脂肪类食物，便成为诱发痛风急性发作的直接原因。甜饮料对痛风也有促进作用，因为甜饮料中的果糖会促进内源性尿酸的生成。即使是100%的果汁，在摄入量增加时也表现出了提升肥胖、糖尿病和痛风风险作用。这可能不仅是因为水果中天然含有果糖，而且因为喝果汁很容易喝进去过多的糖分，而糖分摄入过量会导致肥胖和代谢紊乱，而这些状况本身就是加重痛风的因素。

8．低嘌呤饮食

高尿酸血症和痛风患者应无嘌呤饮食或严格限制含嘌呤食物的摄入，以便有效地降低血尿酸水平，缓解和控制痛风的急性发作；低嘌呤饮食大多为低蛋白饮食，可减轻痛风患者的肾脏负担。食物中的嘌呤含量见表3-13。

表3-13　食物中的嘌呤含量

嘌呤含量	食物
高嘌呤食物 （150mg/100g以上）	鱼子、肝脏、肾脏、肚、脑等，沙丁鱼、凤尾鱼、浓肉汤、火锅汤、鸡精等
中高嘌呤食物 （75～150mg/100g）	淡水鱼肉、鳗鱼、鳝鱼、贝类、猪牛羊肉、鸡鸭鹅、鹌鹑、牛舌、甲壳类（牡蛎肉、贝肉、蚌肉、螃蟹等）、黄豆、扁豆、其他干豆等

续表

嘌呤含量	食物
低嘌呤食物 （30~75mg/100g）	深绿色嫩茎叶蔬菜（菠菜等绿叶菜、芦笋等嫩茎）；花类蔬菜（白色菜花、西蓝花等）；嫩豆类蔬菜（毛豆、嫩豌豆、嫩蚕豆）；未干制的菌类（各种鲜蘑菇）；部分水产类（三文鱼、金枪鱼、白鱼、龙虾等）
极低嘌呤食物 （30mg/100g以下）	奶、蛋、豆腐、豆腐干、豆浆、浅色叶菜（大白菜、圆白菜、娃娃菜等）；根茎类蔬菜（马铃薯、芋头、甘薯、萝卜、胡萝卜等）；茄果类蔬菜（番茄、茄子、青椒）；瓜类蔬菜（冬瓜、丝瓜、黄瓜、南瓜等）；各种水果；各种粮食（大米、面粉、小米、玉米等）

痛风患者的一日食谱举例见表3-14。

表3-14 痛风患者一日食谱举例

餐次	食物	原料及重量
早餐	面包 凉拌菜 牛奶 煮玉米	面包60g 蛋清1个、黄瓜50g、生菜50g、芝麻酱10g 脱脂牛奶250g 玉米150g
上午点	草莓	草莓200g
午餐	紫薯米饭 白菜炖豆腐 蒜泥炒空心菜 莴笋拌鸡丝	紫薯80g、大米100g 白菜150g、豆腐30g、植物油2g 空心菜150g、植物油5g 莴笋丝50g、煮鸡脯肉30g、芝麻油2g
晚餐	玉米面窝窝头 番茄炒鸡蛋 虾皮冬瓜汤	玉米面50g、面粉30g、奶粉10g 番茄100g、鸡蛋50g、植物油5g 冬瓜150g、虾皮2g、芝麻油2g

营养分析：能量1647.6kcal，蛋白质65.5g，脂肪40g，碳水化合物256.4g，钾2827.1mg，钙1056.6mg，维生素C222.2mg。

🔗 实践应用

警惕食品和饮料中的果糖

果糖是一种单糖，在自然界中主要存在于水果和蜂蜜等食品中。在各种天然糖中，果糖的甜度最高，其甜度是蔗糖的1.73倍。果糖的甜味给人以清新爽口的清凉感，而且具有低温变甜的特性，所以常常用在清凉饮料和碳酸饮料中。果糖还具有良好的吸湿性，在面包、糕点中使用可使糕点质地松软、久贮不干、保鲜性能优良，可明显提高产品档次和延长货架保存期。

但果糖的弊端近几年开始被人们重视。果糖和葡萄糖的分子结构虽然相似，但在体内的代谢途径完全不同，葡萄糖会诱发身体分泌胰岛素和瘦素，这两种激素具有饱足信号的功能，能让人更加容易感觉饱而减少进食。而果糖不能明显升高血糖，所以人不会产生饱感，这就绕过了食欲调节机制，因此也就会吃得更多。

果糖进入体内，也比葡萄糖更加容易转化成甘油三酯，造成肝脏脂肪沉积，出现脂肪肝。而且长期摄入大量果糖，还会降低胰岛素敏感性，增加糖尿病风险；过度摄入果糖也会造成内源性嘌呤增加，尿酸升高，增加痛风危险，流行病学研究也证明多喝甜饮料会增加患高尿酸血症和痛风的危险。也有实验研究表明，长期食用高果糖浆会导致体内脂肪非正常增长，尤其集中在腹部，这样的腹部脂肪能提高患脑卒中和心脏病的风险。

食品和饮料中果糖的来源主要是工业化生产的果葡糖浆，由于果葡糖浆成本更低、使用更方便、风味更好，在各类食品中广泛应用。所以为了健康，尽量减少甜味食品的摄入。

第七节　癌症患者的营养与膳食配餐

癌症也称恶性肿瘤。肿瘤是指机体在内、外各种致瘤因素作用下，局部组织的细胞异常增生而形成的局部肿块。根据肿瘤的特性及其对机体的影响和危害性，肿瘤分为良性肿瘤和恶性肿瘤。凡生长速度快、分化程度低、有局部浸润、能发生转移的肿瘤称为恶性肿瘤，反之称为良性肿瘤。癌症的发病原因至今仍然不明，但是研究发现，90%~95%的恶性肿瘤与外在因素有关，其中饮食占30%~35%、烟草占25%~30%、肥胖占10%~20%、酒精占4%~6%，也就是说，除先天的癌症以外，癌症是生命发展到某个阶段，由于不良的营养、饮食及生活方式引发的相关性疾病。

近年来，我国癌症发病率逐年上升，在对癌症患者的各种治疗措施中，合理的营养支持是不可忽视的，术前营养支持可改善患者体质，减少营养相关的不良事件或疾病发生风险，保障手术顺利实施。治疗期间，患者常食欲减退，加重营养不良。术后对中重度营养不良的患者进行营养支持，可提高患者生活质量、改善免疫功能，提高疗效，降低手术的并发症和病死率。

一、营养因素与癌症

（一）食物中的致癌物质

膳食中摄入致癌物质是导致癌症发生的重要原因之一。食物中已发现的致癌物以黄曲霉毒素（常见于发霉的花生、玉米、大米中）、N-亚硝基化合物（常见于短期腌菜、剩菜、腐烂蔬菜中）、多环芳烃类化合物（常见于烧烤肉类、烟熏食物中）、杂环胺类化合物（常见于油炸食品中）、农药等分布比较广泛。

（二）营养与癌症

在饮食影响癌症发生的过程中，除食物中的致癌物起着重要作用外，人们的营养与膳食结构对癌症的发生也同样起着不可忽视的作用。

1. 能量与宏量营养素

（1）能量　流行病学资料显示，能量摄入过多、超重、肥胖者罹患乳腺癌、结肠癌、胰腺癌、子宫内膜癌和前列腺癌的概率高于体重正常者。动物实验发现，限制20%进食的大鼠，比自由进食的大鼠自发性肿瘤的发病率低，发生肿瘤的潜伏期延长。

（2）蛋白质　蛋白质摄入过低或过高均会促进肿瘤的生长。蛋白质摄入不足，机体的免疫功能下降，消化道黏膜萎缩，可增加食管癌和胃癌的患病风险。流行病学资料显示，食管癌、胃癌患者发病前蛋白质摄入量比正常对照组低。有调查资料显示，常食用大豆制品者胃癌的相对危险度低于不常食用者。但是，过多摄入动物性蛋白质，使得一些癌症的危险性升高，如结肠癌、乳腺癌和胰腺癌等。

（3）脂肪　流行病学资料显示，脂肪的摄入量与结肠癌、直肠癌、乳腺癌、肺癌、前列腺癌的危险性呈正相关。这是因为脂肪摄入高，不仅引起肥胖，而且还会导致炎症和胰岛素抵抗，从而促进癌症的发生。膳食脂肪的种类与癌症的发生也有关系，饱和脂肪酸和动物油脂的摄入与肺癌、乳腺癌、结肠癌、直肠癌、子宫内膜癌、前列腺癌危险性增加有关。

（4）碳水化合物　高淀粉摄入人群胃癌和食管癌发病率较高，而这些个体的高淀粉摄入多伴随有低蛋白质的摄入。膳食纤维在防癌方面起到很重要作用，通过吸附肠道内有害物、增加肠内容物容量，使得肠道内致癌物稀释，减少结肠癌、直肠癌的发病危险。食用菌类食物及海洋生物中的多糖有防癌作用，如蘑菇多糖、灵芝多糖、云芝多糖等有提高人体免疫力作用，海参多糖有抑制肿瘤细胞生长的作用。

2. 维生素

维生素预防癌症的一些研究成果目前已应用于临床和预防医学。其中对具有抗氧化活性的维生素A、维生素C、维生素E及类胡萝卜素等研究得比较多。

（1）维生素A、胡萝卜素　大量流行病学资料、动物实验及实验室研究表明，维生素A与肿瘤关系密切，支气管癌、食管癌、胃癌、结直肠癌、乳腺癌、宫颈癌、前列腺癌患者血中维生素A和β-胡萝卜素含量低，大量摄入胡萝卜素可降低肺癌的风险。队列研究和病例对照研究发现增加β-胡萝卜素摄入量对肺癌、食管癌、宫颈癌、乳腺癌、喉癌、卵巢癌、膀胱癌等患者有保护作用。动物实验显示，维生素A或β-胡萝卜素对大鼠的肺癌、胃癌、口腔癌、结直肠癌、乳腺癌和膀胱癌有抑制作用。维生素A类化合物可能通过抗氧化作用诱导细胞的正常分化、提高机体免疫功能、调控基因表达而起到预防癌症的作用。

（2）维生素C　流行病学资料显示，维生素C摄入量与多种癌症的死亡率呈负相关，高维生素C摄入量可降低胃癌、食管癌、肺癌、宫颈癌、胰腺癌等的危险。动物实验发现，维生素C可抑制分别由二乙基亚硝胺和二甲基肼诱导的大鼠肝癌和肠癌的诱癌率。

（3）维生素E　资料显示，维生素E有可能降低肺癌、宫颈癌、肠癌、乳腺癌等的危险性。动物实验发现，维生素E可减少体内脂质过氧化物，降低食管癌的发病率和肿瘤大小。与硒联合有抑制大鼠乳腺癌作用。维生素E预防癌症的可能机制有：①清除自由基致癌因子，保护正常细胞。②抑制癌细胞增殖。③诱导癌细胞向正常细胞分化。④提高机体的免疫功能。

（4）B族维生素　人群资料及动物实验表明核黄素缺乏与食管癌、胃癌、肝癌发病率有关。叶酸缺乏增加食管癌的危险性。

（5）维生素D　人群干预结果显示，维生素D和钙的摄入量与肠癌的发病率呈负相关。结肠癌死亡率与接收日光照射量呈负相关。维生素D抑癌作用的可能机制：①抑制肿瘤细胞增殖；②通过钙的作用，抑制肠道胆酸及其衍生物的促癌作用。

3．矿物质

（1）钙　流行病学资料报道，高钙、高维生素D膳食与肠癌发病率呈负相关。

（2）锌　锌缺乏和过高都与癌症发生有关，过低导致机体免疫功能减退，过高会影响硒的吸收。

（3）硒　硒的抗癌作用比较确定。流行病学资料显示，土壤和植物中的硒含量、人群中硒的摄入量、血清硒水平与人类各种癌症（肺癌、食管癌、胃癌、肝癌、肠癌、乳腺癌等）的死亡率呈负相关。动物实验发现，硒有抑制诱癌作用。细胞培养显示，硒有抑制食管癌、胃癌、肝癌细胞生长作用。硒是谷胱甘肽过氧化物酶的重要组成成分，能清除氧自由基，有增强免疫的作用。

（4）铁　流行病学资料显示，高铁膳食可能增加肠癌和肝癌的危险性。

（5）钠　高钠（盐）会损害胃黏膜，导致糜烂和充血等病变，并增加其癌变风险。

4．植物化学物

植物化学物是普遍存在于各色蔬菜和水果中的天然化学物质，包括花青素、番茄红素、有机硫化物、白藜芦醇以及植物甾醇等。它们不仅赋予植物性食物特殊的色香味，而且发挥着重要的生物学作用，如抗氧化、调节免疫及稳定内环境等，明显降低癌症发生的风险。

二、癌症的营养防治

世界卫生组织指出，1/3以上甚至约一半以上的癌症都是可以预防的，癌症预防措施包括控烟，养成健康的饮食习惯，增加身体活动，减少职业危害和环境污染等。在癌症发生发展过程中，膳食营养因素起着重要作用。

世界癌症研究基金会（WCRF）和美国癌症研究所（AICR）发布了关于生活方式和癌症预防专业报告《食物、营养、身体活动与癌症：全球视角（第三版）》。该报告依据全球最新的研究证据，提出了预防癌症的10条建议。

1. 维持健康体重

将体重维持在健康范围内，成年后应避免体重增加。

2. 多做身体活动

已有充分的证据表明，身体活动能够预防结肠癌、乳腺癌和子宫内膜癌，并有助于防止体重过度增加。从事久坐工作的人需要特别注意在日常生活中锻炼身体。世界卫生组织建议成年人每天都要积极运动，每周至少做150min的适度身体活动（包括步行、骑自行车、家务劳动、游泳、跳舞等）或至少75min的剧烈身体活动（包括跑步、快速游泳、快速骑自行车、有氧运动等）。

3. 多吃全谷物蔬果和豆类食物

有证据表明，吃全谷物、膳食纤维、蔬菜和水果能够帮助预防某些癌症，也可以预防体重增加、超重和肥胖。全谷物能降低结直肠癌风险；富含膳食纤维的食物降低结直肠癌、超重及肥胖风险；非淀粉类蔬菜、水果降低呼吸道、消化道癌症风险。

全谷物、蔬菜、水果、豆类应作为日常饮食的主要部分。每天摄入至少提供30g膳食纤维的食物。吃植物性食物，包括每天至少5份或多份非淀粉类蔬菜和水果。

4. 限制摄入"快餐"和高糖、高脂类食品

限制高脂肪、淀粉或糖的加工食品，包括"快餐"、烘焙食物、甜品、糖果。

5. 限制食用红肉和加工肉制品

食用适量的红肉，如牛肉、猪肉和羊肉。少吃任何加工过的肉类。

6. 限制含糖饮料

为了满足机体对水分的需求，最好饮用水、茶或不加糖的咖啡。

7. 限制饮酒，最好不喝酒

8. 不推荐吃各类膳食补充剂

机体的营养需求应该从每日膳食中获取而非膳食补充剂，但对于备孕妇女应该补充铁和叶酸，婴幼儿、孕期妇女和哺乳期妇女应补充维生素D。

9. 如果可以，尽量母乳喂养

在婴儿最初6个月内给予纯母乳喂养，并持续到2岁或更长。

10. 癌症幸存者也应该遵从上述癌症预防建议

三、癌症患者的食谱设计

（一）治疗期癌症患者饮食对策

对厌食者食物要多样化，少量多餐，三餐之间加餐；对于恶心、呕吐者，少食多餐，在餐前尽量不要饮水，细嚼慢咽，饭后1h不平卧，可饭后适度散步，预防食物反流；口腔炎患者，可进食少渣或冷流质食物，避免刺激性食物，保持口腔清洁，防止激发感染；吞咽困难者，可尝试软食或半流食、流食；腹泻者，选用少渣低纤维食物，避免进食油腻食物，积极纠正水电解质紊乱。

（二）恢复期癌症患者的合理膳食

1. 饮食要循序渐进，逐渐过渡

癌症患者术后一般先给予米汤、藕粉、蔬菜汁、牛奶、蒸蛋、稀饭等流食，2~3d后用面条、馄饨、碎肉蔬菜粥等半流食。为了满足营养素和能量需要，一般采用少食多餐的形式进食，饮食要易消化、少刺激、不胀气，不能暴饮暴食。

2. 饮食要清淡可口，食物多样，营养均衡

每日食物种类要保证在12种以上，能量来源以谷类为主，主食最好1/3是全谷类、杂豆类、薯类，如全麦面、糙米、燕麦、小米、玉米、荞麦、薏米、藜麦、红豆、花豆、绿豆等。保证丰富优质的蛋白质摄入，特别是鱼、禽、肉、蛋、奶、豆类等的摄入，同时保证适量的新鲜蔬菜水果，蔬菜每天在300g以上，水果在200~300g；可以多选用一些具有辅助抗癌作用的食物，如香菇、冬菇、胡萝卜、四季豆、猕猴桃等；少用甜点心、甜饮料等富含简单糖的食物；少用肥肉、油炸食品等高能量密度的食物以及火腿、香肠、腊肉、熏肉等加工肉类；少用黏食等不易消化的食物以及酸菜、腌肉等含亚硝酸盐类的食物。

3. 要保持适宜的体重，适量运动

运动可以减少肌肉分解代谢，增加合成代谢，帮助患者改善体能，降低因缺乏运动而导致肌肉萎缩的风险，从肿瘤治疗中尽快恢复。大部分恢复期癌症患者可以在有氧运动基础上进行个体化的阻力训练，以保持肌力和肌肉质量；若体力较差，可以每天散步10~15min，循序渐进，对改善体能、控制体重也有帮助。

（三）康复期癌症患者的合理饮食

1. 食物多样，适当增加粗杂粮的摄入

康复期癌症患者每日食物种类至少保证在12种以上，荤素搭配，从而保证丰富的营养素来源。在胃肠功能允许的条件下，应粗细搭配，适量选择粗粮面食和谷类。全天主食保证300~400g，其中粗杂粮占1/2以上。与精制谷物相比，全谷物（如燕麦、大麦、小麦）保留了更多的膳食纤维、蛋白质、维生素和无机盐，能量密度也相对较低，对控制体重、调节胃肠道、稳定血糖、增加免疫力等均有帮助。

2. 减少高脂肪食物，增加优质蛋白质的摄入

推荐康复期癌症患者多选择鱼类、禽类及蛋类，减少红肉摄入，少吃加工肉，多吃白肉，不主张全素食。每周推荐食用白肉2~4次，每次50~100g。鱼肉含有丰富的多不饱和脂肪酸、维生素和矿物质，特别是深海鱼的脂肪含长链多不饱和脂肪酸较多，其中的EPA和DHA具有调节血脂、防治动脉粥样硬化、辅助抗肿瘤等作用。豆类蛋白质也属于优质蛋白质，每日可食用豆腐干30~50g或豆腐200g。

3. 增加新鲜蔬菜水果的摄入

蔬菜水果不仅含有大量维生素、矿物质，同时富含植物化学物，是较好的抗氧化剂，能对抗自由基，稳定激素水平，还有助于新陈代谢和消化。推荐每天食用500g以上的蔬菜，尤其是十字花科类蔬菜，如白菜类、芥菜类、萝卜类，以及蘑菇、香菇等菌类。同时每天食用300g的水果，如苹果、猕猴桃、橙子、草莓、无花果等。

4. 限制精制糖的摄入

过量摄入精制糖容易引起肥胖、动脉硬化、高血压、糖尿病等疾病，而且葡萄糖加入肿瘤细胞后，不但会作为底物提供能量，而且会加速肿瘤细胞增殖，有利于肿瘤细胞的生长。所以，康复期癌症患者要限制添加糖的摄入，减少饮料、甜食的摄入，以预防癌症复发。

5. 减少腌渍、烟熏、烘烤及陈腐类食物的摄入

腌渍、烟熏、烘烤等加工方式常常会产生苯并芘、杂环胺、亚硝胺等致癌物，长期大量食用这类加工食品可能会造成健康风险。《中国居民膳食指南（2022）》中指出，烟熏和腌制肉在加工过程中，易受多环芳烃和甲醛等多种有害物质的污染，过多食用可增加某些肿瘤的风险，应当少吃或不吃。咸鱼、咸蛋、腌菜等食品在腌制过程中都可能产生亚硝酸盐，在体内转化为致癌物质亚硝胺。熏肉、熏鱼、熏豆腐干等含苯并芘致癌物。因此，建议癌症患者在康复期少吃或不吃这类加工食品。

6. 避免酒精的摄入

流行病学研究表明，饮酒可增加口腔癌、咽癌、喉癌、食管癌、原发性肝癌以及结直肠癌、乳腺癌的危险性；如果饮酒合并吸烟，则患癌症的危险性会进一步增加。长期过量饮酒还会引起血脂代谢紊乱，增加心血管疾病的风险。所以癌症患者应避免酒精的摄入。

7. 科学的烹调方式

推荐用微波炉及汽蒸的方法烹调，不推荐烧烤和高温煎炒，因为高温煎炒会产生大量有害或致癌的化学物质。烹调时多选用花生油、豆油、橄榄油、芝麻油等含不饱和脂肪酸的油脂，少用猪油、黄油、棕榈油等含饱和脂肪酸的油脂。

8. 康复期癌症患者的适宜运动

康复期癌症患者应该尽力保持健康的体重，并通过平衡能量摄入和身体活动来避免体重过度增加，超重或肥胖的患者应努力减肥。癌症患者的运动应结合自身情况来选择，一般每周运动不少于5次，每次时间不少于30min，要注意循序渐进，控制好运动强度，一般以中等强度的有氧运动配合一定的抗阻运动为好。

实践应用

常见运动类型及健康益处

有氧运动：也称耐力运动，如慢跑、游泳、骑自行车等，是一种身体大肌肉群参与的持续性有节奏的运动。运动中能量来源主要由有氧代谢供给。有氧运动可有效地增强心肺耐力、减脂、控体重。

抗阻运动：也称力量运动，利用自身重量、哑铃、沙袋、弹力带和健身器械等进行的抗阻力运动形式。抗阻运动可增加肌肉力量和质量，增加瘦体重，强壮骨骼和关节，预防摔倒。

柔韧性运动：指轻柔、屈曲伸展的运动形式，如太极拳、瑜伽、舞蹈等，可增加关节活动度，预防肌肉损伤，消除肌肉疲劳，提高运动效率，对保持身体活动功能及灵活性具有重要作用。

·本章小结·

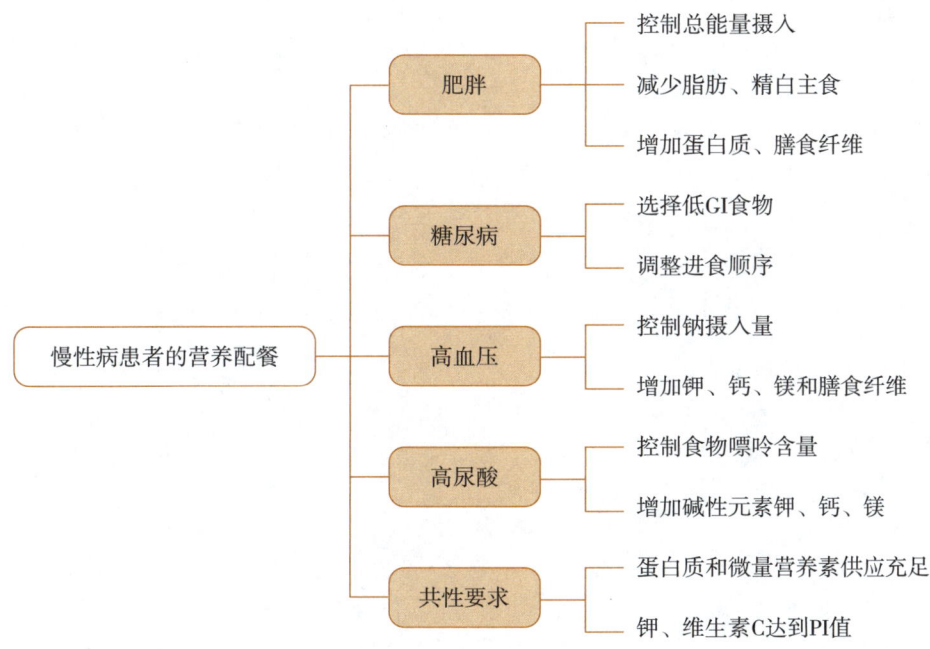

· 本章参考阅读 ·

1. 心血管疾病营养处方专家共识
2. 恶性肿瘤患者康复期营养管理专家共识
3. 高尿酸血症与痛风患者膳食指导（WS/T 560—2017）
4. 脑卒中患者膳食指导（WS/T 558—2017）
5. 慢性肾脏病患者膳食指导（WS/T 557—2017）

· 本章练习题 ·

扫描二维码获取
本章练习题

第四章 营养缺乏症患者的营养与配餐设计

CHAPTER 4

学习目标

- **知识目标**
    1. 熟悉营养缺乏症患者（缺铁性贫血、骨质疏松症、缺乏维生素A、体重过轻）的症状表现和营养需求。
    2. 熟练掌握营养缺乏症患者（缺铁性贫血、骨质疏松症、缺乏维生素A、体重过轻）的营养配餐原则和食谱编制方法。

- **能力目标**
    1. 能根据不同营养缺乏症患者的营养需要，合理选择食物并编制食谱。
    2. 具备科学烹饪和制作营养餐的能力。

- **素质目标**
    1. 培养学生的科学素养和创新思维。
    2. 培养学生的自主学习能力，养成科学严谨的工作态度。

引导案例

卫健委发布首个中国骨质疏松症流行病学调查结果

骨质疏松症是影响居民健康最常见的骨骼性疾病，疾病早期通常没有明显的临床表现，如果不引起重视，随着病情的进展可导致疼痛、脊柱变形和骨折等情况，致残致死率高，严重影响患者生活质量，也导致巨大的医疗和照护成本。增龄和不健康生活方式是骨质疏松症高发的主要原因。

为掌握我国居民骨质疏松症及其危险因素的流行状况，国家卫生健康委员会组织中国疾控中心慢病中心、中华医学会骨质疏松和骨矿盐疾病分会等单位开展了首次中国居民骨质疏松症流行病学调查，2018年10月19日，国家卫生健康委员会公开发布了调查结果。

根据调查结果显示：骨质疏松症已经成为我国中老年人群的重要健康问题，50岁以上人群骨质疏松症患病率为19.2%。中老年女性骨质疏松问题尤为严重，50岁以上男性骨质疏松症患病率为6.0%，女性患病率则达到32.1%，65岁以上女性的骨质疏松症患病率更是达到51.6%。我国男性骨质疏松症患病率水平与各国差异不大，女性患病率水平显著高于欧美国家，与日韩等亚洲国家相近。

调查还发现，我国低骨量人群庞大，40～49岁人群低骨量率为32.9%，50岁以上人群低骨量率达到46.4%，是骨质疏松症的高危人群。而在未患骨质疏松症的人群中，40～49岁人群低骨量率达到34.0%，50岁以上人群低骨量率为57.4%。而居民对骨质疏松症认知普遍不足，20岁以上人群骨质疏松症相关知识知晓率仅为11.7%，骨密度检测率亟待提高，20岁以上人群中，接受过骨密度检测的比例仅为2.8%，50岁以上人群的骨密度检测比例也仅为3.7%。在骨质疏松症患者中，知晓自己患病的比例也较低，40～49岁骨质疏松症患者的患病知晓率为0.9%，50岁以上患者的患病知晓率为7.0%。

骨质疏松症的发生与基础骨量积累和年龄增大后骨量流失密切相关。不健康生活方式和年龄增大是骨质疏松症高发的主要原因。社会大众对骨质疏松症认知水平及骨密度检测率较低是导致我国低骨量人群庞大的重要原因。为提高人民群众骨骼健康意识，积极倡导健康生活方式，国家卫生健康委员会于2017年启动了"健康骨骼"专项行动，以中青年和老年人为重点人群，开展"健康骨骼、健康人生"系列活动及工作。

针对骨质疏松症防控形势，国家卫生健康委员会将进一步完善骨质疏松症防控政策，着力建设健康骨骼支持性环境，加强健康教育与科普宣传，引导群众养成维护骨骼健康的生活方式，营造全社会重视骨骼健康的良好氛围。

营养缺乏症指长期缺乏一种或多种营养素而造成机体出现各种相应的临床表现或症状。

营养缺乏症的发病过程一般经历四个阶段，包括营养储存不足、生理生化改变、功能异常、组织形态改变。在功能异常阶段以前，属于亚临床缺乏。营养缺乏症需要找出原因，进行营养治疗，帮助患者逐渐消除营养缺乏的症状。首先应进行膳食史的调查和体格检查，并询问生活方式和日常习惯，以查明营养素缺乏的基本原因，以及重点缺乏的营养素，再进行膳食的调整或综合治疗。

一般情况下，营养缺乏的原因可能是以下几个方面。

（1）食物选择不当，使膳食中营养素供应不足。

（2）食物烹调加工方式不科学，使食物中的营养素受到破坏。

（3）胃肠功能低下，致使食欲不振或食物消化吸收不良，食物中的营养素不能被有效利用。

（4）营养素的生理需求量增大，如青春期、孕期、哺乳期的人群，或因运动、职业等原因消耗过大。

（5）因疾病或其他状况使营养素的损失增大，如痔疮、月经出血过多等情况可能导致贫血。

如果不了解营养缺乏症的原因，仅从饮食中考虑问题，往往不能得到理想的效果。因此，如果有使营养素损失增大的情况，应首先考虑消除病因；如果是消化系统功能问题，应首先调理肠胃，改善食欲和消化吸收。在食谱设计的时候，也应考虑到这些方面。

第一节　缺铁性贫血患者的营养与膳食配餐

铁是人体必需微量元素之一，也是微量元素中最容易缺乏的一种。铁缺乏可导致缺铁性贫血，缺铁性贫血被世界卫生组织（WHO）确定为世界上最常见的营养缺乏症，也是我国常见的公共营养卫生问题。

一、缺铁性贫血的原因

缺铁性贫血在我国主要发生于婴幼儿、育龄期妇女和老年人中，特别是孕妇群体中。据《中国居民膳食指南科学研究报告（2021）》的数据显示，目前我国孕妇的贫血率达13.6%，80岁以上高龄老人贫血率达10%。缺铁的原因主要有以下几种。

1. 铁摄入不足，或食物中缺乏血红素铁

如长期节食减肥者、不吃任何肉类的素食人群、挑食偏食者等，限制了含铁丰富的食物的摄入，容易出现铁摄入不足的情况。

2. 铁吸收能力下降

由于消化系统疾病，或膳食中含有大量干扰铁吸收利用的因素，导致铁的吸收利用率低下。如萎缩性胃炎患者和肠道慢性炎症患者，铁的吸收利用率会大幅度下降。本身胃酸不足、但从蔬菜水果中摄入大量的单宁、草酸和膳食纤维的人，或一些很少吃肉却大量喝浓茶、咖啡的人，也容易出现铁吸收利用率低的问题。

3. 身体对铁的需求量上升

婴幼儿从食物中所得到的铁往往不足，而生长发育速度又很快，容易造成铁的不足。青春期少女正处于生长发育高峰时期，同时又由于每月的月经失血，也容易发生铁的不足。孕妇同时需要满足胚胎和自身的铁需要，并需要为新生儿储备出生后6个月的铁供应，自身也需要储备产后失血的铁，对铁的需要量远远高于孕前。因此，铁是唯一一种女性需求量超过男性的营养素。

4. 存在失血情况

如外伤引起大量失血、月经失血过多等；消化道溃疡、痔疮、寄生虫病等也可能引起慢性失血。部分中年妇女因为子宫肌瘤、更年期等问题，月经失血过多，贫血情况也不少见。老年妇女虽然不再有月经失血问题，但部分人食物摄入量不足，或因为担心各种慢性疾病，摄入肉类较少，同时胃肠消化吸收功能下降，因此也容易因缺乏铁和蛋白质而导致贫血。

二、缺铁性贫血的症状

缺铁性贫血发病缓慢，其表现随病情轻重而异，症状主要有软弱无力、疲乏，困倦、气促、眼花、耳鸣等，症状严重程度与缺铁程度成正比。临床中普遍采用的血红蛋白正常值为110g/L，如果血红蛋白降至80~100g/L，患者自觉症状轻微；降至40~60g/L时，患者活动后出现心悸、气促、眼花、耳鸣，以及皮肤、黏膜苍白；降至30g/L以下时，患者则有懒言、怕动及贫血性心脏病。特有症状最常见的有消化系统表现，如食欲缺乏、腹部胀气、消化不良、腹泻等。

长期贫血使机体抵抗力下降而易于感染。缺铁性贫血导致组织含铁酶减少，影响学习、记忆力减退、工作能力降低、表情冷漠呆板。儿童缺铁性贫血不仅会影响生长发育，而且影响行为和智力发育，降低学习和认知能力，贫血的孩子不仅体能下降，而且智力活跃程度也随之降低，易烦躁，对学习、思考、娱乐活动等的兴趣减退，冷漠、不热情。孕妇贫血可能增加流产、早产、低出生体重等风险。

三、铁的吸收

食物中的铁以不同形式存在，其中存在于肉类食物、血液、内脏中的铁为血红色素，螯合于卟啉环而存在；其他食物中的铁以非血红素铁形式存在。

铁的吸收比较复杂，与膳食中铁的存在形式、妨碍吸收和促进吸收的因素、膳食中铁供应量的多少、身体对铁的需求等因素有关。此外，胃肠道疾病会严重影响铁的吸收利用。

血红素铁与小肠黏膜上皮细胞中的特异性蛋白结合后，可以直接进入小肠黏膜细胞，其吸收利用率较高，为15%~35%，当身体缺铁时吸收率甚至高达40%，而且受膳食中其他干扰因素的影响比较小。大量的钙是唯一一个降低血红素铁吸收率的因素。

非血红素铁的吸收，需要首先将三价铁还原为二价铁离子，并成为可溶形式，才能被小肠黏膜细胞吸收，其吸收率受到很多膳食成分的影响，如植酸、单宁、草酸、磷酸盐、某些膳食纤维等，其中植酸的影响最大。例如，多种淀粉豆类都富含铁，但因植酸含量较高，铁吸收率不足3%。茶、咖啡、可可和一些蔬果中的多酚类化合物能抑制铁的吸收。钙元素抑制非血红素铁的吸收，过多的锌、锰、铅等二价金属离子均会妨碍铁的吸收。

多种维生素与铁的生物利用密切相关。维生素C可将三价铁还原为更容易吸收的二价铁，并可通过螯合作用部分抵消植酸对非血红素铁吸收的影响。维生素A可在肠道中与铁结合成可溶性物质而改善铁的吸收利用；维生素B_2可促进铁的吸收、转运和储存；叶酸和维生素B_{12}也有利于铁的吸收利用。

蛋白质对铁吸收的影响较为复杂。奶类、蛋类和豆类蛋白质均能降低非血红素铁的吸收率，但肉类会提升非血红素铁的吸收率。一方面可能是因为肉类蛋白质刺激胃酸分泌，有利于铁的吸收利用；另一方面是在肉类消化过程中产生的部分小分子肽有促进铁吸收的作用。

葡萄糖、蔗糖、乳糖等可溶性糖有利于铁的吸收，其中乳糖作用最佳。柠檬酸、乳酸等有机酸可与非血红素铁形成可溶性螯合物，有利于铁的吸收。食物发酵或添加植酸酶可使植酸降解，从而提高铁的利用率。

人体内的铁被严格调控为平衡状态，铁吸收率与生理状况和健康状况关系密切。而在未成年人的快速生长期，铁吸收率可高达35%。当铁需求旺盛或铁储备不足时，机体会通过增加肠黏膜铁蛋白的方式来提高吸收率。当膳食铁供应量超过需要时，或体内铁储存量高时，铁吸收率会下降。

四、膳食营养目标

（1）提供足够的蛋白质，供给红细胞的合成，提高血红蛋白含量，纠正贫血。

（2）选择含铁丰富的食物，如深红色肉类、内脏、动物血等，提供血红素铁。

（3）补充多种维生素，如维生素C、维生素A、维生素B_2、叶酸等，来促进非血红素铁的吸收利用。

五、食谱设计要点

1. 应提供充足的能量
能量每天按正常人的要求供给，能量摄入不能太低。

2. 摄入足量的蛋白质
一般缺铁性贫血患者均有不同程度的蛋白质摄入不足，因此应保证足量的蛋白质摄入，蛋白质总量按1~2g/（kg·d）摄入，食物以易消化的含必需氨基酸齐全的优质蛋白为主。

3．补充红色肉类和内脏

铁的最佳食物来源是富含血红素铁的红色肉类和内脏，如动物的肝脏、肾脏、心脏、脾脏，以及禽类的胃、动物血、红色的牛肉、羊肉以及瘦猪肉等，红色越深的肉供应的血红素铁越多。肉类与谷类、豆类、蔬果同时食用能促进这些植物性食物中非血红素铁的吸收。

4．多食用发酵食物和含铁高的食物

经过发酵的食物铁的吸收率有所提高，如发酵豆制品、发酵谷类食品等。小米、大黄米、燕麦、红小豆等全谷杂粮、坚果、芝麻酱、枣、桂圆、葡萄干等食物，铁的含量也都较高，只要同时有充足的维生素C供应，和其他富含血红素铁和优质蛋白质的食物相配合，这些食物中的铁利用率就会大幅度提高。

5．增加蔬菜和水果的摄入

蔬菜、水果中的维生素C、维生素B_2、叶酸和有机酸能提高谷类和豆类等食物中非血红素铁的吸收率。若同时摄入富含维生素C的柠檬汁、橘子汁和富含铁的蔬菜，就能使人体对蔬菜中铁的吸收率增加2~3倍。如同时补充铁制剂，也应和维生素C同时使用。食用草酸含量较高的蔬菜前，在制作前可焯水处理以去除草酸。

6．食用铁强化食品

一些食品做了铁强化处理，如铁强化的早餐谷物、铁强化的面粉、铁强化的酱油等。对缺铁者和素食者来说，经常摄入这些食物也会对铁的供应起到补充作用。缺铁性贫血患者一日食谱举例见表4-1。

表4-1　缺铁性贫血患者一日食谱举例

餐次	食物名称	原料及重量
早餐	面包抹芝麻酱	面包60g、芝麻酱15g
	牛奶	牛奶250g
	煮鸡蛋	鸡蛋50g
	橙子	橙子150g
午餐	牛肉炒洋葱柿子椒	牛肉50g、柿子椒50g、洋葱50g、油8g
	香菇炒油菜	水发香菇25g、油菜150g、油5g
	海米冬瓜汤	虾米10g、冬瓜50g
	红豆米饭	大米70g、红豆30g
下午点	酸奶，坚果	酸奶100g，核桃20g

续表

餐次	食物名称	原料及重量
晚餐	炒猪肝	猪肝50g、水发木耳30g、胡萝卜40g、莴苣40g、油8g
	凉拌菠菜	菠菜100g、芝麻油3g
	馒头	面粉40g、全麦面40g
	红枣小米粥	红枣10g、小米20g

营养分析：能量1904kcal，蛋白质86.8g，脂肪67.4g，碳水化合物257.3g，铁36.8mg，维生素C202mg。

第二节 骨质疏松症患者的营养与膳食配餐

骨质疏松症是绝经后妇女和老年人最常见的骨代谢性疾病。骨质疏松的严重后果在于任何轻微活动或创伤都可能导致骨折，其中老年人髋骨骨折多数需手术治疗和长期卧床，极易发生多种并发症而成为重要的死因。髋骨骨折后1年内病死率高达50%，幸存者50%~70%因活动受限而生活质量下降。骨折不仅给患者本人造成极大痛苦，而且也会给社会和家庭带来沉重的经济负担。目前普遍认为，骨质疏松症已经构成严重威胁人类健康的营养卫生问题。

我国自1999年进入老龄化社会，老龄化程度日益加深。据国家统计局的最新统计显示，到2021年末，我国60岁及以上人口占比18.9%，约2.67亿人。伴随着老年人口规模的日益扩大，各种慢性病成为影响国家经济社会发展的重大公共卫生问题。骨质疏松症在我国65岁以上人群中的患病率高达32.0%，其中男性为10.7%，女性高达51.6%，具有患病率高、治疗费用高、致死致残率高的特点，严重危害老年人群的生活质量和预期寿命。

骨质疏松症是可防可治的慢性病，人的各个年龄阶段都应当注重骨质疏松的预防，婴幼儿和青少年的生活方式都与成年后骨质疏松的发生有密切联系。青春发育期是人体骨量增加最快的时期，约30岁左右达到峰值骨量，峰值骨量越高，到老年发生骨质疏松症的时间越推迟，程度也越轻。因此，骨质疏松症的预防要及早开始，从小就开始注重饮食营养，经常运动，使人体在年轻时期获得理想的峰值骨量。

一、骨质疏松症的定义及症状

骨质疏松症是最常见的骨骼疾病，是一种以骨量减少、骨的微观结构退化为特征的，致使骨的脆性增加以及易于发生骨折的全身性骨骼疾病。这个定义所包括的内容如下。

1. 骨量改变

骨量减少是指骨矿物质和基质等比例减少,而成人骨质软化和儿童佝偻病则表现为骨矿化不足,基质并不减少。

2. 骨结构改变

因骨吸收和骨形成失衡所导致骨微观结构退化,主要表现为皮质骨变薄、小梁骨变细、变薄乃至断裂。

3. 骨强度改变

骨力学强度下降,脆性增加,任何轻微创伤和运动都可能导致骨折。

4. 骨折部位

椎体骨折(包括胸椎和腰椎)和髋部骨折(包括股骨、颈骨骨折及股骨粗隆间骨折)最具有代表性,其他常见骨折部位还包括肱骨近端、前臂远端、盆骨、肋骨等。

骨质疏松症通常分为原发性骨质疏松和继发性骨质疏松,原发性包括绝经后骨质疏松和老年骨质疏松。绝经后骨质疏松往往发生在绝经后的4~10年,原因是体内雌激素水平下降;老年骨质疏松一般发生在60岁以后,原因是老年人体内活性维生素D水平下降。而继发性骨质疏松则是因为某些疾病或长期服用某些药物如皮质类固醇激素而引起的。

骨质疏松症起病隐匿,临床症状缺乏特异性,早期诊断困难,未诊断、未治疗的状况非常普遍。通常是发生骨折后才从X光片上显示骨质疏松症,此时骨量丢失可能已经超过30%,治疗有很大困难。骨质疏松症的常见症状是腰背疼痛、身长缩短、驼背、容易摔跤、容易发生骨折、活动障碍等,脊柱变形使呼吸功能下降,出现胸闷、气短、呼吸困难等。

二、骨质疏松症的危险因素

骨质疏松症的发生是多种复杂因素共同作用的结果,受遗传因素、环境因素及其交互作用的共同影响。其中遗传因素影响骨骼大小、骨量、结构、微结构、内部特征等,对峰值骨量的高低起主要作用,人群间骨密度50%~80%的变异归因于遗传因素,为不可控因素。可控因素包括生活方式、影响骨代谢的疾病和药物等,在达到峰值骨量前,可能在一定程度上影响峰值骨量的获得,但主要影响成年后的骨丢失速度。进入中老年后,随着年龄增长,骨量呈持续降低趋势。主动强化健康意识,了解骨质疏松症的危险因素尤其是可控因素并积极应对,可以减慢骨量丢失速度,预防或延缓骨质疏松症的进程。

1. 不可控因素

主要包括种族(白种人和黄种人患骨质疏松症的危险高于黑人)、年龄、性别(女性多于男性）、女性绝经时间、骨质疏松症家族史等。

2．营养因素

（1）饮食中钙元素摄入不足。

（2）低蛋白或高蛋白饮食。

（3）高钠饮食。

（4）脂肪摄入量高。

（5）爱吃甜食、甜饮料。

3．生活方式

（1）有氧运动或抗阻运动不足。

（2）过量饮酒和咖啡。

（3）缺乏日照。

（4）吸烟。

现代社会中有些男性喜欢抽烟、喝酒，吃太多的动物性食物，蛋白质、脂肪摄入过多，口味偏重、钠的摄入量高，而蔬菜、水果吃得较少，特别是不爱吃绿叶菜、不喝牛奶，这些都会降低钙的吸收率，促进尿钙的流失；许多年轻人爱喝可乐之类的甜饮料、爱吃精制的西点、甜品，其中的磷、精制糖也会降低钙的吸收和利用；还有些中年男性习惯于久坐、出门就开车，运动量较少，也很少主动晒太阳，身体肥胖，这些都非常不利于骨骼健康。

需要强调的是，女性比男性更容易发生骨质疏松症。女性一生中因月经、怀孕、哺乳、减肥、更年期等都会造成体内钙的大量流失，而在50岁以后由于雌激素水平大幅减少，骨钙的流失速度更快。因此女性从年轻时候就要养成良好的生活习惯、尽早补钙，加强运动保持骨骼健康，远离骨质疏松。

以下10类人要重点防治骨质疏松症。

（1）天生偏瘦小或骨架较小。

（2）爱抽烟喝酒。

（3）不爱喝牛奶、不爱晒太阳。

（4）过度减肥。

（5）月经不规律或提早绝经。

（6）直系亲属患有骨质疏松症。

（7）年龄超过50岁。

（8）长期服用肾上腺皮质激素类药物。

（9）近两年发生过骨折。

（10）有慢性肾病、胃肠疾病。

三、与骨骼健康有关的营养素

1. 钙

钙是骨骼牙齿的主要成分之一。钙以羟基磷灰石的形式与骨胶原蛋白一起组成骨骼，赋予骨骼以强度和硬度。

2. 镁

镁是骨骼和牙齿中的微量成分，对促进骨形成和骨再生、维持骨骼和牙齿的强度和密度具有重要作用。充足的镁还能提高钙的生物利用率。

3. 钾

钾是碱性元素，充足的钾能减少尿钙的流失量，提高钙的利用率。

4. 锌

锌也是骨骼微量成分，与成骨细胞的生长分化有关，缺锌时骨骼生长出现障碍。

5. 维生素D

维生素D对钙的吸收和利用起重要作用。维生素D促进小肠对膳食中钙的吸收，促进肾脏对钙的重吸收作用从而减少钙的流失，并在钙不足时促进骨钙进入血液。

6. 维生素K

维生素K作为骨钙素的活化因子，帮助钙沉积到骨胶原上。一系列研究发现，即便在有足够的维生素D和钙的情况下，如果维生素K不足，则骨矿物质密度可能较低，骨折风险可能较大。研究表明，如果在补充钙的同时增加维生素K，可以大大提高补钙的效果，促进钙沉积入骨骼当中。

7. 维生素C

维生素C能够促进胶原蛋白的合成，对骨胶原和软骨的形成有帮助。

8. 维生素A

维生素A也与骨骼形成有关，它是骨重塑过程中破骨细胞行使其功能所必需的因子。

9. 抗氧化物质

近年来研究还发现抗氧化物质可能对骨骼也有帮助，能减少骨组织的炎症反应，从而有利于预防骨质疏松。

四、膳食营养目标

通过饮食增加钙的摄入量，并增加钾、镁元素以及维生素D、维生素K、维生素C的摄入，保证充足而全面的营养供应，再加上适度的运动和充足的阳光照射，来预防和治疗骨质疏松症。

> 实践应用

> **你是否容易缺乏维生素D**
>
> 膳食中维生素D的食物来源并不丰富，而且含量也不高，所以膳食对维生素D的贡献很有限。阳光照射是人体获得维生素D的主要来源。
>
> 维生素D的缺乏主要发生在缺乏接触阳光的人群中。寒冷、多阴雨雾霾、空气污染、高大建筑遮光等都是不利于维生素D合成的环境因素。
>
> 生活方式也有重要的影响，现代人经常是室内为主的生活方式，整天在办公室工作，下班后开车或坐车回家，回家后就不出门，导致接触阳光的机会严重不足。
>
> 另外，为了保护皮肤、防止晒黑和皮肤衰老，许多女性都涂抹防晒霜、穿防晒衣、戴防晒帽、打遮阳伞。可是，SPF8以上的防晒霜就会妨碍皮肤产生维生素D，加上衣服、帽子和伞的遮挡，使人体难以得到足够的维生素D。

五、食谱设计要点

1．摄入适宜的能量

能量摄入应与个体年龄、性别、生理需要、劳动强度等相适应，达到并维持合理体重。低体重是骨质疏松症发生的危险因素之一。体重过低时，可以通过合理饮食改善，给予适量蛋白质的摄入及适当的运动来增加体重，以增加肌肉量，降低骨质疏松症风险。但是，肥胖患者膝骨关节炎和心脑血管合并症患病率明显提高，故需要将体重维持在合适的范围。

2．适量摄入蛋白质

蛋白质总量按 $1\sim1.2g/(kg\cdot d)$ 摄入，适量的蛋白质可促进钙的吸收与储存，有利于骨骼生长和延缓骨质疏松症的发生。但蛋白质类食品摄入过量、特别是动物蛋白质过多时，酸性物质会增加，人体的酸碱平衡失调，身体中的碱性元素会用来中和这些酸性物质，钙排泄量就会增大，对骨组织不利。从减少钙流失角度来说，用豆制品来替代一部分动物性食物作为蛋白质来源，用淀粉类杂豆替代一部分谷类食物作为淀粉来源，既可以补充蛋白质，又可以较多摄入钾、钙、镁等元素，对骨骼健康来说是最理想的。

3．多吃绿叶蔬菜

绿叶蔬菜对补钙的好处，不仅在于提供丰富的钾、钙、镁元素，还可以提供维生素C和维生素K。充足的钾、镁元素帮助人体维持酸碱平衡，能减少钙的流失，维生素C可以促进骨胶原蛋白的合成，而维生素K对于钙元素沉积到骨胶原上是必需的。有些绿叶菜如菠菜、马齿苋含有一定量的草酸，可通过焯水的方法去掉大部分草酸，焯水后钙的利用率能得到有效提高。

4. 保证钙的充足供应

膳食中要有含钙丰富的食物，保证800～1000mg/d钙的供应。含钙丰富的食物有奶类（牛奶、酸奶、奶酪）、豆制品（卤水豆腐、石膏豆腐、豆腐干等）、深绿色的叶菜（小油菜、小白菜、芥蓝等），还有芝麻酱、坚果、带骨小鱼和虾贝类等。如果每天食用300～500g牛奶或酸奶、100g豆腐和250g绿叶蔬菜，就可以满足人体每日所需的钙供应量。

5. 注意烹调方法

烹调加工过程中调味时要少用盐、少用油，多使用醋。高盐摄入是骨质疏松症的风险因素，因为钠盐摄入过多会导致骨钙流失。脂肪摄入量过高，可使大量脂肪酸与钙形成钙皂，而影响钙的吸收。醋中的乙酸可以减少尿钙的损失，对提高钙的利用率是有利的。

6. 不喝甜饮料，少吃甜食

甜食、甜饮料中的精制糖、磷酸盐、咖啡因等成分都会促进钙的排出，加速骨钙流失，降低骨密度，尿中的钙增多容易使人患上肾结石。

7. 少喝酒和咖啡，可以饮茶

长期大量喝酒会造成钙质流失，加速骨质疏松的形成。每天在少量饮用咖啡的情况下，并不会引起尿钙的大量流失，如果喝咖啡的时候添加纯牛奶，那么从牛奶中获得的钙足以弥补咖啡因所造成的钙损失。适量地饮茶并不会导致缺钙，多项研究证明，无论是饮用红茶还是绿茶都有利于提高骨矿物质密度，茶中的氟元素、植物雌激素类物质以及丰富的钾元素，都有利于减少钙的流失。

8. 多进行户外运动

通过运动与补钙相结合，比单纯的补钙更能有效地治疗骨质疏松和预防骨质疏松。实践证明，长期体育锻炼对维持机体的钙平衡具有重要作用。如运动可以改善骨骼的血液循环，增强骨骼的物质代谢，提高钙的吸收率，防止尿钙增多和局部脱钙，从而有效地提高骨的弹性和韧性，延长骨骼细胞的老化过程，预防骨质疏松的发生。户外运动还可以让人体获得充足的维生素D，维生素D对于有效提高钙的吸收率至关重要。

9. 适当服用钙片

骨质疏松症患者和吸收能力较差的老年人，可在医生指导下服用钙片。为避免一次补钙过多，建议多次少量补，因为补钙剂量一次过多，利用率反而有可能降低。最好一天分两三次服用钙剂，如早上200mg，晚上200mg，并且避开与奶制品、豆制品等高钙食物一起吃。有关补钙的相关医学综述确认，不建议一次补500mg以上的钙。补钙最好是在吃饭的时候，或者饭后马上服用钙剂，食物中的营养素可以促进钙的吸收利用。

骨质疏松症患者的一日食谱举例见表4-2。

表4-2 骨质疏松症患者一日食谱举例

餐次	食物名称	原料及重量
早餐	面包夹奶酪	全麦面包60g、奶酪15g、葡萄干10g
	牛奶鸡蛋	牛奶250g、鸡蛋60g
	水果	苹果150g
午餐	豆腐海带排骨汤	排骨60g、水发海带30g、豆腐30g
	木耳炒油菜	油菜150g、水发木耳30g、油6g
	豌豆米饭	大米40g、小米30g、嫩豌豆30g
下午点	酸奶，坚果	酸奶150g、杏仁15g
晚餐	黄瓜拌千张	黄瓜80g、千张30g、芝麻酱10g、芝麻油3g
	鸡汤煮小白菜	小白菜150g、鸡肉50g
	花卷	面粉80g
水果	橙子	橙子150g

营养分析：能量1915kcal，蛋白质88.7g，脂肪67g，碳水化合物249g，钙1430mg。

拓展阅读

维生素D的新功效

人们已经知道，维生素D与骨骼的健康密切相关。但近年来研究发现，维生素D的受体存在于多种组织器官中，包括骨骼、肝、肾、消化道、心脏、生殖器官、皮肤和淋巴细胞等，可能参与超过1000个基因的活化。维生素D的活性形式可调节多种免疫细胞的功能，对机体免疫调节起到重要作用。在动物实验中，缺乏维生素D可降低动物的抗感染能力，同时增加患自身免疫疾病的风险。

一些流行病学调查研究发现，维生素D营养水平可能与患多种疾病的风险相关，包括肥胖、糖尿病、脑卒中和某些感染性疾病。患病人群体内的维生素D水平往往较低。正常的维生素D水平可能对预防多种癌症、免疫系统功能障碍、多发性硬化症、糖尿病、抑郁症等多方面的疾病有帮助。但通过补充剂来提升维生素D水平是否对这些疾病的预防有效，目前尚无充足证据。

第三节　维生素A缺乏症患者的营养与膳食配餐

维生素A缺乏症是世界卫生组织公认的四大营养缺乏症之一，是一种因体内维生素A缺乏引起的以眼、皮肤改变为主的全身性疾病。在发展中国家因维生素A缺乏致眼干燥症而致盲者高达1000万以上，在亚洲每年有50万儿童因维生素A缺乏而死亡。朝鲜战争期间出现一大批夜盲症患者，发病率占内科病例的15%，影响行军作战。故维生素A缺乏症是营养缺乏症中最广泛的疾病。

现代社会中，随着各类型电子产品的普及，人们进入了阅屏时代，无论是看新闻、短视频，还是刷朋友圈、购物、上网课等，长期用眼过度、用眼不卫生几乎已经成了现代人常见的一种现象，导致很多人或多或少都出现了眼部疾病，如眼睛干涩、流泪、红肿、视物模糊等，甚至出现头痛、恶心、眩晕的症状。由于眼睛经常处于过度疲劳状态，又缺乏养护，相关营养素摄入不足，会使眼睛提前衰老。所以维生素A缺乏也是现代人需要关注的营养卫生问题。

一、维生素A缺乏的原因

历次全国营养调查发现，我国居民维生素A缺乏的情况比较严重，尤其是儿童。6月龄~14岁儿童维生素A缺乏率高达47.98%，年龄越小缺乏率越高。维生素A缺乏的原因有以下几点。

1．先天储存不足

早产儿、双胎儿、低出生体重儿等，体内维生素A储量不足，出生后生长发育迅速，易发生维生素A缺乏。

2．摄入不足和需求增加

母乳初乳富含维生素A，婴儿母乳不足或无母乳又未及时足量添加配方奶和牛奶，长期给予单纯淀粉类食物喂养或断母乳后牛奶摄入量不足，给予脱脂乳、炼乳，辅食品种贫乏，动物性食物及富含胡萝卜素的蔬菜和水果摄入少。另外患慢性感染性疾病，肿瘤等会使维生素A的消耗增多。

3．吸收不良

各种消化系统疾病，如慢性腹泻、慢性肝炎、肠炎、先天性胆道梗阻等，或膳食脂肪过低影响维生素A及胡萝卜素的吸收。

4．代谢障碍

肝病、甲状腺功能减退、蛋白质营养不良，导致视黄醇结合蛋白合成不足和锌缺乏等，可使维生素A从肝脏转运障碍，导致血浆维生素A含量降低。

二、维生素A缺乏的症状

维生素A缺乏的早期症状较为隐匿,不易察觉,缺乏较重时其病变可累及视网膜、上皮、骨骼等组织以及免疫、生殖功能。

1. 眼部症状

(1)眼干燥症　常表现为眼睛干涩感、异物感、烧灼感,眼红眼痒、视力模糊、疼痛、畏光流泪,严重的还会导致角膜损伤甚至视力损害。

(2)夜盲症　机体缺乏维生素A,导致视网膜上维持暗视觉的视紫红质生成障碍,当人从亮处进入暗处时,长时间看不见物体,这种现象叫作暗适应能力下降,病情严重时则发展为夜盲症。

(3)角膜软化　维生素A缺乏严重时,初期会引起角膜干燥、角化,失去光泽,后期可出现软化、溃疡、穿孔等一系列变化,进一步发展可致失明。

2. 皮肤症状

维生素A缺乏会引起机体不同组织上皮干燥、增生及角化,以至于出现皮肤干燥、毛囊角化、皮肤脱屑、毛囊丘疹等。由于皮脂腺分泌减少,皮肤干燥并有皱纹,因其外表与蟾蜍的皮肤相似,所以又称"蟾皮症",严重时皱纹明显如鱼鳞。

3. 骨骼系统

维生素A缺乏时,在儿童可表现为骨组织停止生长,发育迟缓。另外,可出现齿龈增生角化,牙齿生长延缓,其表面可出裂纹并容易发生龋齿。

4. 免疫功能

维生素A缺乏可使机体细胞免疫功能低下,患儿易发生反复呼吸道感染及腹泻。有数据显示,维生素A缺乏的儿童,呼吸道感染发生率是健康儿童的2倍,腹泻发生率是健康儿童的3倍。世界卫生组织数据显示,补充维生素A可以降低24%的全因死亡率、28%腹泻相关死亡率、20%麻疹相关死亡率、22%下呼吸道感染相关死亡率。

三、食谱设计要点

1. 摄入含维生素A和β-胡萝卜素丰富的食物

维生素A和β-胡萝卜素都是确保眼睛健康所必需的营养素。动物性食品中,全脂奶、酸奶、蛋黄、动物肝脏和多脂海鱼等都是富含维生素A的食品。橙黄色水果和深绿色的蔬菜如胡萝卜、南瓜、菠菜、芒果、木瓜等富含β-胡萝卜素,β-胡萝卜素在体内会转化成维生素A。β-胡萝卜素是脂溶性的,凉拌加芝麻油、炒制加烹调用油等,都可以促进β-胡萝卜素吸收。

2. 多摄入深绿色叶菜类

深绿色叶菜中有两种植物色素:叶黄素和玉米黄素,它们能够保护眼睛免受紫外线的伤害和自由基的氧化，能够帮助眼睛延缓衰老，特别是预防老年性视网膜黄斑变性，同时，它们对白内障也有一定的预防作用。由于叶黄素和玉米黄素属于脂溶性物质，所以在烹调绿叶蔬菜时加适量油脂可以促进它们的吸收。

绿叶蔬菜还是$β$-胡萝卜素和维生素B_2的良好来源，维生素B_2对于缓解视力疲劳、眼睛怕光和眼部充血也有较好作用。绿叶蔬菜富含钾、钙、镁元素，可以帮助眼部肌肉增强弹性，不容易发生近视。

3．多摄入抗氧化物质

维生素C、维生素E、花青素和其他抗氧化物质对于眼睛也有好处，它们不仅能够预防脂肪氧化，也能帮助维护眼部血管的健康状态，使眼睛在高强度工作的时候有充分的血液供应。为了帮助眼睛抗衰老，要多吃以下含抗氧化物质的食物：

主食类，如黄玉米、小米、大黄米等黄色粮食含有叶黄素、玉米黄素和$β$-胡萝卜素，紫米、黑米、红米、红豆、黑豆等含有花青素。

蔬菜类，如菠菜、油菜、小白菜、油麦菜、生菜、茼蒿等各种深绿色叶菜含有大量叶黄素、胡萝卜素和维生素C；紫红色的蔬菜，如紫甘蓝、红苋菜、紫菜薹等含有花青素和维生素C。

水果类，如蓝莓、黑加仑、覆盆子、樱桃、桑葚、草莓等红、紫、蓝色水果富含花青素和维生素C；芒果、木瓜、柑橘等含有胡萝卜素和维生素C。

4．每天吃一个鸡蛋

鸡蛋可以补充优质蛋白质，蛋黄富含叶黄素和玉米黄素，还含有维生素B_2和维生素A，这些成分对眼睛非常有好处。每天一个鸡蛋不会增加心血管疾病的发生风险。

5．喝全脂奶类

全脂奶类也是维生素A的主要来源，要保证每天有300mL的全脂奶。有些牛奶产品强化了维生素A和维生素D，也是补充这两种维生素的较好来源。

6．常吃枸杞

中国传统医学认为枸杞是有效的护眼食品，它是天然食物中含玉米黄素最丰富的食物，同时也富含胡萝卜素。煮粥、煮饭时放点枸杞，都是非常好的方法。

维生素A缺乏症患者一日食谱举例见表4-3。

表4-3　维生素A缺乏症患者一日食谱

餐次	食物名称	原料及重量
早餐	面包、牛奶	面包60g、牛奶250g
	核桃	核桃15g
	鸡蛋	鸡蛋50g
	木瓜	木瓜100g

续表

餐次	食物名称	原料及重量
午餐	爆三样	猪肝20g、腰花20g、瘦猪肉20g、胡萝卜50g、青笋50g、植物油7g
	木耳炒油菜	水发木耳20g、油菜150g、植物油5g
	三鲜汤	白菜100g、玉兰片10g、海带10g、豆腐20g
	大米紫米饭	大米80g、紫米40g
下午点	酸奶	酸奶150g
晚餐	菠菜拌腐竹	菠菜150g、水发腐竹20g、芝麻油3g
	虾仁炒西蓝花	虾仁30g、西蓝花100g、植物油5g
	花卷	面粉60g
	绿豆粥	绿豆15g、小米15g

营养分析：能量1881.8kcal，蛋白质73.7g，脂肪62.6g，碳水化合物255.9g，维生素A2377.5μg。

第四节　低体重者的营养与膳食配餐

一、体重过轻的原因

大部分人体重是正常的，靠人体内在的调节机制（如食欲、活动、饱食中枢、瘦素、甲状腺激素、胰岛素等）来自动维持。如果这些调节机制出了问题，或者有相关疾病，体重就会出现异常，即肥胖或消瘦。肥胖会给人造成很多的健康问题，体重过轻对健康也有许多危害。体重过轻会影响成年人体质，还与免疫力低下、激素紊乱、女性月经不调或闭经、骨质疏松、贫血、抑郁等病症有关；研究表明体重过轻的人更有可能患肌少症（与年龄相关的肌肉萎缩），而且更有可能患老年痴呆；体重过轻还影响未成年人身体和智力的发育。

判断体重是否过轻，最简单的方法是计算自己的BMI，如果BMI在18.5以下，就属于体重过轻，就需要及时干预了。

首先，要排除体重过轻的原因，如有些人很瘦是由于遗传基因的原因，他们的父母一方或双方也极有可能是这样的体质；第二，是吃得过少或者是有消化吸收方面的问题；第三，有时体重过轻是疾病导致的，如胃炎、消化性溃疡、甲状腺功能亢进、结肠炎、肿瘤、抑郁症、糖尿病等。如果排除了这些因素，就需要从饮食和生活方式上注意调整，主要方法是增加食物摄入，辅以适当的运动锻炼，以逐渐增加体重，达到理想状态。

二、低体重者的食谱设计要点

1. 增加每天摄入的总能量

增加体重的主要方式是能量摄入超过能量消耗值。提高能量摄入的目的，是除了满足身体的活动代谢需求外，还能让多余的能量转化为身体的肌肉。按照《中国居民膳食营养素参考摄入量》（2023版），一个低强度身体活动女性的一日能量摄入参考值是1700kcal，所以增重食谱中的总能量必须超过这个数值，可以在1700kcal的基础上加上300~500kcal，使每日能量摄入量达到2000~2200kcal。也可以按照下面的方法进行计算得出每日的能量摄入值。

维持体重的每日能量摄入（kcal）=［身高（cm）-105］×30

增重的每日能量摄入（kcal）=［身高（cm）-105］×30+500

如一个身高1.6m的女生想要增重，每天摄入的能量至少需要2150kcal。

有些体重过轻的人不理解增加能量的意思，总是强调自己吃得够多了（自我感觉或者跟别人比）。增加能量就是不论你目前吃多少，都要加大量，要比现在的多。但消瘦的人大多肠胃功能较弱，一餐吃得太多往往不能有效吸收，反而会增加肠胃负担，引起消化不良，反而适得其反。而三餐之间间隔的时间较长，热量与营养得不到持续、及时地供应，也难以增重。最好的办法是把每天的进餐次数改为5~6餐，以早、中、晚三餐为主，根据自身的具体情况在上午、下午和睡前安排适量地加餐，这样既减轻了胃肠负担又满足了热量的需求，同时提高了食物吸收率。

2. 供应足够多的蛋白质

对于需要增重的人来说，蛋白质的供应相比于一般人要更多，蛋白质的供给量应占总能量的15%~20%。选择优质的蛋白质来源，如鸡蛋、奶制品、瘦肉、鸡胸肉、牛肉、鱼虾、豆腐等，可以补充身体所需的必需氨基酸，促进肌肉的合成，达到增重的目的。蛋白质要均匀分配到各餐中，每餐都要有一定量的蛋白质，身体才能充分地利用它们构建组织。蛋白质摄入量足够的情况下，没有必要吃蛋白粉，但是食欲较差的人、老年人、消化功能不太好的人可以适当补充蛋白粉。

3. 加大碳水化合物的摄入量

充足的碳水化合物摄入可以给身体提供足够的能量，蛋白质就能有效的合成肌肉组织。所以加大碳水化合物的摄入量，这样才能有效提升身体中肌肉的含量和围度。碳水化合物产生的能量应占总能量的60%左右，容易消化吸收，来源应做到品种多样化，有三分之一左右的全谷类、薯类等食物。面粉优先选择全麦粉和标准粉，而不要追求精白，以便保留更多的维生素。全谷食物和加工精度较低的米面类食物，可以通过发酵、煮粥、打糊等方式来解决不易消化的问题，同时与大米和面粉配合食用。添加糖多的食物如糖果、糕点、饮料等，会增加炎症反应、影响心血管健康、增加患慢性病风险，所以要限制食用。

4. 脂肪摄入量不宜过高

增重过程中，脂肪摄入量必须控制在30%的供能比以内。所谓健康增重，不仅仅是增加体脂肪，而更多地意味着增加肌肉，加强内脏功能，对25岁之前的人来说还有增加骨钙储备量的任务。含大量反式脂肪酸和饱和脂肪酸的食物对心血管健康非常不利，要尽量少食用，试想一下，如果在纤细的骨骼、薄弱的肌肉上再加一大堆肥肉，体重增加了，但只会使体能更差，更容易疲惫，甚至埋下未来罹患糖尿病、心脑血管疾病等多种慢性疾病的隐患。油炸食品、饼干、奶油蛋糕之类的高热量低营养价值食品不建议吃，而是选择健康的食物增重，如坚果、奶酪、酸奶、水果等。

5. 微量营养素充足供应

增重期间，由于能量供应增加以及合成肌肉组织的需要，所以要提供足够的钙、镁、铁、锌等矿物质和B族维生素，以便修复身体组织，提升代谢能力。要保证每天得到足够丰富的食材，多吃奶类、绿叶蔬菜、豆类、坚果等营养密度较高的食品，避免营养缺乏。

三、辅助增重方法

1. 运动以力量训练为主

增重期间运动方面要增加力量训练和无氧运动，如负重深蹲、俯卧撑、杠铃、划船等练习动作，增加肌肉重量、提高肌肉维度，有氧运动如快走、慢跑、球类等不宜过多。训练前吃容易消化的复杂碳水化合物，保证肌糖原和肝糖原充足，可以给身体持续提供能量。推荐运动前60~90min进食加餐，100~200kcal的热量最合适。力量训练后肌肉疲劳，也是合成代谢的高峰，生长激素以及合成酶活性很高，如果没有补充足够的营养，身体会分解本身的肌肉，会影响训练效果，增加疲劳感、延缓恢复，增加运动损伤风险。训练后30min内是补足营养的最佳时机，注意补充含蛋白质和碳水化合物的食物，可以给身体补充糖原，这对增肌非常有效。

2. 充足的睡眠

每天都要睡够7~8h，避免熬夜，保持足够的休息时间，才能让肌肉修复生长，有利于增肌增重。人在夜间睡眠状态下，生长激素会分泌得比较多，它可以促进蛋白质的合成和肌肉的增长。良好的睡眠情况还能够显著减弱延迟性肌肉酸痛的症状。

3. 其他帮助增加体重的小技巧

（1）饭前不要喝水，吃饭时不喝粥汤和茶水。

（2）多加餐。尽可能在两餐之间增加一些容易消化的食物当加餐和夜宵，如面包、酸奶、五谷坚果糊糊、水果等。

（3）睡前喝牛奶。喝全脂牛奶可以获得更多高质量的蛋白质和增肌所需的氨基酸。

（4）使用更大的盘子。如果想摄入更多的能量，可以使用较大的盘子，因为小盘子会让人吃的更少。

（5）进餐顺序为先吃主食和蛋白质类食物，然后再吃蔬菜。

（6）多吃健康的高热量食物，如坚果、干果、奶制品、黑巧克力、牛油果、香蕉、花生酱等。

表4-4为女性增重一日食谱举例。

表4-4 女性增重一日食谱举例

餐次	食物名称	原料及重量
早餐	花生酱抹全麦面包	全麦面包60g、花生酱10g
	牛奶	牛奶250g
	煮鸡蛋	鸡蛋1个50g
	水果	橙子150g
上午点	坚果	葡萄干20g、核桃20g
午餐	二米饭	大米80g、小米40g
	糖醋鱼	鲤鱼150g、油6g
	土豆番茄炖牛肉	马铃薯50g、番茄100g、牛肉50g
	菠菜汤	菠菜150g、油3g
下午点	水果	猕猴桃120g
晚餐	二米饭（同中午）	大米60g、小米30g
	宫保鸡丁	莴苣50g、胡萝卜50g、鸡肉50g、水发木耳20g、油6g
	豆干炒芹菜	芹菜100g、豆腐干30g、油5g
夜宵	酸奶、面包	酸奶100g、面包25g

营养分析：能量2209.3kcal，蛋白质85.5g，脂肪68.9g，碳水化合物311.8g。

· 本章小结 ·

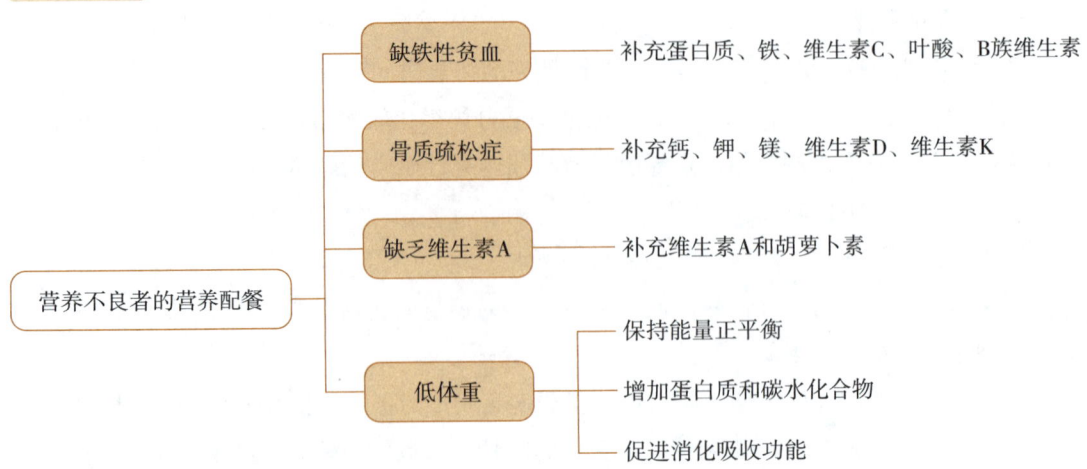

· 本章参考阅读 ·

1. 原发性骨质疏松症患者的营养和运动管理专家共识
2. 人群维生素A缺乏筛查方法（WS/T 553—2017）
3. 人群铁缺乏筛查方法（WS/T 465—2015)

· 本章练习题 ·

扫描二维码获取
本章练习题

第五章 CHAPTER 5

特殊环境人群的营养与配餐设计

学习目标

- **知识目标**
  1. 熟悉各类特殊环境人群的生理和代谢特点以及特殊环境对营养需求的影响。
  2. 熟练掌握各类特殊环境人群营养配餐原则和食谱设计方法。

- **能力目标**
  1. 能根据各类特殊环境人群的营养需要选择食物，进行食谱设计。
  2. 能够进行特殊环境人群的膳食咨询和指导。

- **素质目标**
  1. 培养学生的自学能力、查阅资料和写作能力。
  2. 培养学生的职业素养和工匠精神。
  3. 培养学生的参与意识和探究精神。

引导案例

健康饮食御高寒

高原冬季气候寒冷干燥，环境较为恶劣。高寒环境下，机体代谢增强，人体每日总能量需求较平原地区可增加10%～40%。如何让高原官兵吃得科学、吃得健康？西部战区总医院的营养师们结合高原实际情况和高寒地区膳食结构特点，提出以下建议。

高寒环境要保证热食供应。外界温度降低，机体中心温度也会下降，降至一定温度时，身体低温防护系统无法满足热量需求，肌肉及大脑功能可能遭到破坏。热食供应有助于维持体温、改善大脑认知、缓解寒冷环境带来的不适感。因此,高原伙食要尽量保证热菜热饭。炊事班可使用有加热和保温功能的容器,避免饭菜变凉。饭菜口味可以多些变化,如每周增加2~3次咖喱菜品,可以提高食欲,其中含有的姜黄素、花椒和胡椒还能加快胃肠道蠕动、促进血液循环、帮助身体御寒。

除了考虑食物的温度,高原伙食还要满足人体生热营养素——碳水化合物、蛋白质和脂肪的需求。碳水化合物的选择上要因时制宜,低压低氧环境容易引发便秘。官兵初入高原时,可选择细软些的主食,建议以好消化、不产生胀气的米、面为主。肠道适应环境后,可适当摄入土豆、红薯等粗粮,或高海拔地区的作物,如青稞。高蛋白食物除了营养丰富、饱腹感强,食物热效应也明显强于碳水化合物和脂肪。食物热效应是指摄食过程中对食物进行消化、吸收、代谢转化消耗的能量,有升高体温的效果。高蛋白食物维持热效应的时间较长,有的可达10~12h。建议高原官兵平时多吃一些高蛋白食物,如蛋白棒和牦牛肉干,有助于维持机体体温。官兵在适应高原环境后还应适当增加脂肪的摄入量,单位重量的脂肪在供能上比碳水化合物和蛋白质更高,适当增加脂肪摄入,既可以增加能量供应,又可以增强饱腹感。炊事班烹饪食物时应以植物油脂为主,如玉米油、菜籽油等,还可适当增加深海鱼油、亚麻籽油等,以降低心血管疾病的发病风险。官兵平时可将奶茶、酥油茶等作为加餐热饮,适量饮用。

脂肪、碳水化合物和蛋白质的代谢过程需要维生素和矿物质的参与。蔬菜、水果和坚果是维生素、矿物质、膳食纤维的重要来源。B族维生素能够促进人体蛋白质、糖类和脂肪代谢,提高能量生成效率;维生素C的摄入可以提高机体对寒冷环境的耐受性和适应性。建议官兵每日摄入蔬菜750g、水果250g。当蔬菜、水果供应不足时,可适当服用复合营养素补充剂。

此外,高原干燥风大,易使人脱水。如果官兵出现疲劳虚弱、精神不佳、食欲不振、小便深黄、尿量少等症状,可能是脱水的表现。建议高原官兵建立规律的补水时间表,推荐白天每3小时饮用1L水,全天保证4L水,即使不渴也要适量喝水。

特殊环境人群是指长期生活或作业于某种特殊环境(如高温、低温、高原及辐射等),或接触有害因素(如铅、汞、砷和苯等)的人群。当人体受到这些环境因素影响时,在生理、生化和营养素代谢和需要上就会发生不同程度的损害甚至导致病理性改变或疾病。

处于特殊环境下的人群需要通过生理上的适应性改变,来维持机体处于特殊环境下的生活或作业状态,这些改变形成了机体对营养与膳食的特殊要求,合理营养与平衡膳食可增强机体对特殊环境的适应能力和对有毒物质的抵抗力。

第一节　高温环境人群的营养与膳食配餐

高温环境是指在30℃以上、相对湿度超过80%的生产劳动工作环境，包括夏季野外作业（如集训和行军）、高温强辐射作业（如炼钢、炼铁、炼焦和铸造）、高温高湿作业（如印染、造纸以及电镀）等。高温环境作业时，机体在生理、生化以及代谢等方面均出现明显的改变，直接影响到营养素代谢及营养素需要量。

一、高温环境人群的生理和代谢特点

1．水与电解质

高温环境下出汗量多少与热辐射强度和劳动强度高低以及湿度有关。一般每人每天出汗量可达3~8L。汗液中，矿物质占到0.3%~0.8%，其中以氯化钠为主，出汗多时，随汗丢失的氯化钠每天可达20~25g或更多，钾、钙和镁等丢失次之。如不及时补充水和氯化钠，将致严重的水盐丢失，当丢失量超过体重的5%时，可导致血液浓缩、体温升高、出汗减少、口干、头晕、心悸等中暑症状。

2．心血管系统

随着大量汗液排出，体液丢失增多，引起血液浓缩，有效血流量减少，外周血管扩张血流量增大，肌肉血流量增加，心率加快，但心搏出量减少。同时，高温可致体温升高，皮肤血管扩张，末梢阻力下降，出现血压降低。

3．消化系统

高温环境下大量出汗致失水，使消化液分泌减少；同时由于机体散热作用增强，血液重新分配，表现为体表血管血流量增多，内脏血管收缩，血流量减少，引起消化道血液不足，胃肠道运动功能减弱，消化腺功能减退，胃液、胰液和肠液等分泌减少，消化液成分改变（如随着氯化钠丢失增加，氯离子储备下降，致使胃酸酸度降低），引起营养素的消化、吸收与利用降低；此外，高温刺激体温调节中枢兴奋及伴随而致的摄水中枢兴奋，也将对摄食中枢产生抑制作用。这些因素共同作用，使高温环境下机体消化功能减退，食欲下降。

4．神经系统

高温对大脑神经细胞的抑制作用增强，中枢运动神经细胞的兴奋性降低，肌肉收缩能力和协调能力下降，表现出注意力下降、反应迟钝，容易发生疲劳。

5．其他系统

高温引起肾血流量、肾小球滤过率以及尿量显著减少，严重时还可引起水电解质平衡失调；机体合成抗体减少，抵抗力减弱，拮抗和排泄作业环境中毒性物质的能力也随之降低。

二、高温对能量和营养素代谢的影响

1．能量

当环境温度超过30℃时，机体能量消耗明显增加，其原因可能与基础代谢率增加、心肌收缩增强、末梢循环血量增加以及汗腺活动增强等有关。

2．蛋白质

高温环境中基础代谢率增加，蛋白质分解代谢增强，尿中代谢产物肌酐、氮等排出增多；通过汗液可溶性含氮物质如尿素、氨、氨基酸、肌酸、肌酐和尿酸等的丢失也增多（含氮200~700mg/L汗液），造成蛋白质的需要量增加；对热环境产生适应后，汗液氮的丢失量减少，肾脏氮排出也代偿性减少。

3．脂肪和碳水化合物

由于有关高温环境下膳食脂肪和碳水化合物的需要量研究缺乏充分的资料，所以尚无比较肯定的特殊要求。但高温环境引起人体食欲和消化能力减弱是一定的，应选择富含碳水化合物而脂肪量较少的食物，以进食者接受为宜。

4．水和矿物质

高温环境中机体大量排汗散热，水和矿物质丢失十分严重，也是中暑的重要原因。汗液中除含有钠、钾、钙、镁和氯等外，还有一定量的铁、锌、铜、锰和硒等多种矿物质。如果大量出汗而又不及时补充，可导致矿物质缺乏和脱水。

5．维生素

由于高温环境中能量消耗增加，能量代谢相关的维生素B_1、维生素B_2和烟酸等需要相应增加；机体对维生素C不仅消耗增多而且需要量增加。同时，由于水溶性维生素随汗液丢失增加，可造成这些水溶性维生素过多的损失。此外，高温环境也可使人体维生素A代谢加快，消耗量增加，最终导致机体对维生素A需要量的增加。

三、食谱设计要点

高温环境中的食谱设计重点是增加水和矿物质的摄入，也应适量增加蛋白质、碳水化合物和维生素的摄入量，并控制脂肪的摄入量；同时，应注意选择清淡易消化的食物。

1．满足产能营养素需要

当温度超过30℃时，环境温度每升高1℃，能量需要量应增加0.5%；碳水化合物供能不低于总能量的58%，脂肪占总能量的20%~25%（有人建议为18%左右），蛋白质供能占总能量的12%，应适量增加含优质蛋白质较多的瘦肉、鱼、蛋、奶及奶制品、大豆及其制品等的摄入，最好占到总蛋白质的50%。

2．保证充足的维生素

水溶性维生素的摄入量与能量需要的增加与随汗液丢失多少有关，可根据作业人员实际劳动强度来调整摄入量。如维生素B_1的推荐摄入量为1.6～3.3mg/d，维生素B_2则为1.8～3.6mg/d，维生素C为150～165mg/d，维生素A为1400～1600μg RAE/d。因此，应供给高温作业人员富含维生素B_1（如谷类、豆类和瘦肉类）、维生素B_2和维生素A（如动物肝脏和蛋类）、维生素C（如新鲜的蔬菜与水果类）的食物。必要时，适当给予维生素补充剂或强化剂。

3．补充水和盐

以保持机体水电解质平衡为原则，及时补水和补盐。氯化钠的补充量应结合机体出汗状态，如出汗量为3～5L/d，需要食盐15～20g/d。饮料中含盐量一般以0.1%～0.2%为宜，最好适当添加一些矿物质，效果更佳。建议钾的摄入量为2.7～3.1g/d，应注意摄入富钾的食物（如蔬菜、水果及谷豆类），避免出现中暑症状。钙的推荐摄入量为1000mg/d，铁为16～18mg/d。以各种汤（如菜汤、鱼汤和肉汤）交替选择作为补充水和矿物质的重要措施。必要时，也可通过复合盐制剂或葡萄糖电解质溶液进行补充。

4．建立良好的进餐制度

根据高温作业的强度、时间情况，调整一日三餐的进餐时间和食量，避免饱餐后进行作业。中餐应适量减少，晚餐可适量增加，因此，建议早、中和晚三餐占总能量比例分别为35%、30%和35%。高温往往影响食欲，因此在菜肴方面要经常变换花样，适当用凉拌菜，多用酸味或辛辣味调味品。及时补充含矿物质尤其是钾和维生素丰富的蔬菜、水果和豆类。水果中的有机酸可刺激食欲，并有利于食物的消化吸收。

高温作业人员一日食谱举例见表5-1。

表5-1　高温作业人员一日食谱举例

餐次	食物	原料及重量
早餐	豆沙包	标准面粉80g、红豆沙30g
	玉米粥	玉米糁20g
	咸鸭蛋	咸鸭蛋60g
	凉拌黄瓜	黄瓜150g、芝麻油2g
上午点	香蕉、酸奶	香蕉150g、酸奶150g
午餐	紫米饭	大米60g、紫米40g
	鱼头炖豆腐	草鱼头70g（可食部）、豆腐60g
	凉拌海带	海带（水发）30g、芝麻油2g
	香菇炒白菜	白菜200g、鲜香菇30g、植物油5g

续表

餐次	食物	原料及重量
下午点	西瓜、绿豆汤	西瓜200g（可食部）、绿豆20g
晚餐	荞麦馒头 宫保鸡丁 花生拌西芹 虾皮冬瓜汤	面粉70g、荞麦面30g 鸡胸肉50g、胡萝卜60g、莴笋60g、木耳（水发）20g、油8g 花生仁20g、西芹100g、芝麻油3g 冬瓜100g、虾皮2g、芝麻油2g
夜宵	橘子 牛奶	橘子150g 牛奶200g

实践应用

夏季出汗多要注意补钠

钠是人体必需元素，所以盐是每天需要吃的。钠对保持人体的正常渗透压、正常酸碱平衡、正常神经和肌肉的兴奋性等都是非常重要的。如果不吃盐和其他含盐食品，钠摄入量太低，会导致肌肉无力、食欲不振、消化功能下降、恶心头痛、脉搏细弱，甚至发生低血钠昏迷。但钠摄入过多，会增加高血压、冠心病、脑卒中、胃癌、骨质流失等风险。

按照《中国居民膳食指南（2022）》的建议，成年人每天摄入食盐不超过5g（PI值，2000mg钠），这是预防慢性病的建议值，适宜量是3.5g（AI值，1400mg钠）。不过，这个数据是人体没有出汗时的摄入建议，如果是出汗多的情况，盐的摄入量必须增加，如在夏季30℃以上的环境、运动员高强度训练或长时间高温作业等情况下，人体每天排汗达到几升，就需要补充含盐的电解质饮料。在夏天由于天气炎热，出汗多，有的人食欲不佳，只吃西瓜、桃子等水果、喝蔬菜汁、喝水果汁，这种情况下也要注意每天吃点咸味的菜肴。

第二节 低温环境人群的营养与膳食配餐

低温环境主要是指温度在10℃以下的外界环境。一般可以分为低温生活环境（我国北方地区冬季较长，平均温度一般在-10～-20℃）和低温作业环境（如冬季野外、冷库和冰库作业、冬季游泳以及南北极考察等）。与高温环境因素一样，低温环境也会引起机体生理机能和营养代谢的改变。

一、低温环境人群的生理与代谢特点

1. 消化系统

低温环境下,人体胃酸分泌亢进,胃排空减慢,食物在胃内消化较充分。有研究发现,寒冷环境可增加食欲和体重。

2. 心血管系统

低温刺激交感神经系统兴奋,引起细小动脉收缩,外周血管阻力增大;同时,血液黏稠度增加,血液流动缓慢,易出现血液循环障碍等;另外,血中儿茶酚胺浓度增高,引起心排出量增多,血压上升,心率加快等改变。

3. 呼吸系统

低温直接刺激呼吸道上皮组织,引起气道阻力增加,可加大哮喘病发生的危险性;因肺实质静脉收缩,引发进行性肺高压,增加死亡风险。

4. 神经系统

低温环境影响中枢和外周神经系统的功能,出现皮肤感觉异常、肌肉收缩力减弱、神经-肌肉的协调性以及灵活性等降低,机体容易疲劳。

5. 内分泌系统

低温刺激甲状腺素分泌增加,促进体内物质氧化所释放的能量以热的形式向体外发散,机体能量消耗增加;同时,还有去甲肾上腺素和肾上腺素分泌增强等改变。

6. 体温调节系统

低温引起局部体温调节和血液循环障碍,长时间寒冷可引起局部性损伤(冻伤、冻疮)和全身性损伤(冻僵、冻亡)的现象。

二、低温对能量和营养素代谢的影响

1. 能量

低温可引起人体能量消耗的增加,一般情况下,总能量需增加5%~25%。这一现象与基础代谢率增高、环境低温使体温放散加速、寒战、御寒服装增加体力负荷以及体格有关,还与甲状腺素分泌亢进、使体内物质氧化释放的能量以热的形式向体外放散有关。基础代谢在寒冷条件下可增加10%~15%,因此,在低温下生活或作业的人员能量需要量应相应增加。

2. 碳水化合物和脂肪

低温环境下,碳水化合物和脂肪的利用均增加,但以碳水化合物优先利用产热为主。

持续的寒冷刺激可引起脂肪代谢酶活性的增加，机体组织摄取与利用脂肪的速率增加。因此，低温环境下，机体营养素代谢变化中，体内供能方式先是以碳水化合物为主，逐渐转变为以脂肪和蛋白质供能为主，这一变化与低温条件下体内相关酶谱结构发生适应性改变有关。

3．蛋白质

低温条件下蛋白质供给应充足，不论饮食蛋白质含量高低，突然接触低温时，肾上腺皮质激素分泌都增加，蛋白质分解加速，极易出现负氮平衡，故寒冷地区蛋白质供给量应适当提高。低温可引起机体对支链氨基酸（缬氨酸、亮氨酸和异亮氨酸）的利用增强。研究显示，蛋氨酸、酪氨酸可提高机体耐寒的能力。

4．维生素

寒冷引起能量代谢加快及能量消耗增加，与能量相关的维生素B_1、维生素B_2和烟酸消耗量明显增加，维生素C和维生素A消耗增加。

5．水和矿物质

低温环境下，肾脏泌尿作用增强，血锌、镁、钙和钠含量下降，体内钙和钠营养水平则明显不足。低温引起机体对水的需要量增加，以保持体液平衡。

三、食谱设计要点

1．保证充足的能量

低温环境下能量需要量较常温下提高10%~15%。低温环境下机体脂肪利用增加，在保证碳水化合物需要的基础上，增加脂肪摄入来满足机体对能量的需要，提高耐寒力。我国推荐膳食供能营养素比例分别是碳水化合物45%~50%，脂肪35%~40%，蛋白质13%~15%。

2．提供优质蛋白质

注意增加肉类、蛋类、鱼类以及豆制品的摄入，其中含甲硫氨酸较多的动物蛋白应占总蛋白质的50%，因甲硫氨酸是甲基供体，甲基对提高机体耐寒能力极为重要。

3．选择富含维生素的食物

与常温下比较，低温环境中人体维生素的需要量高30%~50%。随着低温下能量消耗增加，与能量代谢有关的维生素B_1、维生素B_2和烟酸需要增加。研究表明，给低温生活人员补充维生素C可提高机体对低温的耐受。此外，寒冷地区因条件限制，蔬菜及水果常供应不足，维生素C应额外补充，每天补充量为70~120mg。维生素A也有利于增强机体对寒冷耐受，氧化磷酸化过程也需要充足的维生素A，每天供应量应为1500μg RAE。寒冷地区生活户外活动减少，日照短而使体内维生素D合成不足，每天应补充10μg维生素D。在提高耐寒力方面，抗氧化维生素（如维生素C、维生素E和胡萝卜素）同膳食脂肪具有协同作用。

4. 补充矿物质

寒冷地区居民易缺乏钙、钾、锌和镁等矿物质,应增加新鲜果蔬和奶制品的摄入。钙缺乏主要原因是饮食钙供给不足,加上日照短、维生素D合成不足,导致钙的吸收和利用率较低,故寒冷地区居民应尽可能增加富含钙的食物,如奶或奶制品、豆制品、绿叶蔬菜的供给。

5. 控制食盐的摄入

一般建议食盐摄入量为15~20g/d。食盐对居住在寒冷地区的居民也很重要。低温环境下摄入较多食盐,可使机体产生能量的能力增加。寒带居民高钠摄入量是否致高血压,尚有不同意见。寒带地区居民钠盐供给量可稍高于温带居民。

6. 保证水的供应

为防止水与电解质失衡,出现等渗或高渗性脱水现象,应保证充足的水分摄入。

低温环境作业人员一日食谱举例见表5-2。

表5-2 低温环境人员一日食谱举例

餐次	食物	原料及重量
早餐	麻酱花卷 小米粥 煎鸡蛋 五香花生	标准面粉100g、芝麻酱15g 小米20g 鸡蛋60g、植物油3g 花生30g
上午点	热牛奶、甜橙	牛奶250g、甜橙200g
午餐	米饭 青椒胡萝卜炒牛肉 炒豌豆尖 冬瓜海带排骨汤	大米120g 牛肉60g、胡萝卜60g、青椒60g、植物油8g 豌豆尖200g、植物油5g 海带(水发)30g、冬瓜50g、猪小排40g
下午点	酸奶、坚果	酸奶120g、核桃15g
晚餐	杂粮饭 萝卜炖羊肉 番茄炒豆腐 焯拌芹菜	大米60g、玉米糁30g 羊肉60g、白萝卜150g 豆腐50g、番茄120g、植物油5g 芹菜200g、芝麻油2g

第三节 高原环境人群的营养与膳食配餐

高原是指海拔高于3000m以上的地区,具有大气压和氧分压低、日照时间长、湿度低等特点，这些独特的地理自然环境因素可引起机体发生多种生理调节、营养物质代谢和需要量的改变。

一、高原环境人群的生理与代谢特点

1．中枢神经系统

脑是机体对缺氧最敏感的组织，具有耗氧量大、代谢率高、氧和ATP储存少以及对低氧耐受性差的特点。急性低氧使机体有氧代谢降低，能量产生障碍，导致脑组织能量供应不足，引发脑功能障碍；低氧性钠泵功能紊乱引起钠和水进入脑细胞，易引发脑水肿、自主神经功能紊乱等。

2．呼吸系统

高原低氧刺激呼吸加深加快，肺活量、肺通气量和肺泡内氧分压增高；低氧可使肺血管收缩，造成肺动脉高压和肺源性心脏病。

3．心血管系统

高原低氧引起心肌收缩力下降，易导致心肌功能衰竭和猝死，毛细血管损伤，形成局部血栓；长期缺氧可刺激红细胞和血红蛋白增多、血浆黏度增加、血压异常及心脏肥大等。氧分压低容易引起红细胞数增加、血氧含量和血氧饱和度降低，使组织细胞不能进行正常的生化代谢。

4．消化系统

高原低氧时，人体胃肠黏膜缺氧，胃肠功能紊乱，出现消化液分泌减少，胃蠕动减弱，胃排空时间延长。同时，还会出现食欲下降、摄食量减少等。

5．内分泌系统

儿茶酚胺和糖皮质激素分泌增加等。

6．其他

长期缺氧可出现高原指甲凹陷症等。

二、高原环境对能量和营养素代谢的影响

1．能量

人体在高原地区，基础代谢、休息和运动时的能量消耗都大于平原，气温每降低10℃，需要增加3%～5%的能量才能维持平衡；同时低氧时，能量需要量增加，所以能量的推荐摄入量在非高原人群基础上增加10%。

2．蛋白质

缺氧时蛋白质代谢主要表现为氮摄入量减少，蛋白质和氨基酸分解代谢增强，尿氮排

出增加，蛋白质合成率下降，血清必需氨基酸/非必需氨基酸比值下降。人体突然进入高原14d，血清谷氨酸浓度上升，氨基酸代谢物牛磺酸、尿素浓度也升高，而亮氨酸、赖氨酸、苏氨酸等必需氨基酸浓度下降，这些变化与蛋白质摄入不足的变化相近。因能量摄入减少，机体很快就要利用体内蛋白质，故出现负氮平衡。

3．脂肪

因脂蛋白脂肪酶活力减弱和激素敏感脂肪酶活力增强，脂肪分解大于合成，脂肪储存量减少，血甘油三酯、胆固醇和游离脂肪酸水平升高。缺氧时，脂肪氧化不全，尿中可出现酮体，严重者可引发酮血症。

4．碳水化合物

缺氧时食欲下降，食物摄取量减少，葡萄糖吸收减慢，血糖降低。儿茶酚胺分泌增加，糖原分解增强，合成酶活力下降，糖异生受阻，糖原储备量减少。糖的有氧代谢下降，无氧酵解增强，出现血糖降低、血乳酸和丙酮酸含量增加的现象。

5．矿物质与维生素

急性低氧时，机体出现水和电解质代谢紊乱，出现细胞外液转移入细胞内，细胞内外电解质的改变，表现为血钾、钠和氯含量增加，尿钾、氯排出量减少；血钙浓度增加，可能与日照有关。急性低氧时，尿维生素B_1、维生素B_2和维生素C排出量增加，机体对维生素A需要量增加。

三、食谱设计要点

1．满足产能营养素的需要

在高原地区，人体的基础代谢、休息及活动的能量消耗都高于平原，从事同等劳动强度的人群，其能量供给比平原地区增加10%，且以增加碳水化合物摄入量为主，保证碳水化合物的摄入量对维持体力非常重要；同时，应注意增加鱼类、肉类、蛋类和大豆及其制品供应以满足优质蛋白质的摄入，这样对维持体力、提高心肌功能有意义；在高原缺氧情况下，机体利用脂肪的能力仍能保持相当程度。有学者建议高原作业人员三大产能营养素蛋白质、脂肪和碳水化合物各占总能量比分别为12%~13%、25%~30%和55%~65%；必要时可适量提高碳水化合物供能的比例。

2．供给充足维生素与矿物质

在缺氧情况下，体内维生素的需要量增加，补充多种维生素后可增强体力，减少尿中乳酸排出量，并可改善心脏功能。维生素多以辅酶形式参与有氧代谢过程，因此应特别注意补充维生素（维生素A、维生素B_1、维生素B_2和维生素C）的摄入，提高机体对低氧的耐受力。进入高原后，人体红细胞生成素分泌增加，造血功能亢进，红细胞增加，有利于氧气运输和对缺氧适应，所以铁的供应量应充足，同时，还要注意其他矿物质（如钙、锌）的补充，以维持电解质代谢平衡。推荐摄入量分别为维生素A 1000μg RAE/d，维生素B_1 2.0~2.5mg/d，维生素B_2 1.5~2.5mg/d，维生素C 80~150mg/d；铁25mg/d，锌20mg/d，钙800~1000mg/d。

3．补充水分

适当补水可维持体液平衡，促进食欲，防止水电解质代谢紊乱，但应注意预防脑水肿和肺水肿。高原环境人群一日食谱举例见表5-3。

表5-3 高原环境人群一日食谱举例

餐次	食物	原料及重量
早餐	青稞饼 酥油茶 煮鸡蛋 拌黄瓜	青稞粉120g 酥油2g、砖茶3g、盐0.3g 鸡蛋1个（60g） 黄瓜150g、芝麻油2g
上午点	水果	苹果150g
午餐	红薯米饭 咖喱牛肉 莲花白炒粉丝 白菜豆腐汤	大米80g、红薯60g 牛肉80g、胡萝卜100g、咖喱粉3g、植物油10g 莲花白150g、绿豆粉丝（干）30g、植物油5g 小白菜120g、豆腐50g
下午点	酸奶	酸奶150g
晚餐	荞面饼 小米粥 黄焖鸡 炒西蓝花	荞麦面100g 小米20g、大米10g 鸡腿肉80g、马铃薯100g、魔芋豆腐30g、植物油10g 西蓝花200g、植物油5g

第四节　接触化学毒物人群的营养与膳食配餐

人体接触的外源性化学毒物侵入并作用机体后，大多数经过肝脏微粒体混合功能氧化酶代谢，减毒并排出体外，部分则可直接作用于神经、血液和消化等系统并使其发生暂时或持久性的病理学改变。然而，许多膳食营养素具有促进毒物代谢转化，捕捉和清除自由基以及抑制脂质过氧化等解毒作用，合理营养和平衡膳食以及良好的机体营养状况可以提高人体对有毒物质的解毒能力和抵抗力。本节主要介绍铅和苯作业人员的营养与膳食。

一、铅作业人员

铅（Plumbum，Pb）是我国常见的工业有毒物质。接触铅作业主要有从事铅矿的开采与冶炼、熔铅、油漆、印刷、陶瓷、染料和蓄电池制造等行业。铅及其化合物可以通过呼吸道、消化道和皮肤进入体内，经血循环分布在全身各组织和细胞中，引起铅作业人员的急性和慢性中毒。

1. 铅在体内代谢特点和对营养素代谢的影响

（1）铅在体内的代谢和毒性　血循环中的铅大部分与红细胞膜和血浆蛋白结合，少部分则形成磷酸氢铅（$PbHPO_4$）和甘油磷酸铅成为可溶性铅随尿排出，也可通过粪便、唾液及乳汁等排出。铅以磷酸铅[$Pb_3(PO_4)_2$]的形式沉积在骨骼中，与血液软组织中的铅保持一个相对稳定状态。但当血钙水平低下，骨铅（磷酸氢铅的形式）进入血液，分布于脑、肝脏、脾脏、肾脏等脏器中，产生毒性作用。铅毒作用主要是与蛋白质、脂质和核酸的大分子形成共价结合（如蛋白质结构中的巯基结合，抑制毒物代谢转化），诱发氧化损伤、细胞钙稳态失调，表现出一系列的毒性作用，如血液和造血系统引起红细胞溶血、低血红蛋白性贫血等，神经系统出现神经衰弱综合征、多发性周围神经炎和中毒性脑病（典型表现为四肢末端手套样感觉减退和腕下垂）等，消化系统则出现食欲缺乏、腹痛和中毒性肝炎，泌尿系统出现肾衰竭等，有的还可出现生育功能和发育障碍。

（2）铅对营养素代谢的影响　铅通过抑制巯基酶活性，使血红蛋白合成减少。由于在肠道吸收过程中，铅与锌、铁和钙等矿物质的转运蛋白相同，相互间存在竞争性抑制作用，血铅增高会直接降低锌、铁和钙等的吸收率。铅可促进维生素C不可逆的氧化过程，使其失去生理功能，如长期接触铅可引起机体血液和尿中维生素C水平下降，出现维生素C缺乏症。铅使1,25-$(OH)_2D_3$的分解代谢加强，活性型维生素D_3减少，影响钙的吸收和利用。

2. 铅作业人员的营养配餐原则

在接触少量铅时，食物选择以富含磷和硫的肉类和谷类等食物为主，使沉积于骨骼中的铅转入血液，形成可溶性磷酸氢铅，经尿排出。急性铅中毒时，以富含钠、钾和钙等的水果、蔬菜以及奶类等食物为主，使血中高浓度的磷酸氢铅转变为磷酸铅沉积骨骼中，缓解铅的急性毒性，随后采取富含钠、钾和钙的食物和富含磷和硫的食物交替使用的方法，促进体内铅逐步排出。

（1）保证足量优质蛋白质的摄入　蛋白质营养不良可降低机体排铅能力，增加铅在体内蓄积和机体对铅中毒的敏感性。对于铅作业人员的蛋白质供应，要供给足量优质的蛋白质，通常蛋白质供能应占总能量的15%，并要注意蛋白质的质量，要供给营养价值高的优质蛋白质，其中动物蛋白质宜占总蛋白质的50%，以增加机体排铅能力、减少铅在体内储留和降低机体对铅中毒的敏感性。充足的蛋白质，特别是含硫氨基酸（蛋氨酸和胱氨酸）

的蛋白质，可以提高谷胱甘肽-铅复合物排铅解毒的作用，降低体内铅储留，降低机体对铅毒的敏感性。

（2）保证充足的碳水化合物的摄入，同时限制脂肪的摄入　碳水化合物可提供解毒反应过程中需要的能量和结合反应所需的葡萄糖醛酸，提高机体对毒物的抵抗力。碳水化合物供能占总能量的65%以上。脂肪可促进铅在小肠的吸收，加重铅的毒性作用，应限制脂肪的摄入量，建议脂肪供能小于总能量20%。因此，铅作业人员应摄入富含碳水化合物而脂肪含量较少的谷类食品。

（3）适量的矿物质　膳食钙可以影响铅的毒性，对铅作业人群十分重要，可避免因食物钙不足导致血钙降低，大量骨铅随骨钙溶出入血所引起的毒性作用。建议摄入钙800~1000mg/d。另外，注意补充铁、锌和铜的摄入，增加与铅在肠黏膜受体的竞争力，减少铅吸收；同时，可降低铁结合蛋白对铅毒性的敏感性降低，减轻贫血和生长发育障碍的程度。

（4）充足的维生素　补充维生素C可维持巯基酶活性，促使还原型谷胱甘肽与铅离子结合排出而解毒；还能与铅结合形成难溶的抗坏血酸铅盐，经粪便排出；建议铅接触者维生素C的推荐摄入量为150~200mg/d，除每天供给500g蔬菜外，至少还应补充维生素C 100mg。适量补充维生素B_{12}和叶酸，以促进红细胞的生成和血红蛋白的合成；此外，维生素B_1、维生素B_2和维生素B_6均有对神经系统的保护作用，对防治铅中毒也有着重要的意义。维生素B_1的食物来源主要包括豆类、全谷类、瘦猪肉；叶酸来源于绿叶蔬菜；维生素B_{12}来源于动物性食物及发酵制品；维生素B_2来源于动物肝脏、奶类、绿叶蔬菜。

（5）适量的膳食纤维　果胶、植酸等可沉淀肠道内的铅，降低铅吸收并加速排出。因此，应保证一定量蔬菜、水果及谷类和豆类的摄入。但膳食纤维也不可过量，否则会影响钙、铁、锌的吸收。

二、苯作业人员

苯（Benzene）为芳香族碳氢化合物，是一种重要的化工原料。接触苯的工作主要有生产苯、含苯化工原料、含苯有机溶剂（如炼焦、石油裂化、油漆、染料、合成橡胶、农药、印刷以及合成洗涤剂等）。合理的膳食并结合某些特定营养素的补充，对防治苯中毒具有较好的作用。

1. 苯对机体的毒作用和营养素代谢的影响

（1）苯对机体的毒作用　主要以蒸汽形式经呼吸道进入体内，液态苯可经皮肤侵入人体，在胃肠内完全吸收。因具有强的亲脂性，苯可直接吸附到细胞表面，抑制细胞氧化还原过程，降低细胞活性，减少ATP合成；还可以与谷胱甘肽和其他含巯基的活性物质结合，使巯基酶失去活性。苯在体内发挥毒副作用的靶器官是神经系统和造血系统，急性中毒主要对中枢神经系统呈麻醉作用，慢性中毒则以对造血系统损害为主，严重者可以发展为再生障碍性贫血或白血病。

（2）苯对营养素代谢的影响　苯可增加蛋白质的损失和减少铁的吸收，减少体内维生素C的储存，降低血维生素C水平，并增加机体对维生素C的消耗。另外，因苯可导致食欲缺乏，胃肠功能紊乱，使得机体维生素和矿物质摄入不足，吸收与利用障碍。

2．苯作业人员的营养配餐原则

（1）增加优质蛋白质的摄入　供给苯作业人员优质蛋白质，既可提高肝微粒体混合功能氧化酶的活性，进而提高机体对苯的解毒能力，使苯羟化成酚后与葡萄糖醛酸结合排出体外。此外，优质蛋白质，尤其是含硫氨基酸丰富的蛋白质能提供足够的胱氨酸，有利于维持体内还原型谷胱甘肽的适宜水平，因部分苯可直接与还原型谷胱甘肽结合而解毒，对预防苯中毒有保护作用。富含优质蛋白质的膳食对预防苯中毒有一定作用。

（2）保证充足的碳水化合物　碳水化合物可以提高机体对苯的耐受性，这与碳水化合物代谢过程中可以提供解毒物质葡萄糖醛酸和解毒过程所需要的能量有关。

（3）限制脂肪摄入　因苯具有强的亲脂性，膳食脂肪含量过高可促进苯在体内的吸收和蓄积，增加机体对苯的敏感性。

（4）注意增加维生素和矿物质的摄入　苯进入人体内主要在肝细胞内经混合功能氧化酶进行生物氧化，羟化是其解毒的重要途径。维生素C参与谷胱甘肽氧化还原反应，增加混合功能氧化酶的活性，可提高机体的解毒能力，建议维生素C摄入量150mg/d；鉴于苯对造血系统的毒性，要补充与促进造血有关的营养素，如铁、维生素B_{12}及叶酸，以促进血红蛋白和红细胞生成；适量增加富含维生素A和维生素E的食物，保护神经系统，增加机体对苯的拮抗作用。适当增加铁的摄入量，预防苯中毒所致的贫血。B族维生素中，维生素B_6、维生素B_{12}及叶酸有使白细胞回升的功效，应增加这些维生素的供给。

第五节　接触电离辐射人群的营养与膳食配餐

电离辐射（Ionizing Radiation）是由引起物质电离的粒子（如α粒子、β粒子、质子和中子）或电磁（X射线和γ射线）构成的辐射。常见的电离辐射有X射线和γ射线。人体接触到的电离辐射方式可分为两种：外照射是指发生于外环境的电离辐射，如核试验、核动力生产、医疗X射线、电脑显示器、手机及其他电子设备等；内照射是指进入体内的放射性核素持续产生电离作用形成的辐射。辐射环境作业者对辐射的敏感性和对辐射损伤的耐受性均与人体的营养状况密切相关。

一、电离辐射对人体生理、营养代谢的影响

电离辐射可直接和间接造成DNA、RNA、蛋白质以及生物膜脂质等重要生物分子的原发性和继发性的损伤，引起接触电离辐射人群近期（机体抵抗力降低）和远期（如癌症发生率和死亡率增加）的健康有害效应。因此，辐射环境作业人员的营养防护对人体保健和生产安全都是十分重要的。

1. 对产能营养素代谢的影响

机体能量代谢情况与对辐射敏感性程度有关，能量代谢率高者，辐射损伤严重。辐射后，由于核酸代谢异常，蛋白质合成代谢受阻，如血清白蛋白和球蛋白、抗体及胶原蛋白等合成减少，而氨基酸分解代谢增强，尿氮排出量增加，出现负氮平衡。大剂量的辐射可加快脂质合成，血清甘油三酯、胆固醇等水平升高，发生高脂血症等。同时，辐射可加重机体脂质过氧化反应，影响生物膜的功能和结构。辐射还可导致氨基酸糖异生作用加强，糖酵解作用减弱，机体对糖的利用能力异常。

2. 对矿物质代谢的影响

大剂量照射后，尿钾、钠和氯离子排出增多，通过呕吐和腹泻引起钠、氯离子丢失增加，导致电解质紊乱。照射后血清锌、铁、铜、镁与硒的含量也发生改变。

3. 对维生素代谢的影响

由于辐射引起机体产生大量的活性氧自由基，促进了抗氧化维生素（如维生素C、维生素E和β-胡萝卜素等）的消耗；另外，血中B族维生素含量减少，尿B族维生素尤其是维生素B_1排出量增加，组织对维生素的利用率下降。

二、食谱设计要点

1. 保证充足的产能营养素供给

能量、蛋白质和必需氨基酸（如蛋氨酸和组氨酸）摄入不足可以增加机体对辐射的敏感性，增加机体能量消耗、加重组织损伤和延缓恢复。一般建议蛋白质供能占总热能的12%～18%，以补充优质蛋白质为主，食物来源以肉、蛋、牛奶、酸奶为佳；碳水化合物供能占总热能的60%～65%，应适当选择防辐射效果好的富含果糖和葡萄糖的水果；注意适量增加必需脂肪酸的摄入，控制血脂水平的升高，不建议增加脂肪占总能量的比例，脂肪供能约占总热能的20%左右。

2. 选择富含维生素的蔬菜和水果

保证足量的维生素C和适量脂溶性维生素（维生素A、维生素E和维生素K）的摄入，以减少辐射介导的活性氧对机体的损伤。同时，也应选择富含B族维生素（维生素B_1、维生素B_2和烟酸、维生素B_6、叶酸和维生素B_{12}）的食物，增加机体防辐射效果。

3. 补充适量的矿物质

在保持水盐代谢平衡的基础上，适量增加微量元素（如锌、铁、铜、硒和锰）和常量元素（钠和钾）的摄入量，并注意矿物质之间的平衡。

4. 注意多种营养物质配伍

增加抗氧化物质的摄入，提高机体对辐射损伤的综合防护作用。除主食外，可多选用蛋类、乳类、猪肝、瘦肉、大豆及制品、杏仁、卷心菜、胡萝卜、海带、紫菜、柑橘、茶叶等有较好防护效果的食物。

· 本章小结 ·

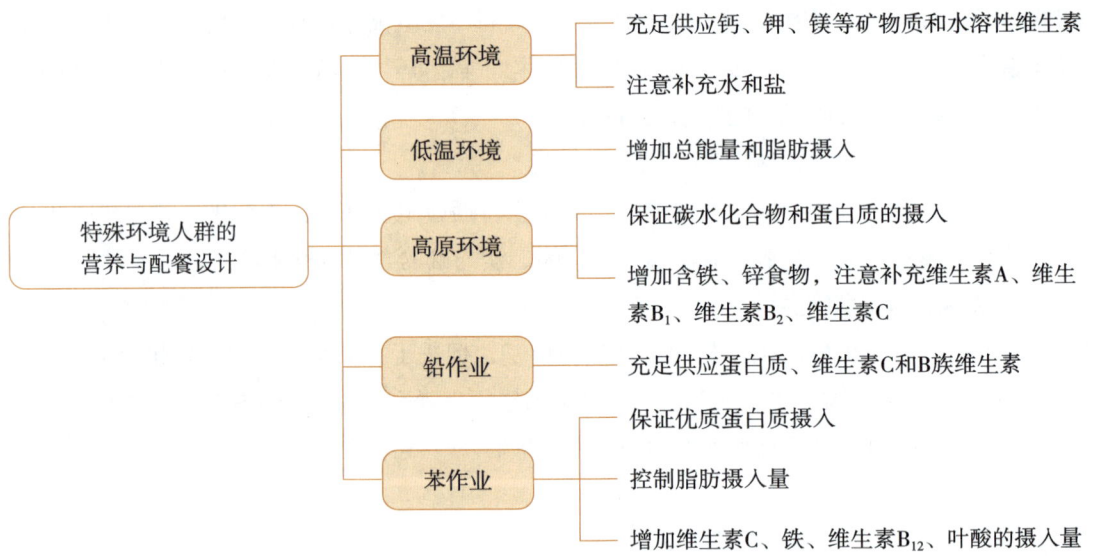

· 本章参考阅读 ·

高温作业人员膳食指导（WS/T 577—2017）

· 本章练习题 ·

扫描二维码获取
本章练习题

附录

《中国居民膳食营养素参考摄入量》（2023版）速查表

附录一　能量需要量（EER）

人群	能量/（MJ/d）						能量/（kcal/d）					
	身体活动水平（低强度）		身体活动水平（中等强度）		身体活动水平（高强度）		身体活动水平（低强度）		身体活动水平（中等强度）		身体活动水平（高强度）	
	男	女	男	女	男	女	男	女	男	女	男	女
0岁~	—[a]	—	0.38MJ/（kg·d）	0.38MJ/（kg·d）	—	—	—	—	90kcal/（kg·d）	90kcal/（kg·d）	—	—
0.5岁~	—	—	0.31MJ/（kg·d）	0.31MJ/（kg·d）	—	—	—	—	75kcal/（kg·d）	75kcal/（kg·d）	—	—
1岁~	—	—	3.77	3.35	—	—	—	—	900	800	—	—
2岁~	—	—	4.60	4.18	—	—	—	—	1100	1000	—	—
3岁~	—	—	5.23	4.81	—	—	—	—	1250	1150	—	—
4岁~	—	—	5.44	5.23	—	—	—	—	1300	1250	—	—
5岁~	—	—	5.86	5.44	—	—	—	—	1400	1300	—	—
6岁~	5.86	5.44	6.69	6.07	7.53	6.90	1400	1300	1600	1450	1800	1650
7岁~	6.28	5.65	7.11	6.49	7.95	7.32	1500	1350	1700	1550	1900	1750
8岁~	6.69	6.07	7.74	7.11	8.79	7.95	1600	1450	1850	1700	2100	1900
9岁~	7.11	6.49	8.16	7.53	9.20	8.37	1700	1550	1950	1800	2200	2000
10岁~	7.53	6.90	8.58	7.95	9.62	8.79	1800	1650	2050	1900	2300	2100
11岁~	7.95	7.32	9.20	8.37	10.25	9.41	1900	1750	2200	2000	2450	2250
12岁~	9.62	8.16	10.88	9.20	12.13	10.25	2300	1950	2600	2200	2900	2450
15岁~	10.88	8.79	12.34	9.83	13.81	11.09	2600	2100	2950	2350	3300	2650
18岁~	9.00	7.11	10.67	8.79	12.55	10.25	2150	1700	2550	2100	3000	2450
30岁~	8.58	7.11	10.46	8.58	12.34	10.04	2050	1700	2500	2050	2950	2400
50岁~	8.16	6.69	10.04	8.16	11.72	9.62	1950	1600	2400	1950	2800	2300
60岁~	7.95	6.49	9.62	7.74	—	—	1900	1550	2300	1850	—	—
75岁~	7.53	6.28	9.20	7.32	—	—	1800	1500	2200	1750	—	—

续表

人群	能量/(MJ/d)						能量/(kcal/d)					
	身体活动水平（低强度）		身体活动水平（中等强度）		身体活动水平（高强度）		身体活动水平（低强度）		身体活动水平（中等强度）		身体活动水平（高强度）	
	男	女	男	女	男	女	男	女	男	女	男	女
孕早期	—	+0[b]	—	+0	—	+0	—	+0	—	+0	—	+0
孕中期	—	+1.05	—	+1.05	—	+1.05	—	+250	—	+250	—	+250
孕晚期	—	+1.67	—	+1.67	—	+1.67	—	+400	—	+400	—	+400
乳母	—	+1.67	—	+1.67	—	+1.67	—	+400	—	+400	—	+400

a 未制定参考值者用"—"表示。
b "+"表示在同龄人群参考值基础上额外增加量。

附录二 膳食蛋白质参考摄入量

人群	EAR/(g/d)		RNI/(g/d)	
	男	女	男	女
0岁~	—[a]	—	9（AI）	9（AI）
0.5岁~	—	—	17（AI）	17（AI）
1岁~	20	20	25	25
2岁~	20	20	25	25
3岁~	25	25	30	30
4岁~	25	25	30	30
5岁~	25	25	30	30
6岁~	30	30	35	35
7岁~	30	30	40	40
8岁~	35	35	40	40
9岁~	40	40	45	45
10岁~	40	40	50	50
11岁~	45	45	55	55
12岁~	55	50	70	60
15岁~	60	50	75	60
18岁~	60	50	65	55
30岁~	60	50	65	55
50岁~	60	50	65	55
65岁~	60	50	72	62
75岁~	60	50	72	62

续表

人群	EAR/(g/d)		RNI/(g/d)	
	男	女	男	女
孕早期	—	+0[b]	—	+0
孕中期	—	+10	—	+15
孕晚期	—	+25	—	+30
乳母	—	+20	—	+25

a "—"表示未制定或未涉及。
b "+"表示在相应年龄阶段的成年女性需要量基础上增加的需要量。

附录三 膳食常量元素参考摄入量

人群	钙/(mg/d)			磷/(mg/d)			钾/(mg/d)		钠/(mg/d)		镁/(mg/d)		氯/(mg/d)
	EAR	RNI	UL	EAR	RNI	UL[c]	AI	PI	AI	PI	EAR	RNI	AI
0岁~	—[a]	200(AI)	1000	—	105(AI)	—	400	—	80	—	—	20(AI)	120
0.5岁~	—	350(AI)	1500	—	180(AI)	—	600	—	180	—	—	65(AI)	450
1岁~	400	500	1500	250	300	—	900	—	500~700	—	110	140	800~1100
4岁~	500	600	2000	290	350	—	1100	1800	800	≤1000	130	160	1200
7岁~	650	800	2000	370	440	—	1300	2200	900	≤1200	170	200	1400
9岁~	800	1000	2000	460	550	—	1600	2800	1100	≤1500	210	250	1700
12岁~	850	1000	2000	580	700	—	1800	3200	1400	≤1900	260	320	2200
15岁~	800	1000	2000	600	720	—	2000	3600	1600	≤2100	270	330	2500
18岁~	650	800	2000	600	720	3500	2000	3600	1500	≤2000	270	330	2300
30岁~	650	800	2000	590	710	3500	2000	3600	1500	≤2000	270	320	2300
50岁~	650	800	2000	590	710	3000	2000	3600	1500	≤2000	270	320	2300
65岁~	650	800	2000	570	680	3000	2000	3600	1400	≤1900	260	310	2200
75岁~	650	800	2000	570	680	3000	2000	3600	1400	≤1800	250	300	2200
孕早期	+0[b]	+0	2000	+0	+0	3500	+0	+0	+0	+0	+30	+40	+0
孕中期	+0	+0	2000	+0	+0	3500	+0	+0	+0	+0	+30	+40	+0
孕晚期	+0	+0	2000	+0	+0	3500	+0	+0	+0	+0	+30	+40	+0
乳母	+0	+0	2000	+0	+0	3500	+400	+0	+0	+0	+0	+0	+0

a 未制定参考值者用"—"表示。
b "+"表示在同龄人群参考值基础上额外增加量。
c 有些营养素未制定可耐受最高摄入量,主要是因为研究资料不充分,并不表示过量摄入没有健康风险。

附录四 膳食微量元素参考摄入量

人群	铁/(mg/d) EAR 男	EAR 女	RNI 男	RNI 女	UL	碘/(μg/d) EAR	RNI	UL	锌/(mg/d) EAR 男	EAR 女	RNI 男	RNI 女	UL
0岁~	—	—	0.3 (AI)	0.3 (AI)	—	—	85 (AI)	—	—	—	1.5 (AI)	1.5 (AI)	—
0.5岁~	7	7	10	10	—	—	115 (AI)	—	—	—	3.2 (AI)	3.2 (AI)	9
1岁~	7	7	10	10	25	65	90	200	3.2	3.2	4.0	4.0	13
4岁~	7	7	10	10	30	65	90	250	4.6	4.6	5.5	5.5	21
7岁~	9	9	12	12	35	65	90	250	5.9	5.9	7.0	7.0	24
9岁~	12	12	16	18	35	80	110	300	7.0	6.3	8.5	7.5	32
12岁~	12	14	16	18	40	85	120	500	9.7	6.5	11.5	8.0	37
15岁~	12	14	16	18	40	85	120	600	10.1	6.9	12.0	8.5	40
18岁~	9	12	12	18	42	85	120	600	10.1	6.9	12.0	8.5	40
30岁~	9	12	12	18	42	85	120	600	10.1	6.9	12.0	8.5	40
50岁~	9	8[a] / 12[b]	12	10[a] / 18[b]	42	85	120	600	10.1	6.9	12.0	8.5	40
65岁~	9	8	12	10	42	85	120	600	10.1	6.9	12.0	8.5	40
75岁~	9	8	12	10	42	85	120	600	10.1	6.9	12.0	8.5	40
孕早期	—	+0	—	+0	42	+75	+110	500	—	+1.7	—	+2.0	40
孕中期	—	+7	—	+7	42	+75	+110	500	—	+1.7	—	+2.0	40
孕晚期	—	+10	—	+11	42	+75	+110	500	—	+1.7	—	+2.0	40
乳母	—	+6	—	+6	42	+85	+120	500	—	+4.1	—	+4.5	40

续表

人群	硒/(μg/d)			铜/(mg/d)			氟/(mg/d)		铬/(μg/d)		锰/(mg/d)			钼/(μg/d)		
	EAR	RNI	UL	EAR	RNI	UL	AI	UL	AI 男	AI 女	AI 男	AI 女	UL	EAR	RNI	UL
0岁~	—	15(AI)	55	—	0.3(AI)	—	0.01	—	0.2		0.01		—	—	3(AI)	—
0.5岁~	—	20(AI)	80	—	0.3(AI)	—	0.23	—	5		0.7		—	—	6(AI)	—
1岁~	20	25	80	0.26	0.3	2	0.6	0.8	15		1.5		—	8	10	200
4岁~	25	30	120	0.30	0.4	3	0.7	1.1	15		2.0	2.0	3.5	10	12	300
7岁~	30	40	150	0.38	0.5	3	0.9	1.5	20		2.0	2.5	5.0	12	15	400
9岁~	40	45	200	0.47	0.6	5	1.1	2.0	25		2.5	3.0	6.5	15	20	500
12岁~	50	60	300	0.56	0.7	6	1.4	2.4	33	30	3.5	4.0	9.0	20	25	700
15岁~	50	60	350	0.59	0.8	7	1.5	3.5	35	30	4.5	4.0	10	20	25	800
18岁~	50	60	400	0.62	0.8	8	1.5	3.5	35	30	5.0	4.0	11	20	25	900
30岁~	50	60	400	0.60	0.8	8	1.5	3.5	35	30	4.5	4.0	11	20	25	900
50岁~	50	60	400	0.60	0.8	8	1.5	3.5	30	25	4.5	4.0	11	20	25	900
65岁~	50	60	400	0.58	0.8	8	1.5	3.5	30	25	4.5	4.0	11	20	25	900
80岁~	50	60	400	0.57	0.7	8	1.5	3.5	30	25	4.5	4.0	11	20	25	900
孕早期	+4	+5	400	+0.10	+0.1	8	+0	3.5	—	+0	—	+0	11	+0	+0	900
孕中期	+4	+5	400	+0.10	+0.1	8	+0	3.5	—	+3	—	+0	11	+0	+0	900
孕晚期	+4	+5	400	+0.10	+0.1	8	+0	3.5	—	+5	—	+0	11	+0	+0	900
乳母	+15	+18	400	+0.50	+0.7	8	+0	3.5	—	+5	—	+0.2	11	+4	+5	900

a 无月经。
b 有月经。
"—"表示未制定或未涉及;"+"表示在相应年龄阶段的成年女性需要量基础上增加的需要量。

附录五 膳食脂溶性维生素参考摄入量

人群	维生素A/(μg RAE/d) [c]					维生素D/(μg/d)			维生素E/(mgα-TE/d) [d]		维生素K/(μg/d)
	EAR		RNI		UL	EAR	RNI	UL	AI	UL [e]	AI
	男	女	男	女							
0岁~	—[a]	—	300（AI）		600	—	10（AI）	20	3	—	2
0.5岁~	—	—	350（AI）		600	—	10（AI）	20	4	—	10
1岁~	250	240	340	330	700	8	10	20	6	150	30
4岁~	280	270	390	380	1000	8	10	30	7	200	40
7岁~	300	280	430	390	1300	8	10	45	9	300	50
9岁~	400	380	560	540	1800	8	10	45	11	400	60
12岁~	560	520	780	730	2400	8	10	50	13	500	70
15岁~	580	480	810	670	2800	8	10	50	14	600	75
18岁~	550	470	770	660	3000	8	10	50	14	700	80
30岁~	550	470	770	660	3000	8	10	50	14	700	80
50岁~	540	470	750	660	3000	8	10	50	14	700	80
65岁~	520	460	730	640	3000	8	10	50	14	700	80
75岁~	500	430	710	600	3000	8	10	50	14	700	80
孕早期	—	+0[b]	—	+0	3000	+0	+0	50	+0	700	+0
孕中期	—	+50	—	+70	3000	+0	+0	50	+0	700	+0
孕晚期	—	+50	—	+70	3000	+0	+0	50	+0	700	+0
乳母	—	+400	—	+600	3000	+0	+0	50	+3	700	+5

a 未制定参考值者用"—"表示。
b "+"表示在相应年龄阶段的成年女性需要量基础上增加的需要量。
c 视黄醇活性当量（RAE, μg）=膳食或补充剂来源全反式视黄醇（μg）+1/2补充剂纯品全反式β-胡萝卜素（μg）+1/12膳食全反式β-胡萝卜素（μg）+1/24其他膳食维生素A原类胡萝卜素（μg）。
d α-生育酚当量（α-TE），膳食中总α-TE当量（mg）=1×α-生育酚（mg）+0.5×β-生育酚（mg）+0.1×γ-生育酚（mg）+0.02×δ-生育酚（mg）+0.3×α-三烯生育酚（mg）。
e 有些营养素未制定可耐受最高摄入量，主要是因为研究资料不充分，并不表示过量摄入没有健康风险。

附录六 膳食水溶性维生素参考摄入量

人群	维生素B₁/(mg/d) EAR 男	女	RNI 男	女	维生素B₂/(mg/d) EAR 男	女	RNI 男	女	维生素B₆/(mg/d) EAR	RNI	UL[f]	维生素B₁₂/(μg/d) EAR	RNI	泛酸/(mg/d) AI	叶酸/(μg DFE/d) EAR	RNI	UL[d]
0岁~	—[a]	—[a]	0.1(AI)	0.1(AI)	—	—	0.4(AI)	0.4(AI)	—	0.1(AI)	—	—	0.3(AI)	1.7	—	65(AI)	—
0.5岁~	—	—	0.3(AI)	0.3(AI)	—	—	0.6(AI)	0.6(AI)	—	0.3(AI)	—	—	0.6(AI)	1.9	—	100(AI)	—
1岁~	0.5	0.5	0.6	0.6	0.6	0.5	0.7	0.6	0.5	0.6	20	0.8	1.0	2.1	130	160	300
4岁~	0.6	0.6	0.8	0.8	0.7	0.6	0.9	0.8	0.6	0.7	25	1.0	1.2	2.5	160	190	400
7岁~	0.8	0.7	1.0	0.9	0.8	0.7	1.0	0.9	0.7	0.8	32	1.2	1.4	3.1	200	240	500
9岁~	0.9	0.8	1.1	1.0	0.9	0.8	1.1	1.0	0.8	1.0	40	1.5	1.8	3.8	240	290	650
12岁~	1.2	1.0	1.4	1.2	1.2	1.0	1.4	1.2	1.1	1.3	50	1.7	2.0	4.9	310	370	800
15岁~	1.4	1.1	1.6	1.3	1.3	1.0	1.6	1.2	1.2	1.4	55	2.1	2.5	5.0	320	400	900
18岁~	1.2	1.0	1.4	1.2	1.2	1.0	1.4	1.2	1.2	1.4	60	2.0	2.4	5.0	320	400	1000
30岁~	1.2	1.0	1.4	1.2	1.2	1.0	1.4	1.2	1.2	1.4	60	2.0	2.4	5.0	320	400	1000
50岁~	1.2	1.0	1.4	1.2	1.2	1.0	1.4	1.2	1.3	1.6	55	2.0	2.4	5.0	320	400	1000
65岁~	1.2	1.0	1.4	1.2	1.2	1.0	1.4	1.2	1.3	1.6	55	2.0	2.4	5.0	320	400	1000
75岁~	1.2	1.0	1.4	1.2	1.2	1.0	1.4	1.2	1.3	1.6	55	2.0	2.4	5.0	320	400	1000
孕早期	—	+0[b]	—	+0	—	+0	—	+0	+0.7	+0.8	60	+0.4	+0.5	+1.0	+200	+200	1000
孕中期	—	+0.1	—	+0.2	—	+0.1	—	+0.1	+0.7	+0.8	60	+0.4	+0.5	+1.0	+200	+200	1000
孕晚期	—	+0.2	—	+0.3	—	+0.2	—	+0.2	+0.7	+0.8	60	+0.4	+0.5	+1.0	+200	+200	1000
乳母	—	+0.2	—	+0.3	—	+0.4	—	+0.5	+0.2	+0.3	60	+0.6	+0.8	+2.0	+130	+150	1000

续表

人群	烟酸/(mg NE/d)ᵉ EAR 男	EAR 女	RNI 男	RNI 女	烟酰胺/(mg/d) UL	胆碱/(mg/d) AI 男	AI 女	UL	生物素/(μg/d) AI	维生素C/(mg/d) EAR	RNI	PI	UL
0岁~	—	—	1(AI)	1(AI)	—	120	120	—	5	—	40（AI）	—	—
0.5岁~	—	—	2(AI)	2(AI)	—	140	140	—	10	—	40（AI）	—	—
1岁~	5	4	6	5	11	170	170	1000	17	35	40	—	400
4岁~	6	5	7	6	15	200	200	1000	20	40	50	—	600
7岁~	7	6	9	8	19	250	250	2000	25	50	60	—	800
9岁~	9	8	10	10	23	300	300	2000	30	65	75	—	1100
12岁~	11	10	13	12	30	380	380	2000	35	80	95	—	1600
15岁~	13	11	15	12	33	450	380	2500	40	85	100	—	1800
18岁~	12	10	15	12	35	450	380	3000	40	85	100	200	2000
30岁~	12	10	15	12	35	450	380	3000	40	85	100	200	2000
50岁~	12	10	15	12	35	450	380	3000	40	85	100	200	2000
65岁~	12	10	15	12	30	450	380	3000	40	85	100	200	2000
75岁~	12	10	15	12	35	450	380	3000	40	85	100	—	2000
孕早期	—	—	—	+0	35	—	+80	3000	+10	+0	+0	+0	2000
孕中期	—	—	—	+0	35	—	+80	3000	+10	+10	+15	+0	2000
孕晚期	—	—	—	+0	35	—	+80	3000	+10	+10	+15	+0	2000
乳母	—	+3	—	+4	35	—	+120	3000	+10	+40	+50	+0	2000

a 未制定参考值者用"—"表示。
b "+"表示在同龄人群参考值基础上额外增加量。
c 叶酸当量（DFE, μg）=天然食物来源叶酸（μg）+1.7×合成叶酸（μg）。
d 指合成叶酸摄入量上限，不包括天然食物来源的叶酸量。
e 烟酸当量（NE, mg）=烟酸（mg）+1/60色氨酸（mg）。
f 有些营养素未制定可耐受最高摄入量，主要是因为研究资料不充分，并不表示过量摄入没有健康风险。

附录七　膳食营养素降低膳食相关非传染性疾病风险的建议摄入量（PI-NCD）

人群	钾/（mg/d）	钠/（mg/d）	维生素C/（mg/d）
0岁~	—a	—	—
0.5岁~	—	—	—
1岁~	—	—	—
4岁~	1800	≤1000	—
7岁~	2200	≤1200	—
9岁~	2800	≤1500	—
12岁~	3200	≤1900	—
15岁~	3600	≤2100	—
18岁~	3600	≤2000	200
30岁~	3600	≤2000	200
50岁~	3600	≤2000	200
65岁~	3600	≤1900	200
80岁~	3600	≤1800	200
孕早期	+0	+0	+0
孕中期	+0	+0	+0
孕晚期	+0	+0	+0
母乳	+0	+0	+0

a 未制定参考值者用"—"表示。
"—"表示在相应年龄阶段的成年女性需要量基础上增加的需要量。

参考文献

[1] 范志红. 食物营养与配餐[M]. 北京：中国农业大学出版社，2010.
[2] 孙长颢. 营养与食品卫生学[M]. 8版. 北京：人民卫生出版社，2018.
[3] 中国就业培训技术指导中心. 公共营养师[M]. 北京：中国劳动社会保障出版社，2012.
[4] 蔡东联，糜漫天. 营养师必读[M]. 4版. 北京：科学出版社，2019.
[5] 国家卫生健康委员会. 中国居民营养与慢性病状况报告：2020年[J]. 营养学报，2020：42.
[6] 葛可佑. 中国营养师培训教材[M]. 北京：人民卫生出版社，2007.
[7] 蔡东联. 临床营养学[M]. 北京：人民卫生出版社，2007.
[8] 蔡威，邵玉芬. 现代营养学[M]. 上海：复旦大学出版社，2010.
[9] 杨滨. 食品营养学[M]. 昆明：云南人民出版社，2018.
[10] 刘剑英，杨元平. 中西医结合营养学[M]. 北京：科学技术文献出版社，2013.
[11] 全国卫生专业技术资格考试专家委员会. 2014全国卫生专业技术资格考试指导——营养学[M]. 北京：人民卫生出版社，2013.
[12] 张滨. 营养配餐与设计[M]. 北京：中国环境科学出版社，2009.
[13] 中国营养学会. 中国居民膳食营养素参考摄入量（2023版）[M]. 北京：人民卫生出版社，2023.
[14] 中国营养学会. 中国居民膳食指南（2016）[M]. 北京：人民卫生出版社，2016.
[15] 中国营养学会肿瘤营养管理分会. 中国肿瘤患者膳食营养白皮书2020-2021[M]. 北京：中国营养学会，2020.
[16] 杨月欣，韩军花. GB 28050—2011预包装食品营养标签通则[S]. 北京：中国标准出版社，2015.
[17] 中华人民共和国卫生部疾病控制司. 中国成人超重和肥胖症预防控制指南[M]. 北京：人民卫生出版社，2006.
[18] 国家心血管病中心. 中国高血压防治指南[M]. 3版. 北京：中国高血压防治指南修订委员会，2011.
[19] 孙建琴，张坚，常翠青，等. 肌肉衰减综合征营养与运动干预中国专家共识（节录）[J]. 营养学报，2015，37（4）：5.
[20] 范志红. 食物营养与配餐[M]. 2版.北京：中国农业大学出版社，2022.
[21] 中国营养学会. 中国居民膳食指南（2022）[M]. 北京：人民卫生出版社，2022.
[22] 夏维波，章振林，林华，等. 原发性骨质疏松症诊疗指南（2017）[J]. 中国骨质

疏松杂志，2019，25（03）：281-309.

[23] 蔡美琴. 特殊人群营养学[M]. 北京：科学出版社，2017.

[24] 范志红. 范志红详解孕产妇饮食营养全书[M]. 北京：化学工业出版社，2017.

[25] 郑西希. 边吃边瘦的营养书[M]. 北京：人民卫生出版社，2020.

[26] 杨月欣. 营养配餐和膳食评价实用指导：营养师必读[M]. 北京：人民卫生出版社，2008.

[27] 中国营养学会. 中国居民膳食指南科学研究报告. 北京：人民卫生出版社，2022.

[28] 杨月欣. 中国食物成分表标准版（第一册）[M]. 6版. 北京：北京大学医学出版社，2018.

[29] 杨月欣. 中国食物成分表标准版（第二册）[M]. 6版. 北京：北京大学医学出版社，2018.

[30] 谢玲. 于仁文：抗战老兵方队营养解密[N]. 中国食品报，2015-9-15.

[31] 魏帼. 糖尿病患者个体化饮食指导实例[J]. 医师在线，2019，9（18）：1.